어깨통증 완전치료법

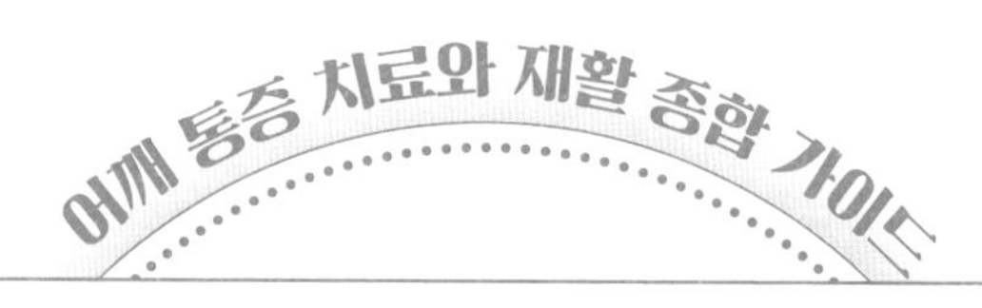

어깨통증 완전치료법

| 재활의학과 전문의 **박성진** 지음 |

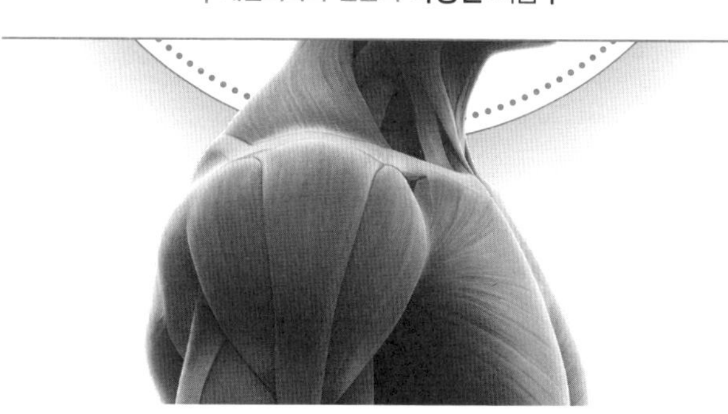

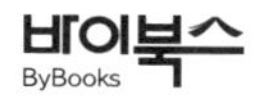

어깨 통증으로 고생하는 환자들의 나침반

100세 시대다. 오래 사는 것 못지않게 건강하게 사는 것이 중요하다. 삶의 질을 좋게 하여 행복한 삶을 누리기 위해 노력해야 한다. 건강하고 행복한 삶은 다른 사람의 도움 없이 스스로 양질의 삶을 추구하는 재활의학의 목표와 정확히 일치한다.

우리나라는 유례없는 고령화 사회가 되면서 척추와 관절 통증으로 고통받거나 일상생활에 지장이 있는 분들이 급격히 늘어나고 있다. 어깨가 아픈 환자들도 증가 추세다. 연세 지긋한 어르신들도 있지만, 무리한 어깨 운동으로 어깨 통증을 호소하는 젊은 환자들도 많이 있다.

어깨 통증은 어깨 관절 자체에 문제가 있는 경우가 많다. 관절막의 유착으로 오는 오십견, 무리한 동작이나 운동으로 발생하는 회전근개 파열, 회전근개 활액막염, 충돌 증후군 등 여러 종류의 질환으로 고통을 받는 환자분들이 많이 있다. 원인 질환이 다양하기 때문에 치료하는 방법이나 관리법도 다양하다.

이 책은 아끼는 제자인 박성진 원장이 20년 동안 어깨 통증 환자를 진료하고 소통하면서, 환자들에게 도움 될만한 내용을 진료실에서 차분하게 설명하는 방식으로 정리한 것이다.

어깨 통증을 일으키는 복잡한 어깨 관절을 엑스레이, 초음파, CT, MRI 영상을 이용하여 이해를 돕고 있고, 실제로 어깨 통증으로 고생하는 환자들의 사례를 통해 쉽게 이해할 수 있도록 설명하고 있다.

어깨 통증은 병원에서 정확한 진단을 받고 그에 대한 적절한 치료를 받음과 동시에, 스스로 하는 재활운동법을 배워서 혼자서 관리하는 것이 매우 중요하다. 이에 관한 내용이 이 책에 있다.

끝으로 이 책이 어깨 통증으로 고통받는 환자들이 건강을 회복하고 더 나은 삶을 유지하는 데 큰 도움이 되기를 바란다.

2025년 4월

(전) 대한재활의학회장

(전) 세계재활의학회장

(전) 연세대학교 의무부총장 겸 의료원장

(현) 연세대학교 의과대학 재활의학교실 명예교수

박창일

당당하고 자신 있게 어깨를 쫙 펴자!

정보는 넘치나 필요한 건 없다

"어깨가 아파서 밤을 꼬박 샜어요. 갑자기 이렇게 아플 수 있나요?"

"어깨가 많이 아픈 건 아닌데, 낫지를 않는데, 뭐가 문제일까요?"

"어깨가 아파서 대학병원을 세 군데나 다녀왔고, 수술할 정도는 아니라는데, 어떻게 하면 좋을지 걱정됩니다. 나을 수 있나요?

"오십견은 운동만 열심히 하면 낫는다던데, 1년 가까이 계속 아프니 지칩니다. 어떻게 하면 좋을까요?"

"내 나이 70이 넘었는데, 오십견이라니, 근데 이 나이에 오십견이 올 수도 있나요?"

"골프가 유일한 낙인데, 어깨가 아파서 손 놓고 있으니 우울증이 왔어요. 골프는 언제쯤 나갈 수 있을까요?"

내가 약 20년 동안 어깨 통증으로 고생하는 환자분들을 진료실에서 마주하면서 거의 매일 받는 질문들이다. 필자는 어깨 통증으로 지치고 힘들어하는 환자에게, 진단의 실마리를 찾기 위해 진찰을 철저히 하고 엑스레이, 초음파 검사, MRI 등을 이용해 정확한 진단을 하고, 이어서 그에 따른 치료계획을 잘 설명하려고 애쓰고 있다. 그러나 환자분들 말씀으로는, 들을 때는 알겠는데 병원을 나서면 잊어버린다고 한다. 나도 낯선 분야의 얘기는 이해하기 어렵고, 설령 조금 알아들었어도 이내 곧 잊어버린 경험이 있기에 충분히 공감한다.

요즘 어깨 건강에 관한 많은 정보가 있다. 그래서 환자나 그 가족들은 유튜브, 인스타그램, 블로그, 홈페이지 등을 통해 필요한 내용을 쉽게 찾아볼 수 있다. 그러나 오히려 정보의 홍수 속에서 환자 자신에게 필요하고 알맞은 자료를 찾기는 쉽지 않아 보인다. 풍요 속의 빈곤인 셈이다.

그래서 진료실에서 못다 한 얘기뿐만 아니라, 어깨 통증 환자분들이 본인의 질환을 쉽게 이해할 수 있도록 이론, 사례와 함께 실제 어깨 통증 환자가 스스로 해야 할 재활운동법을 포함한 치료법을 정리해야 할 필요를 느꼈다.

정확한 정보 전달과 원활한 소통

이 책을 집필하게 된 이유는 2가지다.

첫째, 어깨 통증으로 고생하는 환자분들에게 정확한 정보를 드리는 것이다. 병원도 많고 의사도 많다. 그러나 환자들은 자신의 문제를 잘 해결하고, 믿을 만한 병원과 의사는 많지 않다고 한다. 그래서인지 환자분들 중 상당수가 막연한 불안감으로 병원에 가는 것이 썩 내키지 않는다고 한다. 이에 나는, 어깨 통증 환자가 실제로 병원에서 어떤 검사와 치료를 받는지 명확히 설명하여 환자분들의 불안감을 줄이고 이해도를 높이려고 했다. 그리하여 환자가 자신의 병명을 알고 그 특징을 이해하여 올바른 재활운동을 할 수 있도록 하며, 최적의 치료를 받아서 건강을 회복하여 양질의 삶을 누릴 수 있는 기반을 마련하도록 돕는 것이다.

둘째, 환자와 원활한 소통을 위해서다. 나는 지금도 백화점 문화센터, 도서관, 복지관 등에서 강연과 질의응답을 통해 어깨 통증 환자들과 소통해오고 있는데, 그때마다 열띤 질문으로 예정된 강연시간을 훌쩍 넘기곤 한다. 이를 통해서 환자분들의 답답한 마음을 조금 더 헤아리게 되었다. 그렇게 소통했던 분들과 필자에게 진료를 받았던 환자분들이,

강연한 내용과 진료실에서 설명한 내용을 잘 정리해 달라는 요구에 대해, 필자가 환자에게 어깨 질환의 진단, 치료, 재활운동법에 대해서 옆에서 차분하게 설명하듯이 썼다.

어깨 통증 치료와 재활의 모든 것

이 책은 크게 8부분(8 PART)으로 되어 있다. PART 1은 서론으로 정상 어깨 관절의 모양, 기능을 엑스레이, 3차원 CT, MRI, 어깨 모형 등을 이용해 이해하기 쉽게 설명했고, 이어서 PART 2부터 8까지는 어깨 통증을 일으키는 질환을 설명했다.

내가 외래 진료실에서 자주 마주하는 질환인 어깨 근막통증 증후군, 오십견동결견, 석회성 건염, 어깨 충돌 증후군, 회전근개 힘줄 파열, 회전근개 수술 후 재활, 뇌졸중 후 어깨 통증의 순서로 되어 있다. 오십견 등의 어깨 통증으로 잠 못 이루고 일상생활에서 고통받고 있는 환자들에게, 통증의 원인, 진단, 병원에서 받는 치료의 종류와 특징 및 스스로 하는 재활운동법까지 설명했다. 그래서 이 책을 읽고 따라서 하다 보면 어느새 재활운동까지 되어 있음을 알게 될 것이다.

이 책은 독자의 이해를 돕기 위해 딱딱한 의학용어를 최대한 쉽게 풀어썼고, 사진과 영상을 넣어서, 부담 없이 술술 읽히도록 했다. 환자 본인이나 보호자가 궁금한 부분, 필요한 부분을 쉽게 찾아볼 수 있도록 했다. 그래서 이 책은 손을 뻗으면 닿을 거리에 두고 궁금한 내용을 바로 찾아보는 사전처럼 활용하면 좋을 듯하다.

나는 약 20년간 어깨 통증으로 고생하는 환자들의 목소리에 귀 기울이며 오늘도 최선의 결과를 내기 위해 고군분투하고 있다. 필자가 집필, 출간할 수 있도록 음양으로 도움을 주시고 원고를 검토하며 필자에게 아낌없는 조언을 해주신 양유정 전문의께 감사드리고, 필자가 재활의학과 의사가 되는 과정에서 엄격하면서도 따뜻함과 지혜로움을 가르쳐주신 영원한 스승이신 박창일 연세의대 재활의학교실 명예교수님께 감사드린다.

질푸른 신록과 울창한 산세로 가득한 백두대간 대관령에서

2025년 5월

박성진

차례

추천의 글 어깨 통증으로 고생하는 환자들의 나침반 5

시작하며 당당하고 자신 있게 어깨를 쫙 펴자! 7

PART 1

어깨 관절, 3차원으로 확실히 알자

지피지기 백전불태 22

어깨 관절이 5개라고? 24

유연하고 정교한 어깨 관절, 강하게 만들어지지 않았다 26

어깨 관절을 보좌하는 뼈, 인대, 근육, 힘줄 28

어깨 통증의 주범들 31

어깨 통증의 원인, 외상 vs 질환 35

지긋지긋한 어깨 통증, 병명이 뭐길래? 38

어깨 통증, 자가진단 체크리스트 40

세 살 자세 여든 간다, 바른 자세 금방 안 된다 43

바른 자세는 어떻게 하면 될까? 43

바른 자세를 습관화하는 방법 45

아픈 어깨로 골골대는 MZ세대, 몸이 예전 같지 않은 40대 47

무리한 운동으로 어깨가 망가지는 MZ세대 47

퇴행성 변화가 시작될 때부터 관리하자 48

어깨 통증, 병원에 가야 할 때 vs 안 가도 될 때 50

어깨 통증 방치하면 우울증에 빠질 수도 52

MRI 찍었더니 회전근개 파열로 진단, 수술받아야 할지? 54

어깨와 날갯죽지가 아픈데, 목이 문제라고? 56

어깨 통증 환자, 어떤 병원이 좋을까? 58

어깨 통증 환자의 효율적인 병원 이용법 8가지 61

참고문헌 66

PART 2

어깨 근막통증 증후군

현대인들의 자세가 무너지고 있다 68

바른 자세 재활 연습법 72

근막통증 증후군, 도대체 왜? 74

근막통증 증후군의 원인 75

나쁜 자세가 주범, 다친 적 없이 결리고 아프다 77

근막통증 증후군을 유발하는 바람직하지 못한 자세 78

근막통증 증후군의 특징 79

MRI보다 손가락이 낫다, 유사품에 주의하자 81

근막통증 증후군의 진단법 82

비슷하게 보이나 구분해서 치료해야 하는 질환들 83

근막통증 증후군의 7가지 치료법 85

근막통증 증후군의 치료법 86

내 나이가 어때서? 자라목, 굽은 어깨, 주사 치료로 풀다 95

생리 식염수로 통증이 해결될까? 97

수술 후 불편을 호소하는 환자들을 위한 치료 98

가장 중요한 치료법 한 가지 99

참고문헌 101

나의 진료 철학 : 공부의 생활화, 완치의 극대화! 104

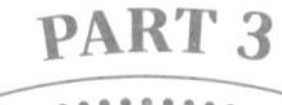

PART 3

오십견

오십견으로 삶의 질이 나락으로 떨어졌다 회복한 두 사람 110

환자와 의사가 함께하는 치료 113

오십견이 뭐길래? 114

오십견은 어디서 온 용어일까? 114

오십견 진료, 내가 낸 세금이 들어간다 117

나날이 늘어가는 오십견 환자의 수와 비용 117

오십견의 주요증상, 셀프 체크 포인트 3가지 120

오십견, 유사질환에 주의하자 122

3대 어깨질환 122

오십견, 도대체 왜, 누구에게 잘 생기나? 125

오십견 원인, 1차성 vs 2차성 125

오십견, 누구에게 잘 생기나? 126

오십견, 진찰만으로 알 수 있을까? 127

과녁 없는 명중은 없다 127

어깨 진찰만으로 오십견을 알 수 있을까? 128

오십견이 의심될 때, 어떤 검사가 필요할까? 129

오십견, 시간 지나면 좋아지나? 132
오십견은 시간이 해결해준다? 132
오십견의 자연 경과 3단계 134
오십견 치료법, 셀프재활 + 병원치료 135
운동 재활치료가 약이다. 스트레칭법 5가지 137
혼자서 하는 오십견 스트레칭법 5가지 138
병원에서 받는 오십견 치료법 6가지 141
오십견의 6가지 치료법 142
오십견, 오해와 진실 8문 8답 153
오십견, 요약정리 159
참고문헌 161

PART 4

석회성 건염

어깨 석회성 건염이란? 164
환자에게도 도움이 되는 석회성 건염에 대한 지식 165
석회성 건염,왜? 누구에게 잘 생기는지? 증상은? 167
석회성 건염이 잘 생기는 사람이 있을까? 167
석회성 건염이 있을 때 나타나는 증상 168
석회성 건염, 오십견, 회전근개 파열의 감별 포인트 170
석회성 건염과 다른 질환과의 차이점 171
어깨 석회성 건염, 어떻게 진단하나? 172
딱딱한 분필형 석회 vs 물렁한 치약형 석회 175
초음파는 나의 오랜 절친 177
석회성 건염의 일생, 언제 낫나? 179

석회의 3단계와 그 특징 180
석회성 건염, 수술 없이 벗어나는 법 4가지와 예방법 2가지 184
석회성 건염, 오해와 진실 6문 6답 191
참고문헌 195

5권의 저서, 5권의 역서와 유튜브 방송으로 환자와 소통하다 199

PART 5

어깨 충돌 증후군

회전근개란? 208
어깨 충돌 증후군이란? 211
견봉하 충돌 증후군의 특징과 치료 212
어깨 충돌 증후군, 어떨 때 아플까? 213
어깨 충돌증후군의 통증을 테스트하는 어깨 통증궁 213
어깨 충돌 증후군, 대표적 원인 3가지 215
견봉하 충돌 증후군이 발생하는 3가지 요인 215
어깨 충돌 증후군을 일으키는 구조적 원인–갈고리 모양의 견봉 216
어깨 충돌 증후군, 어떻게 진단하나? 218
진찰이 MRI보다 중요할 때가 있다. Back to the Basic! 224
어깨 충돌 증후군, 비수술 치료법 4가지 226
어깨 충돌 증후군 초기의 치료 방법 227
어깨 충돌 증후군의 비수술적 치료법 종류 227
심한 통증은 아니었지만, 수술이 필요했던 어깨 통증 230
참고문헌 232

PART 6

회전근개 힘줄 파열

회전근개 힘줄 파열이란? 236

가장 많이 파열 되는 극상근 힘줄을 지키려면? 237

힘줄 파열의 증상, 누구에게 잘 생기나? 4가지 원인 238

급성과 만성의 차이점 238

회전근개 파열의 4가지 원인 239

힘줄 파열의 위험 요인 3가지 241

힘줄 파열, 어떻게 진단할까? 파열의 종류는? 244

회전근개 힘줄 파열의 4가지 종류 245

알아두면 쓸모 있는, 힘줄 파열의 초음파 소견 247

힘줄 파열의 치료, 비수술 vs 수술 250

수술적 치료와 비수술적 치료 선택시 고려할 사항 250

결국 환자의 의견도 중요하다 251

부분층, 전층 파열을 비수술로 치료하는 경우 253

최적화된 환자 맞춤형 치료가 필요하다 255

비수술적 약물치료, 소염 주사치료, 재생 주사치료 256

회전근개 부분층 파열의 해결 방법 258

회전근개를 살리는 재활운동법 3가지 259

어깨 관절과 근육의 스트레칭 운동 259

견갑골 안정화 운동Scapular Stabilization Exercise 262

회전근개 근력 강화 운동 264

힘줄 파열, 수술을 고려해야 할 6가지 상황 268

회전근개 힘줄 파열의 수술을 고려해야 하는 상황 269

회전근개 힘줄 봉합시기를 놓친 80대 중반의 정 할머니 272

힘줄 파열 치료법, 요약정리 275

참고문헌 277

나는 스키를 사랑한다 281

PART 7

회전근개 수술 후 재활치료

배보다 배꼽이 크다 290

환자와 의사와 재활치료팀이 하나가 되어야 성공한다 290

봉합수술 후 재활치료의 목표와 원칙 292

재활운동치료는 환자의 개인적 특성을 반드시 고려해야 한다 292

수술 후 재활치료의 타이밍은? 조기 재활 vs 지연 재활 294

지금도 논쟁 중인 조기 재활과 지연 재활의 장단점 295

봉합수술 후 불청객, 재파열 vs 강직 297

재파열과 강직의 위험성과 대처법 297

봉합수술 후 스테로이드 주사 맞아도 될까? 300

스테로이드 주사는 제한적으로 사용해야 한다 301

회전근개 수술 후 어깨 관절의 회복기 재활 운동치료 5단계(6개월 과정) 302

회전근개 수술 후 재활 운동치료 프로그램 303

참고문헌 326

PART 8

뇌졸중 후에 찾아오는 어깨 통증

뇌졸중이란? 330

뇌경색으로 마비된 팔과 다리의 재활치료 사례 331

뇌졸중의 위험요인과 예방법 332

뇌졸중이 발생하는 이유: 뇌혈관 질환 332

젊은 사람도 안심할 수 없는 뇌혈관 질환 333

뇌졸중으로 응급실 가야 하는 5가지 상황과

뇌졸중의 후유증 10가지 335

뇌졸중 환자의 10가지 후유증 336

뇌졸중 후유증, 조기 재활치료가 답이다 339

뇌졸중 재활치료의 골든타임 340

편마비 어깨 통증 343

편마비 어깨 통증이란? 343

편마비 어깨 통증을 일으키는 4가지 질환과 치료법 344

참고문헌 353

마치며 나는 보따리 찾는 의사로 살기로 했다 355

PART 1

어깨 관절, 3차원으로 확실히 알자

지피지기 백전불태知彼知己 白戰不殆

"지피지기 백전불태知彼知己 白戰不殆"

익히 들어본 말이다. 《손자병법》에 나오는 구절로 "나와 적을 알면 백번 싸워도 위태롭지 않다"는 뜻이다. 어깨 통증으로 고생하는 환자라면, 지금 현재 처한 상황에 맞게 잘 대처한다면 어깨 통증에서 벗어날 수 있다는 의미로 받아들이면 되겠다. 그래서 어깨 관절이 어떻게 생겼고 어떤 기능을 하며, 어떤 문제가 있을 때 어떻게 아픈지에 대해 알아두면, 자가진단에서부터 치료에 이르기까지 전체적으로 이해하는 데 도움이 될 것이다.

어깨 관절은 우리 몸에서 움직임이 가장 큰 관절이고, 자유자재로 앞뒤로 휘두를 수도 있기에 거의 360°로 움직일 수 있다. 이렇게 자유롭게 어깨가 움직이려면 어깨 관절과 그 주변을 구성하는 뼈, 근육, 힘줄, 인대의 튼튼함은 물론, 신경과 혈관까지도 건강해야 한다. 어깨 관절은 움직일 수 있는 범위가 큰 관절이기에 운동성은 좋지만, 상대적으로 안정성이 떨어진다. 그래서 어깨 관절은 어깨가 빠지는 질환인 '탈구'에 취약한 편이다. 다른 관절에서는 흔치 않은 '습관성 탈구'로 수술하는 경우도 꽤 있다.

또한 손을 자유롭게 사용하기 위해서는 어깨 관절의 지원은 필수다. 예를 들어, 일상생활에서 식사, 세면, 머리 빗기, 옷을 입고 벗는 것은 손으로 하지만, 어깨 관절을 움직이지 않고서는 거의 불가능하다. 알게 모르게 어깨 관절의 기능은 우리의 일상생활에 깊숙이 연관되어 있으나 평소에는 그 고마움을 알기 어렵다. 그러나 막상 어깨가 아파서 움직임이 매끄럽지 않게 되면 일상생활에서 바로 불편함을 느끼게 되므로, 그제야 어깨의 소중함을 느끼게 된다.

어깨가 아프면 초기에 정확한 진단과 함께 원인을 찾아내어 그에 맞는 적절한 치료를 받으면, 고생을 덜 하고 빨리 나을 수 있다. 다 나은 후에도 어깨 통증이 재발하지 않도록 바른 자세를 생활화하고, 어깨 관절을 스트레칭해 정상 운동 범위를 유지하며, 근력 강화를 통해 튼튼한 어깨로 거듭나게 되면 '삶의 질'이 좋아진다.

이를 위한 첫걸음이 바로 어깨 관절의 모양과 움직임을 정확히 아는 것이다. 이어서 어깨 관절에 발생하는 문제는 어떤 것이 있고, 해결책과 예방법까지 알면 그리 겁날 것이 없을 것이다. "지피지기 백전불태知彼知己 百戰不殆, 나와 적을 알면 위태롭지 않다"라고 하지 않았던가? 그래서 지금부터 어깨 관절 모양과 어깨 통증을 일으키는 질환에 대해서 설명하겠다.

어깨 관절이 5개라고?

어깨 관절은 1개로 알고 있는 경우가 많다. 그러나 실제로는 5개다. 우리가 일상생활에서 팔을 자유롭게 움직이기 위해서는 5개의 어깨 관절이 모두 유기적으로 매끄럽게 움직여야 한다. 5개 중 한 관절이라도 부드럽게 움직일 수 없다면, 어깨 관절 전체의 움직임 역시 부자연스러울 수밖에 없다. 어깨 관절은 섬세한 구조와 세밀한 기능이 있기에 이러한 부분을 잘 고려하려 사용하면 튼튼한 어깨가 될 수 있다.

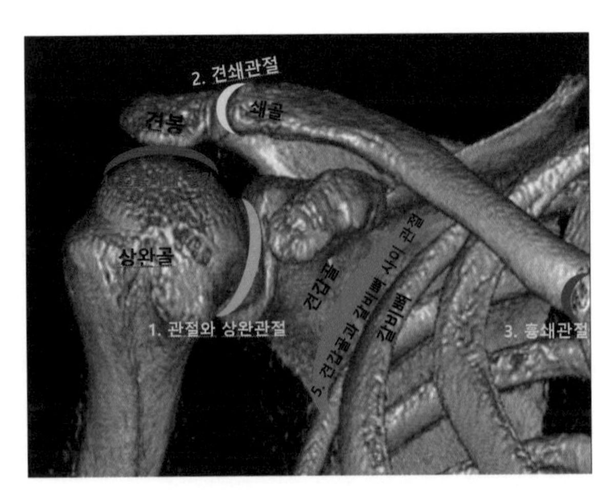

그림 1.1
우측 어깨의 CT 사진

그림 1.1은 우측 어깨의 CT 사진으로 앞에서 본 모습이다. 5개의 어깨 관절을 보여주고 있다. 각 관절의 명칭은, 1번 관절와 상완 관절하늘색 초승달 모양, 2번 견쇄관절노란색 초승달 모양, 3번 흉쇄관절보라색 초승달 모양, 4번 견봉 아래 공간빨간색 초승달 모양과 5번 견갑골과 갈비뼈 사이의 공간분홍색 초승달 모양이다.

유연하고 정교한 어깨 관절, 강하게 만들어지지 않았다

어깨는 무릎처럼 체중을 지탱할 수 있는 강한 관절이 아니라 유연하고 정교한 관절이다. 앞서 설명했듯이 움직임은 좋으나 안정성이 좋지 않아서 어깨가 자주 빠지는 '습관성 탈구'가 잘 생기는 관절이다. 그래서 물구나무서기, 철봉에 매달리는 동작과 같이 어깨 관절로 체중 또는 그 이상의 부하를 견뎌야 하는 운동은 무리가 따를 수 있기에 주의해야 한다.

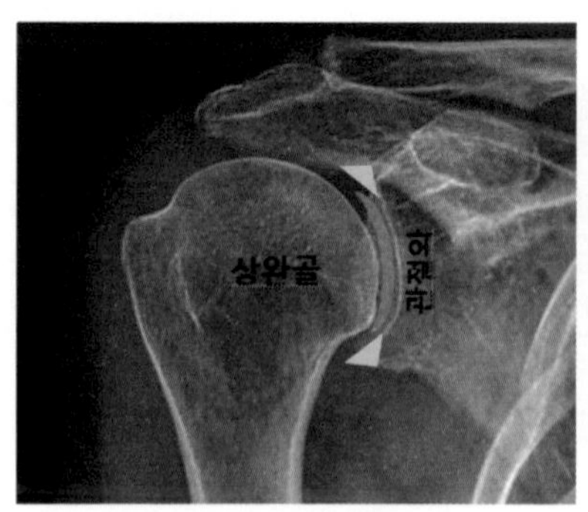

그림 1.2 우측 어깨 관절의 엑스레이 사진

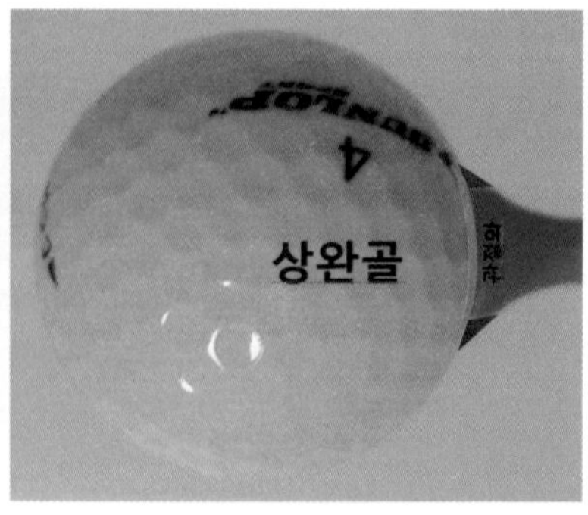

그림 1.3 어깨 관절의 안정성

그림 1.2는 우측 어깨 관절의 엑스레이 사진이다. 하늘색 초승달 모양은 관절와 상완 관절을 표시한 것이다. 연골인 관절와순(노란색 삼각형)은 가운데가 오목한 관절와의 양쪽 끝에서 높이 솟아 있다. 이러한 구조는 상완골이 관절와에서 벗어나지 못하도록 한다. 즉, 어깨 관절이 빠지지 않도록 하는 데 도움이 된다.

그림 1.3은 어깨 관절의 안정성이 적음을 설명하는 그림이다. 주황색 골프티 위에 얹혀 있는 골프공은 충격에 취약해, 충격이 가해지면 골프공은 티에서 떨어진다. 이처럼 어깨 관절도 충격에 약하기 때문에, 어깨가 빠질 위험성이 다른 관절에 비해 높은 편이다. 관절와 상완 관절하늘색 초승달 모양을 골프공상완골과 골프티관절와로 비유해서 설명한 것이다. 관절와의 양 끝에 있는 보라색 삼각형은 연골인 관절와순이다.

어깨 관절을 보좌하는 뼈, 인대, 근육, 힘줄

앞서 설명했듯이 어깨 관절은 5개이고 여러 가지 뼈, 인대, 근육, 힘줄 등으로 복잡하게 구성되어 있다. 당연하게도 어깨 통증을 진료하는 의사는 어깨 관절의 구조, 기능 등 속사정을 훤히 꿰고, 이론 및 실제 치료법에 대해 중무장하고 있기에, 어깨 관절을 눈으로 보고 움직여보며 만져보는 체계적인 진찰을 통해 진단의 실마리를 찾고, 필요한 검사를 통해 치료 계획을 세운다.

한편, 요즘은 어깨가 아픈 환자분들도 풍부한 영상 정보를 바탕으로 여러 차례 공부하고 병원에 오는 경우가 많다. 그래서 다음 PART에서 설명할, 어깨 질환에 대한 정보, 운동법, 치료법에 대해서는 알고 있으나, 상대적으로 어깨 관절의 구조와 기능은 잘 모르는 경우가 많다.

환자가 어깨의 구조와 기능에 대해서 잘 알수록, 질환에 대한 이해도도 높아져서 빨리 잘 낫기 위해 스스로 노력하게 되는 동기부여가 됨은 물론이고, 담당의사와 소통도 잘 된다. 예를 들어, 오십견으로 고생하는 환자가 스스로 해야 하는 운동을 무턱대고 따라만 하면 지겨울 수 있는데, 어깨 관절에 대해 잘 알면 알수록 재활운동치료를 할 때 좀 더 재미있게 할 수 있는 원동력이 된다.

여기서는 어깨 관절을 구성하는 뼈, 힘줄, 인대 중에서 기본적인 것 몇 가지를 설명할 테니 부담 없이 보시기 바란다.

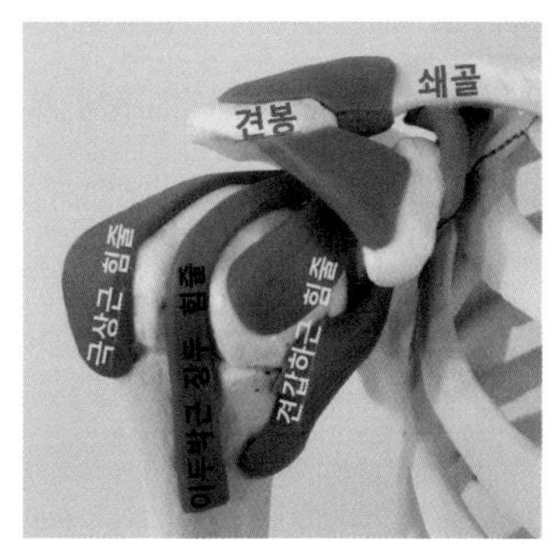

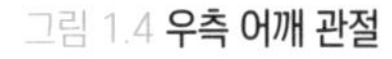
그림 1.4 우측 어깨 관절

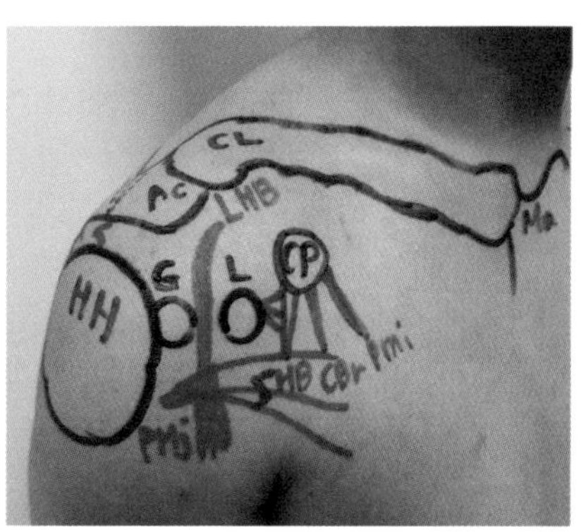

그림 1.5 우측 어깨 관절을 앞에서 본 사진

그림 1.4에서 우측 어깨 관절의 앞면에서 볼 수 있는 회전근개 힘줄 2개는 노란색 글자로 되어 있는 극상근, 견갑하근 힘줄이다. 나머지 2개 회전근개 힘줄은 여기서는 보이지 않고, 어깨 뒷면에서 볼 수 있는 극하근, 소원근 힘줄이다. 회전근개 힘줄은 관절, 뼈와 붙어 있기에 피부에서 깊숙한 곳에 있다. 회전근개 힘줄의 역할은 팔상완골을 돌리는회전하는 것이다. 4개의 회전근개 힘줄 중에서 파열과 같은 손상이 가장 많이 생기는 힘줄이 극상근 힘줄이다. 참고로 이두박근 힘줄은 회전근개 힘줄이 아니다.

그림 1.5는 우측 어깨 관절을 앞에서 본 사진이다. 필자가 의사들을

대상으로 강의와 초음파 워크숍 강의를 할 때, 실제로 동료 의사의 오른쪽 어깨 관절 속에 있는 뼈, 근육, 힘줄의 위치를 그려놓았다. 어깨가 아픈 환자분들이 이 그림을 굳이 이해할 필요는 없고 다만, 진료 전에 아픈 부위를 볼펜으로 'X'로 표시해서 오면, 통증의 원인 부위를 찾고 정확한 진단을 하는데 도움이 되니 참고하시기 바란다.

지금까지 어깨 관절의 엑스레이, CT, 모형, 피부 표면그림 등으로 어깨 관절의 구조를 설명했다. 이어서 어깨 통증은 왜 생기는지에 대해 설명하겠다.

어깨 통증의 주범들

앞서 얘기한 것처럼 어깨 관절은 360° 자유자재로 움직일 수 있게 되어 있다. 어깨 관절은 움직임이 좋으나, 어깨를 튼튼하게 잡아주는 안정성은 부족하다. 그래서 어깨를 잡아주는 인대, 근육, 힘줄, 신경이 약해지거나 염증이 생기나 손상이 되면 어깨 기능에 문제가 생길 수 있다. 여기서는 어깨 통증을 일으키는 7가지 질환 및 상황에 대해 간략히 소개만 하겠다. 자세한 내용은 이 책의 PART 2부터 PART 8에 걸쳐서 설명하고 있으니 참고하기 바란다.

그림 1.6은 어깨 통증을 유발하는 여러 가지 질환 중에서 비교적 흔히 볼 수 있는 어깨 질환과 상황을 보여주고 있다.

어깨 근막통증 증후군
오십견(동결견)
석회성 건염
어깨 충돌 증후군
회전근개 힘줄 파열
회전근개 수술 후 재활
뇌졸중 후 어깨 통증

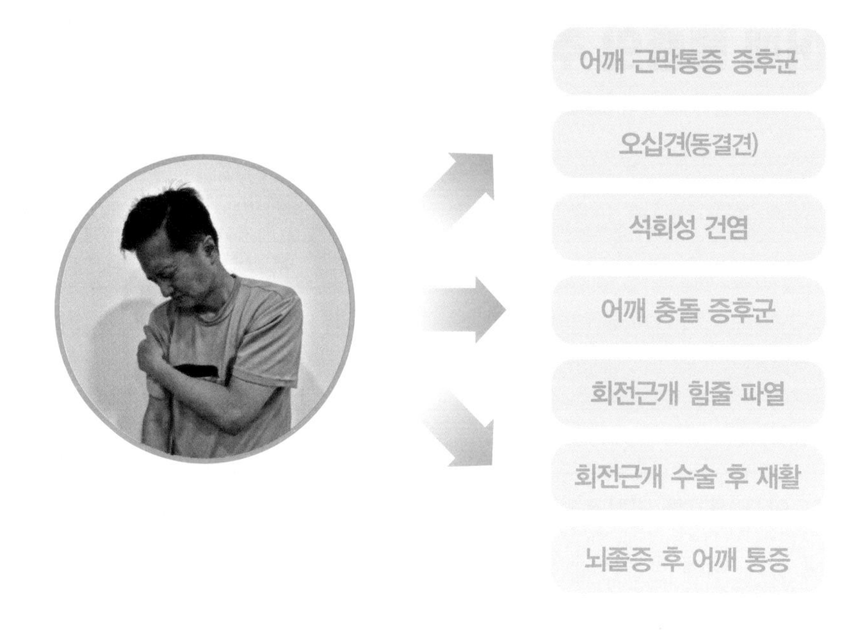

그림 1.6 어깨 통증을 유발하는 여러 가지 질환

그림 1.6은 어깨 통증을 유발하는 여러 가지 질환 중에서 비교적 흔히 볼 수 있는 어깨 질환과 상황을 보여주고 있다.

어깨 근막통증 증후군

근육과 근육을 싸고 있는 근막에서 발생하는 통증으로, 바르지 않은 자세가 오래되면 발생하는 경우가 많다. 경추, 어깨 관절, 견갑골에 이르는 근육과 근육을 싸고 있는 근막이 짧아지거나 딱딱하게 굳으면서 통증을 일으키는 상태다.

오십견(동결견)

외상, 질병 또는 특별한 이유 없이 어깨 관절에 염증이 생기면서 통증이 시작되는 동시에, 어깨 관절막이 오그라들고 딱딱하게 굳으면서 관절 운동 범위에 제한이 생기는 질환이다.

어깨 석회성 건염

어깨 관절을 둘러싸고 있는 회전근개 힘줄 속에 석회가 파묻혀 있거나, 큰 석회는 힘줄 밖으로 나와 있는 경우로, 묵직한 통증에서 극심한 통증에 이르기까지 다양한 어깨 통증을 유발한다. 힘줄에 있는 석회의 크기가 클수록, 견봉의 아랫면과 부딪히는 충돌 증후군이 생길 가능성이 크다.

어깨 충돌 증후군

어깨 관절을 둘러싸고 있는 회전근개 힘줄과 견갑골의 견봉, 오구돌기 등과 부딪히면서 통증을 일으키는 상황. 즉, 부드러운 힘줄과 딱딱한 뼈가 충돌하면 회전근개 힘줄 손상으로 이어진다. 그래서 충돌 증후군이 계속되면 회전근개 힘줄이 파열될 위험이 있기에 초기부터 관리해야 한다.

회전근개 힘줄 파열

어깨 관절을 둘러싸고 상완골위팔뼈에 붙어서 상완골을 회전하여 팔을 움직이는 4개의 근육과 힘줄로 이루어진 회전근개 힘줄이 외상이나 과사용에 의해서 끊어지는 질환이다. 크게 4가지 종류가 있다. 부분층 파열은 힘줄의 일부분이 손상된 것이고, 전층 파열은 힘줄의 위와 아래가 뚫려서 구멍이 난 상태이며, 완전 파열은 한 개의 힘줄이 완전히 끊어진 상태이며, 마지막으로 광범위 파열은 4개의 회전근개 힘줄 중 한 개 이상의 힘줄이 끊어진 상태다.

어깨 수술 후 재활

회전근개 파열, 연골 손상, 인공관절 등과 같이 어깨 관절 수술 후 정상적인 어깨 관절 기능을 회복하기 위해서는 재활 운동치료가 필요하다. 어깨 관절 수술을 받으면, 실밥만 푼다고 어깨 관절이 정상 운동 범위와 근력을 갖게 되지 않는다. 예를 들어, 회전근개 힘줄 파열로 봉합 수술을 받은 후 정상 생활을 하는데, 약 6개월이라는 꽤 긴 시간 동안 체계적인 재활 운동치료가 필요하다. 녹록지 않지만, 정상 어깨 관절로 회복하기 위해서는 반드시 거쳐야 하는 과정이다.

뇌졸중 후 어깨 통증

뇌졸중뇌경색, 뇌출혈 등의 후유증으로 팔과 다리의 마비가 올 경우, 어깨 통증과 함께 마비된 어깨 관절에서 상완골이 중력에 의해 아래로 빠지는 어깨 탈구, 회전근개 파열이 생기는 상황이다.

어깨 통증의 원인,
외상 vs 질환

어깨 통증의 원인은 크게 외상과 질환으로 나눌 수 있다. 다친 후 생긴 통증이라면 외상상해으로 되고, 다친 기억 없이 서서히 아프기 시작했다면 질환으로 분류된다.

첫째, 외상이다. 어깨를 부딪치는 등 충격과 동시에 통증이 심하거나 움직이기 힘들 때는, 어깨 관절이나 그 주위의 뼈에 골절이 있을 수 있기에, 이를 확인하기 위해서 가까운 병원에서 엑스레이를 촬영한다. 엑스레이 검사에서 뼈에 이상은 없는데, 여전히 아프면 CT, MRI 같은 정밀 검사를 통해서 통증의 원인을 찾아서 치료해야 한다. 왜냐하면, 외상으로 인한 골절, 연골, 인대, 힘줄 손상 등이 적절히 치료되지 않으면 나중에 뼈의 변형, 힘줄 파열, 관절염 등으로 고생할 수 있기에 외상의 **초기부터 적극적으로 치료**받아야 한다.

그리고 외상을 입었을 때 잘 챙겨놔야 할 것이 있다. 본인이나 타인의 실수로 다쳤는지, 타인이 고의로 다치게 했는지 등 다친 경위를 육하

원칙으로 잘 정리해보자. 본인이나 타인의 실수로 다쳤다면 건강보험이 적용되기에 치료만 잘 받으면 문제없으나, 특히, 타인의 고의에 의해 피해를 입은 경우라면, 법적 문제 및 치료 시 보험문제가 동반될 수 있으므로 다쳤던 상황을 잘 기억하고 정리해두어야 뒤탈이 없다.

물론, 외상과 질환이 모두 있을 때도 있다. 어깨가 조금 아프고 약간 굳어 있는 오십견 초기 상태였는데, 오늘 아침에 미끄러져 넘어지면서 어깨를 부딪히면서 발생한 통증이라면, 오십견이라는 질병과 넘어지면서 발생한 외상이 함께 있는 상태다. 이러한 상황도 구체적으로 기록, 정리해두자. 혹시 환자 개인이 가입한 보험 등이 있을 때, 상해나 질병 여부에 따라서 치료비에 대한 보험금 지급 여부가 결정될 수 있기에, 통증 발생 경위를 처음부터 확실히 해놓는 것이 좋다.

둘째, 질환이다. 특별히 다치지 않았고 다친 기억도 없으나, 서서히 어깨가 아프기 시작한다. 누구나 나이가 들면서 근육량이 감소하고 퇴행성 변화가 진행됨에 따라, 어깨 관절도 예외 없이 노화가 진행되면서 충돌증후군, 회전근개 힘줄염 및 힘줄 파열, 석회성 건염, 오십견 등이 생길 수 있다. 이 질환들의 공통 증상은 어깨가 아프면서 움직임이 매끄럽지 않거나 제한이 있는 상태다.

대부분의 질환이 그렇듯이 어깨 질환도 **처음에는 약한 통증으로 시작**한다. 통증이 심하지는 않으나 오랫동안 잘 낫지 않는다면, 원인을 찾아서 해결하는 것이 좋다. 호미로 막을 일은 호미로 막자. 그러나 이를 대수롭지 않게 생각하고 방치하거나 치료를 소홀히 하면 나중에 낭패를 볼 수 있다. 예를 들면, 회전근개 파열의 초기에는 봉합수술이 가능하지만, 많이 진행되어 찢어진 힘줄을 봉합할 수 없는 지경에 이르게 되면, 인공관절을 받아야 할 수도 있기 때문에, 어깨 통증의 초기부터 적극적으로 대응하는 것이 좋다.

어깨 문제를 초기에 발견할 수 있는 한 가지 방법을 소개한다. 평소에 **어깨 관절 스트레칭을 꾸준히** 하면, 어깨 움직임이 약간 불편해지거나, 양쪽 어깨 운동범위와 근력에 차이가 나기 시작하거나 약한 통증과 같은 작은 변화를 금방 알아챌 수 있다. 이렇게 하여 조기진단, 치료로 이어지면 결과가 좋을 가능성이 크기 때문에, 지금부터 어깨 스트레칭을 틈나는 대로 해서 어깨 관절 문제를 조기에 발견하고 어깨 관절을 건강한 상태로 유지하자.

지긋지긋한 어깨 통증, 병명이 뭐길래?

"어깨가 아픈 지 1년 가까이 되었는데, 낫기는커녕 점점 더 아파지는데, 뭐가 문제인지 모르겠네요. 병원에 가서 초음파 검사를 해 봤는데, 회전근개 힘줄염이 조금 있어서 소염진통제 먹고 쉬면 좋아질 거라고 해서 안심했는데, 점점 힘드네요. 어떻게 해야 할지 걱정입니다."

캐나다 교포인 60대 초반의 여성 한 씨 얘기다. 한 씨는 매년 귀국해서 한 달 정도 머문다고 했다. 귀국하면 여러 가지 해야 할 일들이 많지만, 이번에는 마음까지 힘들었던 어깨 통증을 해결하기 위해 미리 예약하고 귀국한 다음 날 필자를 찾아왔다.

이미 알고 있는 분도 있듯이, 캐나다 의료는 사회주의 시스템이다. 병원비가 거의 들지 않는 한편, 병원 진료 대기가 길다. 우리나라처럼 아프다고 바로 동네병원에 달려가서 전문의에게 쉽게 진료받을 수 없다. 더구나 어깨 관절을 진료하는 전문의를 만나려면 수개월 걸린다고 했다. 그래서 한 씨도 수개월 걸려서 전문의를 만났는데, 위에서 얘기한 대로 초음파 검사상 힘줄염 외에 특이 소견은 없다고 했다. 한 씨는 뭐가 문제일까?

내가 진찰해보니 어깨 관절이 굳어 있는 오십견이 거의 확실했다. 어깨 관절이 많이 굳어서, 손을 옆이나 뒤로 하는 동작은 너무 아파서 할 수 없었다. 잘 모르는 사람이 보기에는 "그 지경이 되도록 가만히 있었냐?"라고 할지 모르나, 가랑비에 옷 젖듯이 조금씩 굳어가기에, 환자도 불편함과 통증에 조금씩 적응하게 되어 상당히 진행되어 많이 아파지면 그때 병원을 찾게 되는 특징이 있다. 한 씨의 어깨를 초음파로 보니 오십견과 회전근개 부분층 파열이 있었는데, 수술할 정도는 아니었다. 그래서 오십견에 대한 치료와 함께 파열된 힘줄에 재생 주사치료로 치료 중이다.

어깨 통증을 일으키는 질환의 종류는 앞에서 설명했다. 어깨 통증으로 고생하는 환자들은 유튜브, 블로그 등 여러 매체를 통해서 공부를 하기에 대략적인 지식은 갖고 있으나, 정작 **환자 본인이 처한 상황에 대한 판단**은 쉽지 않다. 그래서 환자는 다음과 같은 궁금증을 갖게 된다. 내 어깨가 왜 아픈지? 낫기는 하는 건지? 낫는 데 얼마나 걸릴지? 재발하지는 않을까? 골프연습장이나 헬스장에 휴회는 얼마나 신청해야 할지? 직장에 휴직신청을 해야 할지, 그 기간은? 등이다. 이는 정확한 진단이 되면 대략적인 치료 기간은 추측해볼 수 있다.

어깨 통증,
자가진단 체크리스트

어깨가 아픈 분이라면 아래 10가지 항목을 체크해보자.

1. 어느 부위가 아픈지? ☐

2. 어떤 동작을 할 때 아픈지?(예 입고 벗을 때, 앞으로 들어올리기, 뒷짐지기, 뒤로 뻗기 등) ☐

3. 언제부터 아팠는지? 최근에 악화되었는지? 악화된 이유는?(예 넘어짐 등) ☐

4. 통증의 형태는? 아픔, 찌릿, 묵직, 결림, 욱신, 저림 등이 있다. ☐

5. 통증 정도는? 매우 약한 통증을 1, 극심한 통증을 10으로 했을 때 몇 점인지? ☐

6. 팔을 움직일 때 특정 각도에서 아프거나 걸리는 소리가 나는지? ☐

7. 어깨가 아픈 쪽으로 돌아누울 수 있는지? ☐

8. 아프거나 힘이 없어서 팔을 들어올리기 힘든지? ☐

9. 아무 이유 없이 갑자기 극심한 통증이 있는지? ☐

10. 직업, 취미, 운동할 때, 많이 하는 동작과 자세는? ☐

자가 테스트의 의미를 간략히 설명하겠다. 어깨가 아픈 부위는 앞서 설명한 그림 1.1, 1.4, 1.5, 1.6을 보면 대략적으로 어떤 부위가 문제고 어떤 병명이 있을 수 있는지를 가늠할 수 있다.

통증의 형태로 원인을 찾아보면, 욱신거림은 염증이 심할 때 주로 나타나고, 저림은 신경이나 혈관이 눌릴 때 주로 발생하며, 묵직과 결림은 근육통이나 근막통증일 가능성이 크다. 팔을 움직일 때 특정 각도에서 아프거나 걸리면 충돌 증후군의 가능성이 크다. 팔을 들어올리기 힘들면, 회전근개 힘줄 손상으로 근력이 떨어질 가능성이 있다. 별 이유 없이 갑자기 극심한 통증이 있다면 석회성 건염의 가능성이 있다.

본인의 직업적 특성이나 취미, 운동할 때 어깨가 아픈 경우라면, 어떤 동작을 많이 하고, 어떤 동작을 할 때 아픈지 스스로 체크할 수 있다. 이렇게 한 동작을 반복적으로 오래 하게 되면 어깨 관절에도 무리가 될 수 있으니, 덜 하면 좋겠지만, 계속해야 한다면, **고생하는 어깨를 위해 스트레칭이나 온찜질 등으로 풀어주고 회복하는 시간을 가져야 한다.**

예를 들면, 나를 찾아오는 치과의사들은 진료할 때, 입안을 들여다 보기 위해 양팔을 옆으로 들고 고개를 숙이는 자세를 많이 한다고 한다. 그래서 거의 공통적으로 목, 등, 승모근의 통증과 어깨 충돌증후군, 회전근개 염증, 나아가서 회전근개 파열이 꽤 있다. 흔히 얘기하는 직업병이다. 이러한 상황이라면 치료와 함께 어깨를 풀어주고 위해 주는 시간이 필요하다.

세 살 자세 여든 간다, 바른 자세 금방 안 된다

바른 자세는 척추와 관절의 건강을 유지하고 재활하는 데 가장 중요한 항목이다. 그러므로 어깨 관절의 건강을 유지하고 다친 어깨를 재활 운동으로 회복할 때도 바른 자세를 생활화하는 것은 매우 중요하고 기본적인 요소다.

세 살 버릇 여든 간다고 했다. 한 번 몸에 밴 습관은 여간해선 바꾸기 어렵다는 뜻이다. 그래서 좋은 습관을 하나씩 익혀서 내 습관으로 만들면 된다. 바른 자세도 마찬가지다. 굳건한 의지와 노력으로 바른 자세를 습관화하자. 충분히 가능하다.

바른 자세는 어떻게 하면 될까?

바른 자세를 설명하겠다. 그림 1.7을 보라. 배에 약간의 힘을 줘서 복부를 둘러싸고 있는 코어근육에 약간의 긴장 상태를 만들고, 등허리를 펴고 엉덩이를 뒤로 약간 뾰족하게 내밀어서일명, 오리 궁둥이 자세 척추를 곧게 세운 다음, 가슴을 열어서 편 후, 턱을 뒤로 당기면 된다. 그런데 늘 이런 자세를 유지하기는 힘들지만, 틈나는 대로 서 있거나, 앉아 있을 때 바른 자세를 연습하면 된다.

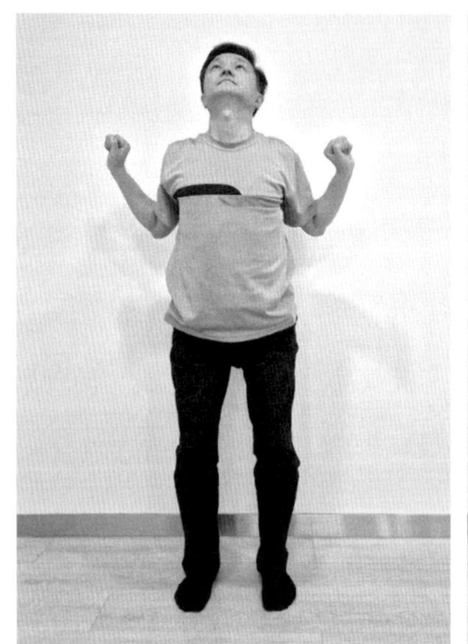
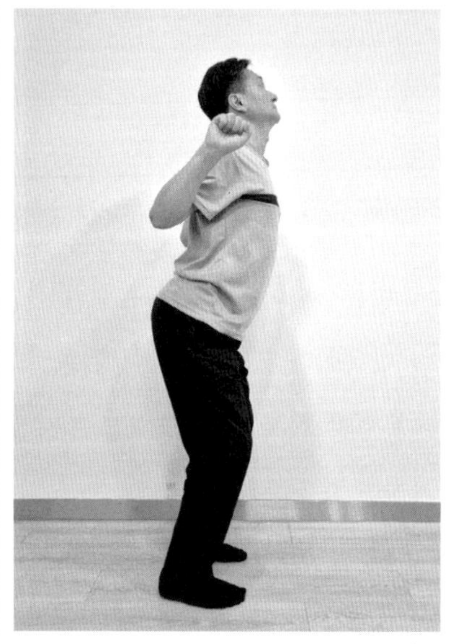

그림 1.7 혼자서 하는 바른 자세 재활 연습법

그림 1.7은 혼자서 하는 바른 자세 재활 연습법의 앞모습과 옆모습이다. 앉아서 업무를 하는 중이라면, 의자에 앉아서 상체만 연습해도 된다. 그런데 바른 자세에 대한 설명을 듣고 잠깐 한 번 하는 것은 어렵지 않다. 그러나 자세를 유지하는 습관은 쉽지만은 않다. 왜 그럴까? 이유는 바른 자세를 습관화하려면 2가지가 필요하다.

첫째, 바른 자세를 하기 위한 기초 운동이 필요하다. 자세를 유지하기 위해 길이가 짧아진 근육은 스트레칭으로 늘려야 하고, 늘어져서 약해진 근육은 강화해야 한다. 이것이 기본기다. 스트레칭과 근력 강화가 하루아침에 뚝딱 되는 것이 아니기에, 바른 자세를 위한 기초 운동을 충실히 해야 한다.

둘째, 바른 자세를 습관화하기 위해 올바른 방향으로 꾸준한 노력이 필요하다. 우리가 어떤 행동을 습관화하려면 시간이 걸린다. 습관이 되었다는 것은 어떤 상태일까? 내가 생각하는 습관화된 상태는 몸이 알아서 움직이는 정도다. 예를 들어, 식사할 때 숟가락과 젓가락을 자유롭게 사용할 수 있는 상태라고 보면 된다. 이는 어릴 때부터 시행착오를 겪으면서도 포기하지 않고 꾸준한 연습을 통해서 습관화되었기에, 부담 없이 수저를 사용할 수 있게 된 것이다.

바른 자세를 습관화하는 방법

그렇다면 익숙하지 않았던 행동이 습관화되는 데 얼마나 걸릴까? 여러 가지 변수가 있다. 행동의 난이도, 주변 여건, 몰입도 등이다. 내 경험을 예로 들겠다. 나는 오른손잡이다. 그래서 수저를 모두 오른손으로 사용했다. 그러다가 우연히 왼손으로 젓가락질을 해보고 싶은 생각이 들었다. 막상 해보니 어색하고 불편하며 잘 집어지지도 않아서 음식을 입에 가져가다가 여러 번 떨어뜨렸다. 그런데 포기하지 않고 약 3개월 정도 해보니 그럭저럭 하게 되어 식사하는 데 불편함이 없을 정도가 되었다.

그래서 내 생각으로는, 바른 자세의 습관화는 젓가락 다루는 것보다는 덜 어려울 듯하고 3개월 정도면 가능할 듯하니, 관심 있는 분들은 해보시기 바란다. 그 밖에도 왼손으로 글쓰기는 6개월 정도 걸려서 어느 정도 수준에 이르렀다. 물론 오른손보다는 못하다. 그러나 또박또박 쓰는 필체는 오히려 나은 듯하다. 한번 해볼 만한 일이다.

여담이지만, 내가 왼손으로 젓가락질, 글쓰기를 한 이유는 환자의 영향이었다. 나는 뇌졸중뇌경색 또는 뇌출혈의 후유증으로 한쪽 팔과 다리가 마비되어 걷거나 손을 쓰는 데 장애가 있는 환자분들을 진료했는데, 그때 환자분들은 마비가 되어 잘 움직이지 않는 손을 회복하기 위해 손을 사용하는 여러 가지 재활운동치료를 받고 있었다.

그래서 내 생각에 '마비로 인해 부자연스러운 손을 재활하려고 저렇게 노력하는데, 나도 정상인 왼손으로 한번 연습해보면 어떨까?'라는 생각을 하게 되었고, 연습을 시작했다. 쉽지 않았다. 오른손으로 하면 금방 할 일인데, 효율도 떨어지고 시간도 오래 걸리는 등 답답했다. 하지만 얼마나 훈련하면 어느 정도 될 수 있는지에 대해 궁금했고 조금씩 발전하는 모습을 보면서 희망을 갖게 되고 인내심도 키울 수 있었다.

그렇게 훈련한 결과, 오른손만 못하지만, 어느 정도 수준에 이르게 되어서 지금도 가끔 왼손으로 젓가락질, 글쓰기를 하고 있다. 남들이 보기에는 별거 아니지만, 개인적으로는 자발적으로 성취한 몇 안 되는 경험임과 동시에 자신감을 갖게 된 귀중한 경험이었다.

아픈 어깨로 골골대는 MZ세대, 몸이 예전 같지 않은 40대

무리한 운동으로 어깨가 망가지는 MZ세대

어깨 통증은 나이 드신 어른들의 전유물이라고 생각하기 쉽다. 상당 부분 그렇다. 나이가 들면서 노화의 과정으로 관절, 힘줄, 근육에 퇴행성 변화가 생기면서 관절염, 힘줄 파열 등의 문제가 생기는 것은 맞다.

최근에 운동, 몸짱 열풍으로 MZ세대는 물론, 10대까지 가세해서 몸을 만들겠다고 늦은 밤까지 무리하다 보니, 어깨 통증으로 고생하는 MZ세대 환자가 부쩍 늘고 있다. 내 클리닉에도 젊은이들의 비율이 늘어나고 있다.

특히, 어깨 기능이 최고조인 20~30대는 익스트림 스포츠를 포함한 스포츠 동호회 활동을 하면서 짜릿함을 즐기고, 아파도 계속하게 되는 매니아가 되는 경우가 많다. 그러다 보니 외상으로 인해 어깨 관절이 빠지는 탈구, 연골이 손상되는 관절와순 파열, 회전근개 파열 등으로 어깨 관절이 불안정해서 또 빠지는 등 악순환이 발생하는 경우가 많아지고 있다.

근육을 만들려면 일정 강도 이상의 운동을 해야 하는데, 너무 과하게 하다 보면, 몸이 만들어지기는커녕 오히려 망가진다. 그래서 힘줄염, 근육염, 심한 경우 피로골절 등으로 고생하면 젊은이들이 많다. 과유불급이라고 하지 않았던가?

운동하지 말라는 얘기가 아니다. 운동은 건강에 필수 요소다. 그래서 젊은이들은 중등도와 고강도 운동을 적절히 섞어서 몸이 견딜 수 있을 정도로, 점진적으로 운동강도와 운동량을 늘려가면 좋을 듯싶다. 모 아니면 도가 아닌 '걸이나 윷' 정도의 강도로 하면 어떨까 싶다. 운동 후 중등도 이상의 통증이 하루 이틀 쉬어도 회복이 안 되면, 더 쉬어야 하고 그래도 아프면 정확한 진단을 받아야 한다.

퇴행성 변화가 시작될 때부터 관리하자

한편, 40대 이후에는 어깨 관절의 퇴행성 변화가 시작되는 시기다. 20대에는 펄펄 날았는데, 40, 50대 이후는 조금만 운동해도 숨차고 지치며 빨리 피곤해지고 회복도 늦다. 마음은 여전히 20대지만, 나이 들었음을 인정해야 한다. 또한, 인생 2막을 준비하는 시기인 만큼, 욕심부리거나 무리하지 말고 문제가 생기지 않도록 예방하며, 관리해야 하는 시기다.

이 시기부터는 석회성 건염, 오십견, 회전근개 파열, 관절염에 이르기까지 나이가 들수록 늘어나는 퇴행성 질환이 많다.

모든 연령대의 공통점은 무리해서 아픈 경우가 많다. 운동이나 반복적인 일을 하다가 통증이 발생하면 안정해야 한다. 통증은 뇌에서 보내는 경고 메시지이자 안내다. 근육염, 인대염, 힘줄염으로 인한 통증이라면, 대개 2주 정도 안정하면 좋아진다. 그럼에도 불구하고, 통증을 견디면서 계속 무리해서 일하거나, 심지어 운동으로 풀어보겠다며 스스로를 극한으로 몰아넣는 우를 범하지 말자.

어깨 통증의 초기에는 급성 염증으로 인한 통증으로 시작하고, 관절에 무리가 계속되면 관절염과 같은 퇴행성 질환이 되어 만성 통증이 되어버린다. 그렇게 되면 삶의 질이 나빠지는 것은 불을 보듯 뻔한 상황이 되므로 예방 및 초기 대응이 중요하다.

우리 몸에 문제가 생기면, 모양이나 기능도 달라진다. 이는 불편함이나 통증의 형태로 나타난다. 어깨 관절이나 신경의 문제가 있으면 통증, 감각이상 등의 문제가 생긴다. 이러한 문제는 초기부터 관심을 갖고 주의 깊게 관찰하여 더 진행하기 전에 정확한 진단을 받아서 완치해야 한다. 그렇지 않으면 가랑비에 옷 젖듯이 속옷까지 홀딱 젖어버리는 위기 상황에 맞닥뜨릴 수 있기 때문이다.

어깨 관절, 회전근개 힘줄과 근육, 인대, 신경, 혈관도 40대를 넘어서면 퇴행성 변화가 오면서 예전 같지 않게 된다. 그래서 미세한 손상이 의심되면, 우선 휴식, 안정을 통해 회복할 시간을 갖고, 그래도 아프면 정확한 진단을 받고 그에 따른 치료를 초기부터 하는 것이 어떨까?

어깨 통증,
병원에 가야 할 때 vs 안 가도 될 때

아래 4가지 상황이라면 병원에 가서 확인해야 한다. 진찰과 함께 기본적인 엑스레이 검사를 하고, 경우에 따라서 초음파, CT, MRI로 정확한 진단을 받고, 이에 따른 적절한 치료를 받아야 한다.

❶ 교통사고를 당했거나 다친 후 어깨나 팔이 아파서 움직이기 힘들면 골절, 탈구의 가능성이 있다.

❷ 어깨, 팔, 손이 저리거나 감각이 떨어질 때내 살 같지 않을 때, 근육이 빠지는마르는 등의 증상이 있으면 신경 손상이나 신경 눌림의 가능성이 있다.

❸ 특별한 일 없이 갑자기 어깨가 불이 나듯이 극심하게 있으면 석회성 건염일 가능성이 있다.

❹ 어깨 통증으로 집에 있는 상비약을 먹으면서 1주 이상 쉬었는데도, 계속 아프거나 불편한 경우, 단순 근육통이 아닐 수 있다.

호미로 막을 일을 가래로 막지 말고, 가급적 증상의 초기에 내원해

조기진단, 조기 치료로 조기 회복하자.

한편, 아래와 같은 2가지 상황이라면, 우선 자가 처치하면서 경과관찰 해볼 수 있다. 그러나 시간이 지나도 좋아지지 않거나, 호전이 더디면 병원에서 정확한 진단을 받아야 한다.

❶ 일시적으로 무리하게 운동하거나 일을 한 후 발생한 어깨 통증으로, 예를 들어 체육대회를 한 후 발생한 통증은 수일에서 1주일 안정하면 좋아질 가능성이 크다.

❷ 큰 외상이 아닌, 어깨를 부딪히거나 삐끗한 후 발생한 중등도 이하의 통증. 이러한 경우는 어깨를 덜 쓰고 안정하고Rest, 얼음찜질을 하며Ice, 환부가 붓지 않도록 붕대나 보호대 등으로 압박Compression과 동시에 팔을 올려놓는다Elevation. 이 4가지 영어단어의 머리글자로 만든 일명 **'RICE'** 요법이다.

여기에 좀 더하면, 예전에 병원에서 받아둔 소염제, 진통제, 근육이완제, 위보호제와 같은 상비약을 먹거나, 약국에서 사 먹어도 된다. 단, 진통소염제의 경우 환자 본인에게 잘 맞지 않는 경우 속이 쓰리거나, 얼굴이 붓는 등의 부작용이 나타날 수 있으므로 주의해야 한다.

어깨 통증 방치하면 우울증에 빠질 수도

외상이나 질환으로 염증이 솟구치며 통증이 심해지는 시기를 급성기라고 한다. 이 시기에는 많이 아프기에 급한 불을 끄는 것이 우선이기에 이에 집중해야 한다. 어깨를 다치면서 발생한 통증을 예로 들면, 넘어지면서 어깨가 바닥에 부딪혀서 발생한 통증에 골절 등이 있으면 수술을 고려할 수도 있겠지만, 그렇지 않은 경우는 보조기를 착용하거나, **급성 통증을 일으키는 인대, 힘줄 등에 염증 치료를 해서 통증을 줄이는 것이 최우선이다.** 그리하여 급성통증과 염증이 가라앉으면 본격적인 재활, 재생 치료를 통해 완전한 어깨로 거듭나면 된다.

그러나 일부 환자는 급한 불이 꺼지면서 큰 통증은 가셨지만, 여전히 작은 통증이 남아 있는, 즉 불씨나 잔불이 남아있는 경우, 이를 대수롭지 않게 생각하거나 바쁜 업무로 인해 마무리 치료가 흐지부지되는 경우가 있다. 이렇게 되면 많이 아픈 건 아니지만, 통증이나 불편함이 계속되는 **만성 통증**이 되어서 고생을 하게 된다. 이런 상황이 계속되면, 예민해지고 짜증이 나며, 심하면 우울증이 오기도 한다.

이렇게 어깨 통증이 만성화되면, 어깨 관절이 약해지면서 근육, 힘줄, 인대와 같은 어깨 주변 구조물들이 변형되어 퇴행성 변화가 일어난다. 이로 인해 또 다른 통증이 생기거나 어깨 관절 움직임에 문제가 생길 수 있다.

그래서 어깨 통증이 발생하면 초기에 염증과 통증을 줄이는 급성기 조치를 잘해서 만성 통증이 되지 않도록 함과 동시에, 재활운동을 배워서 스스로 하고, 재생치료를 잘 받아서 어깨 관절을 정상화하는 노력을 해야 한다.

MRI 찍었더니 회전근개 파열로 진단, 수술받아야 할지?

60대 아주머니가 나를 찾아왔다. 환자분은 일상생활할 때 통증이 좀 있는 정도이지 못 견디게 아프지는 않다고 했다. 환자가 가져온 CD에 담긴 MRI를 보니 극상근 힘줄에 부분파열이 있었다. 내가 보기에 파열된 정도는 50%를 약간 넘어섰기에 수술을 하는 기준에 간신히 맞는 정도였다. 환자 얘기에 따르면, 수술은 전신마취를 하나 어깨를 절개하지 않고 구멍을 몇 개 뚫고 관절 내시경을 넣어서 파열된 힘줄을 봉합하는 것으로 어려운 수술은 아니라고 들었다고 했다.

그러나 환자는 수술 자체가 싫은 데다, 수술 후 6개월 이상 재활운동치료가 필요하다는 말에 완전히 질려 있었다. 더구나 오른손잡이인데, 오른팔을 제대로 못 쓰고 본업인 장사도 못 한다고 생각하니, 6개월을 도저히 감당해낼 자신이 없다고 했다.

이 환자분처럼, 파열된 회전근개 힘줄을 봉합하는 수술기준에는 부합하지만, 여러 여건을 고려해 수술적 치료를 받을지, 비수술적 치료를 받을지에 대한 고민으로 머릿속이 복잡한 상황에 처한 환자가 꽤 많다.

이에 대한 답은 〈PART 6. 회전근개 파열〉에 자세히 설명되어 있으니 참고하시기 바란다. 그리고 수술을 결정하기 전에 대학병원을 포함해서 최소 3명의 의사를 만나서 의견을 들어보길 바란다.

어깨와 날갯죽지가 아픈데, 목경추이 문제라고?

윗물이 맑아야 아랫물이 맑다. 즉, 윗물이 맑지 않으면 아랫물도 맑지 않다. 예를 들어, 목 디스크로 신경이 눌린다면, 그 아래 영향권에 있는 승모근, 어깨, 날갯죽지의 통증이나 팔로 뻗치는 날카로운 방사통이 있을 수 있다. 또한, 목뼈 사이에 있는 관절후관절에 염증이 있어도 날갯죽지나 어깨에 통증이 생길 수 있다.

어깨나 날갯죽지가 아플 때 목 디스크 등의 문제 유무를 확인하기 위한 자가 테스트 방법이 있다. 목을 뒤로 젖히는 등, 목을 움직일 때 어깨나 날갯죽지에 통증이 발생하면, 목에 문제가 있을 가능성이 있다. 그러나 항상 그런 것은 아니다. 실제로 어깨 견갑골과 그 주위를 둘러싸고 있는 승모근, 견갑거근, 대능형근, 소능형근 등에 문제가 있거나, 어깨 주변 신경이 눌릴 때도 어깨와 날갯죽지에 통증이 있을 수 있으니 참고하시기 바란다.

물론, 동시에 두 부위에 문제가 있을 수도 있다. 즉, **목 디스크나 경추 후관절의 문제**와 함께 **어깨, 날갯죽지 부위의 근육이나 신경 문제**가 함께 있을 수도 있다.

그림 1.8은 뒤에서 본 뒤통수, 목과 등의 모습이다. 이 그림은 목뼈의 관절후관절에 문제가 있을 때 통증이 나타나는 부위를 표시한 것이다. 목뼈에 문제가 있을 때, 뒤통수부터 날갯죽지까지 아플 수 있음을 명심하자. 목뼈의 문제가 단순히 뒷목 통증만을 일으키는 것이 아니다. 목뼈는 총 7개가 있다. C2–3의 의미는 2번과 3번 목뼈가 이루는 관절에 문제가 있을 때, 통증을 일으키는 부위는 뒤통수 좌측 상단의 파란색 부분이다. C6–7목뼈 6번과 7번 사이 관절에 문제가 있으면, 좌측 하단의 남색 날갯죽지 부위에 통증이 생길 수 있다는 뜻이다.

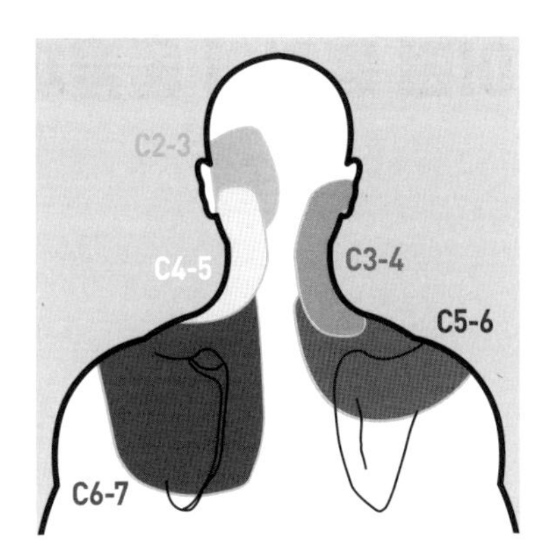

그림 1.8 뒤에서 본 뒤통수, 목과 등의 모습

어깨 통증 환자, 어떤 병원이 좋을까?

어깨가 아파서 병원을 가기로 했다면 어떤 병원을 갈까? 동네병원, 전문병원, 대학병원의 순서로 말씀드리겠다. 물론, 좋은 한의원, 한방병원도 있으나 필자가 잘 모르기에, 여기서는 내가 근무하면서 경험하고 느꼈던 부분을 설명하겠다.

먼저 동네병원이다. 정확히 얘기하면, 동네의원으로 1차 의료기관이다. 글자 그대로 많이 아픈 게 아니라면, 편리하게 이용할 수 있는 곳이다. 그래서 어깨가 아파서 병원 가야 할 필요를 느낄 때 가장 먼저 가게 되는 곳이다.

물리치료나 약을 처방받는 것은 물론, 엑스레이, 초음파 검사 정도와 같은 웬만한 기본적인 진료는 가능하다. 집 근처에 늘 가던 곳이라면 의사, 간호사, 물리치료사, 원무과 직원 등 대부분의 직원들과 친한 경우가 많아서, 가족 안부도 묻는 등 마음 편히 갈 수 있는 곳이다. 또한, 환자 본인에 대한 기본적인 정보 및 예전에 진료받았던 기록이 있으니,

내원하더라도 본론만 얘기하면 된다. 오가는 시간도 덜 걸리고 통원하기도 편하다. 한 곳에서 오래 진료하고 어깨 분야에 전문성이 있는 곳이라면 좀 더 믿을 만하다.

다음은 어깨 관절 전문병원이다. 2차 의료기관이다. 이곳은 예약이 대학병원보다 쉬운 편이고 진료, 진단은 물론, 치료도 당일 시술 또는 수술까지도 되는 등 원스톱 진료가 가능한 부분도 있기에, 환자가 이용하기에 대학병원보다 편리하며, 수술도 대학병원 못지않게 잘하는 곳도 많다. 특히, 환자의 통증을 줄이는데 특화된 시술을 잘하는 편이다.

반면, 대표원장처럼 오랫동안 진료하고 있는 의사면 믿고 갈 수 있는데, 아무래도 페이닥터가 많다 보니, 의사가 바뀔 가능성이 있기에 이를 고려해야 한다.

마지막으로 종합병원을 포함한 대학병원이다. 주로 3차 의료기관이다. 진료는 물론, 다른 과와의 협의진료도 잘 되는 등 거의 모든 것이 다 된다. 그러나 주로 중증환자의 시술이나 수술을 주로 하는 곳이기에 예약, 진료, 검사, 치료까지 시간이 꽤 걸리는 단점이 있다. 어깨 통증 환자는 시초를 다투는 응급상황이 거의 없으니 기다릴 수는 있지만, 진료받기까지 기다리는 경우가 많아서 심적으로 부담이 된다.

또한 대학병원 특성상 중증환자 위주로 진료를 하기에, 경증이나 중등도의 어깨 통증 환자에게는 별 도움이 안 될 수도 있다. 환자는 계속 아파서 원인을 찾으러 갔는데, 검사 결과는 큰 문제가 아니라 하니 안심은 되는데, 환자 취급(?)을 제대로 못 받았다며 서운함을 느꼈다는 분도 있다. 이런 경우에는 자료진료기록, 검사 결과지, 엑스레이, MRI 등의 영상자료 등를 가지고 동네병원에서 마무리 치료를 받으면 된다. 그리고 다른 병원에서 어깨 수술을 권유받은 환자라면 수술적 치료에 대한 교수님의 의견을 들어볼 필요는 있다.

어깨 통증 환자의 효율적인 병원 이용법 8가지

어깨 통증으로 고생하는 환자가 병원을 효율적으로 이용하기 위해 알아두면 좋을 내용을 설명하겠다. 필자의 클리닉을 예로 들어 설명하겠다. 아마 다른 병원들도 비슷하리라.

① 예약하자. 기다림을 줄일 수 있다.

② 모바일 건강보험증을 다운받은 후 내원하자(어렵지 않다).

2024년 5월 20일부터 시행된 '본인확인 강화 제도'로 병원에 내원할 때, 본인임을 증명할 수 있는 신분증을 지참해야 하는데, 가장 편리한 것이 '모바일 건강보험증'을 활용하는 것이다.

본인 명의의 스마트폰에 '모바일 건강보험증'을 다운받아서 오면, 병원에 설치된 QR코드 스캔 한 번으로 진료접수 등록이 완료된다. 이름, 주민등록번호 등과 같은 인적사항은 말할 필요 없이 진료 접수가 간단하게 된다. 모바일 건강보험증을 다운로드 받는 것이 어려운 분은, 본인 명의의 스마트폰을 가져오시면 직원들이 도와드릴 수 있으니 참고하시면 된다.

모바일 건강보험증이 없으면, 환자 본인의 신분증을 확인하고 스캔해 보관하는 등의 절차가 필요하므로, 시간이 걸리는 등 다소 번거로울 수 있으므로 '모바일 건강보험증'을 적극 활용하자. 이것은 다른 병원에서도 편리하게 이용할 수 있으니 참고하시기 바란다.

③ 진료받기 좋은 복장으로 내원하라.

어깨 통증으로 내원한다면, 쉽게 벗을 수 있는 옷이 좋다. 어떤 센스 있는 환자는 겉옷 안에 민소매 옷을 입고 오시기도 한다. 물론, 검사나 주사, 시술 등을 할 때는, 상황에 따라서 병원에서 제공하는 가운을 입어야 할 때도 있다.

④ 다른 병원 자료진단서, 소견서, 혈액검사, X-ray, CT, MRI 등의 영상가 있으면 접수할 때 제출하자.

특히, 영상 CD의 경우 접수할 때 미리 등록해 놓아야 진료할 때 의료진이 참고할 수 있다.

⑤ 첫 방문 또는 오랜만에 방문 시 상담할 때 얘기해야 할 것들

- 처음 또는 오랜만에 내원한 환자는 상담실에서 환자 본인의 불편한 증상 등을 적은 메모지를 상담 담당자에게 제출하면 그 자료를 바탕으로 구체적이고 매끄러운 상담과 소통이 될 수 있다.

그림 1.9는 처음 또는 오랜만에 내원하여, 상담실에서 병력과 환자 개인의 특징에 대해 상담과 소통하는 모습이다.

- 통증의 원인, 즉, 외상 유무를 확실히 해놓아야 한다. 다친 것인

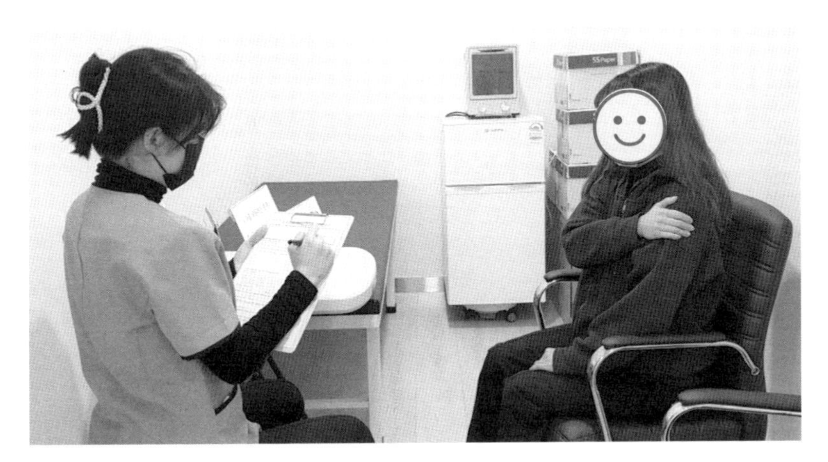

그림 1.9 상담하는 모습

지, 아니면 서서히 발생한 것인지를 정확히 해야 한다. 다쳤다면 시간, 장소, 상황 등을 명확히 하자. 나중에 개인적으로 가입한 보험(예. 실손보험 등) 회사에 청구할 때도 외상 유무는 매우 중요할 수 있다. 그리고 한 번 작성된 의료기록은 변경이 불가능하기 때문에 처음부터 정확하게 해놓아야 뒤탈이 없다.

- 어깨 통증이 언제 시작되었고 더 아파진 것은 언제부터인지?
- 통증의 양상(쑤심, 욱신거림, 저림 등), 밤낮의 차이, 가만히 있어도 아픈지?
- 통증 유발 요인은? 즉, 어떨 때 아픈지? 옷을 입거나 벗을 때, 아픈 어깨로 옆으로 누울 때 등.

진료에 도움되길 바랍니다.
현재 증상 : 오른쪽 어깨가 올리고 벌릴때
옆으로 누울때. 팔을 뒤로 뻗을때 많이 아픕니다
경과 : 작년 2월부터 오른쪽 아프기시작. 집근처 정형외과에서
오십견 진단. 주사 2번 맞고 좀 나았는데 다시 아픕니다
그 이후 미국. 한국에서 스테로이드, 연골주사, DNA 주사
맞았는데 역시 좀 낫다가 다시아픕니다.
아파서 스트레칭도 힘듭니다. 밤에 아파서 깨곤합니다
질문 : 오십견이 맞는지? 회전근개 파열은 아닌지?
나을수 있는지? 답답합니다.

그림 1.10 환자의 메모

그림 1.10은 타 병원에서 오십견으로 진단, 치료받고 필자의 클리닉에 내원한 환자가 본인의 현재 증상, 경과, 질문을 기록한 것이다. 이렇게 적어보면 자신의 통증이나 치료받은 내용을 정리하는 기회가 되니, 병원 가기 전에 한번 적어보시기 바란다. 위 메모는 환자의 동의를 받아서 사용했다.

⑥ 이어서 대기실에서 어깨 통증 환자를 위한 동영상을 시청 후, 나를 만나서 소통하면서 진찰을 받으면 된다.

⑦ 진찰에 이어 엑스레이, 초음파 등의 검사를 받고 결과에 대한 설명과 함께 앞으로 치료계획에 대한 설명을 듣고 질문과 답변 시간을 갖는다.

⑧ 뒤이어 치료실로 이동하여 치료를 받은 후 오늘 진료받은 내용 및 주의사항을 듣고, 다음 진료에 대한 계획을 듣고 진료예약을 하고 귀가한다.

지금까지 어깨 관절의 모양, 기능을 그림과 함께 설명했고 어깨 통증을 일으키는 흔한 질환도 소개했으며, 어깨 통증에 관하여 알아두면 좋

을 내용을 설명했고, 어깨 아픈 환자가 어떤 병원을 갈지, 효과적으로 병원을 이용하는 요령에 대해서도 설명했다.

어깨 통증에 대한 전반적인 체계와 흐름을 알았으니, 평소 자세와 밀접한 연관이 있고 어깨 관절과 그 주변에 통증을 일으키는 질환인 PART 2 '어깨 근막통증 증후군'으로 가자.

참고문헌

1. 박성진, 《우리가 몰랐던 어깨 통증 치료의 놀라운 기적》, 초판, 서울, 중앙생활사, 2018, p21~41.
2. 박성진, 《하룻밤에 끝내는 어깨 통증 완치법》, 초판, 서울, 한솔의학, 2019, p.12~28.
3. Bakhsh W, Nicandri G., 〈Anatomy and Physical Examination of the Shoulder〉, 《Sports Med Arthrosc Rev》, 2018, Sep;26(3):e10~e22.
4. Boon J, de Beer M, Botha D, et al., 〈The anatomy of the subscapularis tendon insertion as applied to rotator cuff repair〉, 《J Shoulder Elbow Surg》, 2004;13:165~169.
5. Cools A, Dewitte V, Lanszweert F, et al., 〈Rehabilitation of scapular muscle balance〉, 《Am J Sports Med》. 2007;35:1744
6. Cotter EJ, Hannon CP, Christian D, et al., 〈Comprehensive examination of the Athlete's shoulder〉, 《Sports Health》, 2018.
7. Marieb EN, Hoehn K. In: Marieb EN, Hoehn K, eds., 〈Chapter 8〉, 《Joints Anatomy and Physiology》, 3rd ed. Philadelphia, Pearson Benjamin Cummings, 2007:239~240.
8. Moore K, Dalley AF., 《Clinically Oriented Anatomy》, 4th ed. New York, NY, Lippincott Williams & Wilkins, 1999.

PART 2

어깨 근막통증 증후군

"MRI는 정상이라는데
왜 아픈 거죠?"

현대인들의 자세가 무너지고 있다

현대인들의 상당수가 좋지 않은 자세로 컴퓨터 모니터를 보면서 업무에 몰두하거나 장시간 스마트폰으로 동영상을 시청하고 있다. 이로 인해, 자세가 무너지면서 척추와 관절에 무리가 되어 뼈와 관절은 물론, 근육, 힘줄, 인대. 신경, 혈관에도 문제가 생긴다. 그래서 많은 현대인들은 목과 어깨 근육이 계속 뭉치고 아픈 **'근막통증 증후군'**에 시달리면서 편할 날이 없는 지경이 되었다. 2명의 사례를 보자.

30대 후반의 공인중개사 김 씨

김 씨는 사무실에서 손님과 상담도 하지만, 그 외에 많은 시간은 부동산 정보를 조회, 수집, 정리한다. 본의 아니게 구부정한 자세에서 컴퓨터와 씨름하느라 목부터 허리까지 척추가 아프고 쑤시며, 양쪽 어깨 부위, 승모근이 자주 뭉치고 결려서 주무르고 두들기며 이따금 마사지를 받아도 잠시 나을 뿐 또다시 그대로였다. 때로는 손이 저리기도 하고 심할 때는 뒤통수가 아플 때도 있다고 한다.

척추와 어깨 관절 통증은 다치거나 디스크가 터져서 통증이 심하여 당장 치료를 받아야 하는 급성질환도 있지만, 대부분은 김 씨처럼 오랫동안 서서히 진행되고 중간 강도의 통증이 계속되는 경우가 많다. 그래서 환자도 어느 정도 통증에 적응해 견딜 정도는 되지만, 편치 않은 만성 통증으로 고생하는 분들이 많다. 그 대표적인 질환 중 하나가 바로 근막통증 증후군으로, 바르지 못한 자세가 오랫동안 계속되면 발생할 가능성이 크다.

김 씨처럼 컴퓨터 모니터나, 노트북을 좋지 않은 자세로 보고 있으면 불편할 수밖에 없다. 그림 2.1을 보라. 특히, 사진에서처럼 노트북을 책상에 놓고 사용하면 등이 심하게 굽게 된다. 등이 구부정한 새우등과 목을 앞으로 내민 전형적인 자라목이다. 이런 자세를 보고 있는 것만으로도 몸과 마음도 찌뿌둥할 지경이다. 이런 자세가 오랜 기간 반복되면 목, 등, 허리의 척추가 아프고 어깨가 결리는 등 통증이 생길 수밖에 없

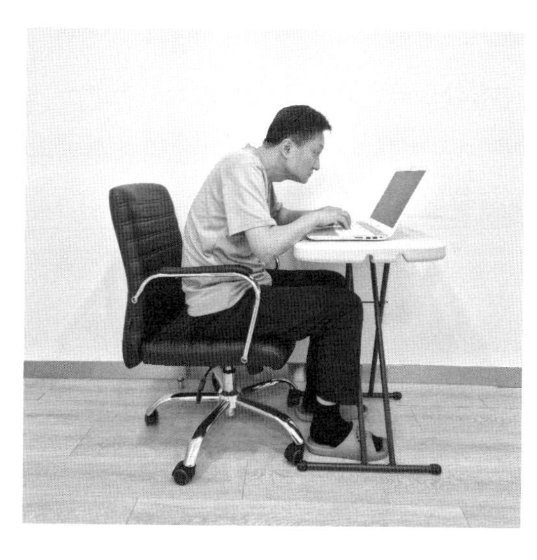

그림 2.1
구부정한 자세로 컴퓨터 작업하는 모습

다. 해결책으로는 노트북 아래에 책이나 상자를 놓아서 노트북의 높이를 올리면, 굽은 새우등은 펴지고 앞으로 나갔던 자라목은 뒤로 돌아오며 바른 자세가 될 것이다.

40대 중반의 프로그램 개발자 최 씨

최 씨는 아침에 일어나려고 고개를 들려는 순간 비명을 지르고 말았다. 목을 움직이기 힘들 정도로 통증이 심했다. 그래서 양손으로 머리를 붙들고 겨우 일어나서 세면은 하는 둥 마는 둥 하고 필자를 찾아왔다.

'어제 저녁까지는 멀쩡했는데, 오늘 아침에 갑자기 이렇게 아플 수 있냐?'면서 황당해했다. 좀 더 자세히 물어보니 이런 일이 처음은 아니라고 했다. 그렇다. 알고도 당하는 상황이다. 최 씨에게 왜 이런 일이 일어났을까?

너무 아파하는 최 씨는 필자가 진찰하려고 목을 만질 때도 몹시 부담스러워했다. 그래도 필자는 최대한 부드럽게 목 진찰을 마치고 엑스레이 처방을 했다. 최 씨는 엑스레이실로 걸어갈 때도 혹시나 목에 충격이 갈까 봐 목을 붙잡고 매우 천천히 살금살금 걸을 정도였다.

최 씨의 경추목뼈 엑스레이 사진은 바로 그림 2.2의 좌측 사진이다. 최 씨의 경추목뼈 엑스레이 사진으로 옆에서 본 모습이다. 전형적인 일자목직선 형태의 목이다. 일자목은 일종의 결과물로서 목 주위의 근육이 뻣뻣해지고 굳거나 목 주위 신경이 눌려서 생기는 것으로 추정된다. 우측 사진은 다른 사람의 정상 경추 엑스레이 사진으로 옆에서 본 모습이다. 엑스레이 사진에서 정상적인 목뼈는 앞으로 볼록한 알파벳 'C' 자의 모양을 하고 있다.

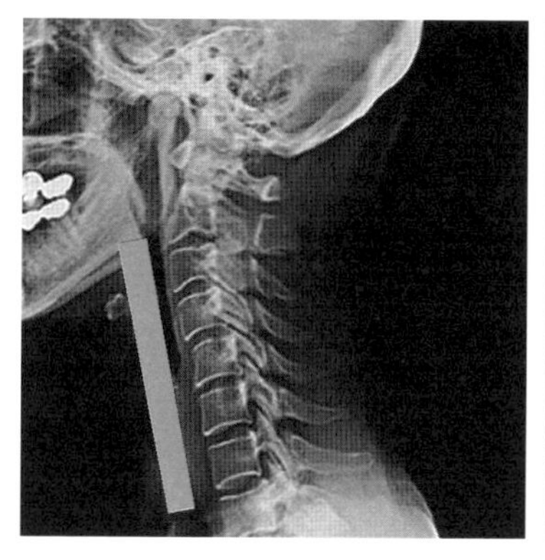
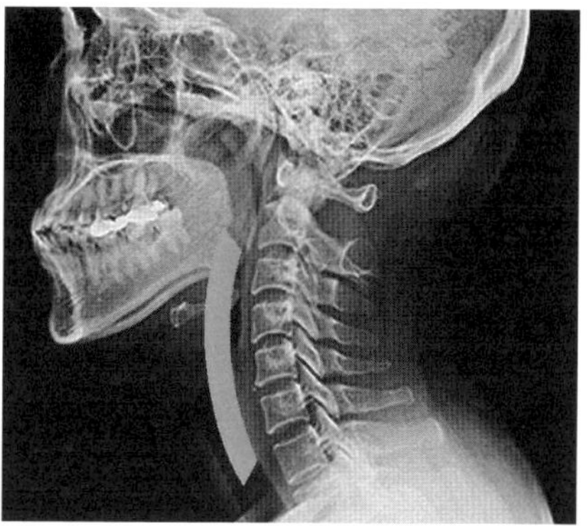

그림 2.2 좌측 사진은 최 씨의 경추(목뼈) 엑스레이 사진으로 전형적인 일자목이다. 우측 사진은 다른 사람의 정상 경추 사진으로 알파벳 'C'자 모양이다.

최 씨는 근막통증 증후군으로 진단되었다. 다행히 목에서 내려오는 신경이 눌리는 디스크는 아니었다. 그래도 극심한 통증으로 목을 움직이기 힘들었기에, 필자는 근막통 유발점 주사 자극치료TPI, Trigger Point Injection와 함께 목과 어깨 주위의 신경을 풀어주는 신경차단술을 했다.

그제야 목을 편하게 움직일 수 있게 된 최 씨에게 이러한 통증에 대한 재발 방지대책으로, 혼자서 짬짬이 하는 바른 자세 재활 연습법을 알려주었다. 비유적으로 표현하자면, '물고기 잡는 법'을 알려주는 것이다. 그래서 나는 환자에게 '혼자서 하는 바른 자세 재활 연습법'은 곧 '물고기 잡는 법'이라고 매일 부르짖는다. 이 연습법으로 관리를 잘하면 한결 부드럽고 건강한 목을 갖게 될 것이다.

바른 자세 재활 연습법

바른 자세 재활 연습법을 설명하겠다. 그림 2.3을 보라. 얼굴을 45° 위로 든 채, 턱을 뒤로 당기면 목이 편해진다. 엉덩이를 뒤로 뾰족하게 하고 등과 허리를 펴서 뒤로 젖히면 요추허리 척추뼈가 앞으로 볼록하게 되어 허리에 안정감이 생긴다. 멕킨지 운동 자세와 비슷하다. 이렇게 하면 목과 허리에 좋은 자세가 된다. 이어서 양쪽 손가락을 가볍게 쥐고 팔꿈치를 구부리면서 뒤로 젖히면, 양쪽 날갯죽지뼈견갑골가 가운데로 모여지면서 어깨와 그 주변 근육, 힘줄이 강화되고 견갑골이 안정화 된다. 덤으로 무릎을 약간 구부려서 유지하는 미니 스쿼트Mini-squat 자세가 되

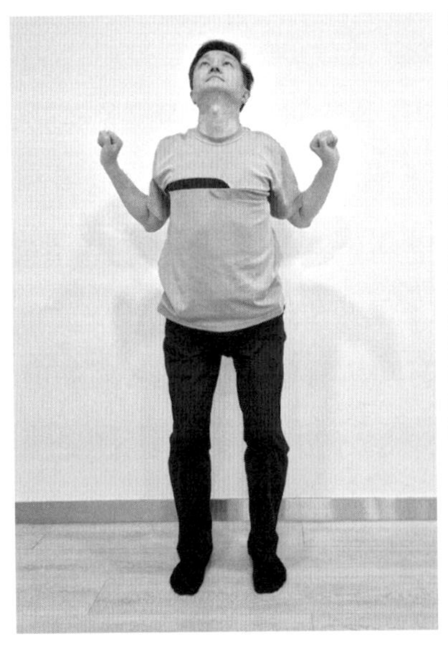

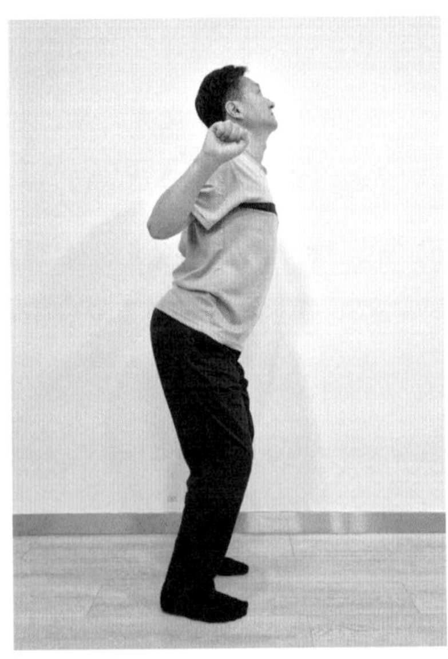

그림 2.3 혼자서 하는 '바른 자세 재활 연습법'으로 좌측 사진은 앞에서 본 모습이고 우측 사진은 옆에서 본 모습이다.

니, 허벅지 근육의 강화에도 도움이 된다.

물론, 앉아서 업무를 보는 분이라면, 앉아서 상체 연습만 해도 된다. 자세 하나로 얻을 수 있는 장점이 많으니 수시로 하기 바란다. 필자는 진료할 때, 특별한 상황이 없는 한, 이 자세를 남녀노소 누구에게나 알려드리고 자주 하시라고 요구한다. 돈 한 푼 안 드는 '바른 자세 재활 연습법'을 생활화해보자.

근막통증 증후군, 도대체 왜?

근막통증 증후군Myofascial pain syndrome은 근육통과 함께 근육 속에 있는 근막통증 유발점Myofascial trigger point을 누르거나 주사할 때 통증과 함께 근육이 움찔움찔하는 경련이 발생하기도 하고, 관절운동 범위의 제한, 뻣뻣함, 근력 약화 등의 여러 가지 증상을 유발하는 증후군이다.

근막통증 증후군으로 진단하는 데 중요한 것이 바로 **근막통증 유발점**Myofascial trigger point이다. 이것은 척추와 관절 주변에 있는 근육 또는 근막에 덩어리가 만져지는 단단한 띠긴장성 띠, taut band로서, 근육이나 근막을 누를 때 깜짝 놀랄 정도로 통증이 발생하는 부위다. 근막통증 유발점은 근막통증 증후군의 주된 원인이고, 머리와 경추에 만성 통증이 있는 환자의 약 54%에서 나타난다고 한다.

내가 진료실에서 만나는 환자 중 '근육이 딱딱하게 뭉치고 굳어서 아프고, 쑤시고 결린다'라고 호소하는 환자는 근막통증 증후군을 강력히 의심해, 근막통증 유발점을 하나씩 찾은 후 치료한다. 꼼꼼하게 찾아야 하기에 쉽진 않지만, 치료 후 뭉친 근육이 풀리면서 한결 편해진 환자가 웃으면서 고맙다는 말을 건넬 때는 뿌듯함을 느낀다.

이 질환은 죽느냐 사느냐 하는 심각한 질환은 아니지만, 삶의 질Quality of Life에 큰 영향을 미치기에 결코 가볍게만 볼 수 없다.

근막통증 증후군의 원인

근막통증 증후군의 정확한 원인은 명확하게 밝혀지지 않았지만, 발생 가능한 원인은 대략 아래 5가지 정도다. 이 중에서 특별한 일 없이 아프다면, 첫 번째와 두 번째의 경우가 대부분이다.

1. 오랫동안 좋지 않은 자세가 유지되는 경우
2. 직업상 같은 일을 반복하여 특정 근육에 무리가 되는 경우
3. 척추와 팔과 다리를 다치거나 삐끗하는 염좌 등의 외상이 반복되는 경우
4. 척추나 관절 수술 후 수술 흉터가 있는 경우
5. 수술 후 근육이 긴장될 경우

우리 몸에서 근막통증 증후군은 어느 근육이든지 생길 수 있다. 학자 피셔Fischer는 통각계눌러서 통증을 일으키는 압력을 측정하는 장비로 8개 근육상부 승모근, 대흉근, 견갑거근, 대원근, 극상근, 중둔근, 극하근, 척추주위 근육를 누를 때, 가장 민감한 근육이 바로 상부 승모근upper trapezius이라고 했다. 그래서 근막통증 증후군으로 가장 많이 고통받는 부위는, 아마 상부 승모근일 것이다.

상부 승모근의 위치는, 우리가 흔히 양쪽 어깨를 가리키며 '곰 세 마리가 앉아 있다'라고 하는 부위다. 자세한 위치는 뒤통수와 어깨 사이에 있고, 손으로 목을 씻을 때 문지르는 부분이 상부 승모근의 대략적인 중간지점이라고 보면 되겠다. 한 연구에서도, 상부 승모근은 구조적으로 이상이 없는 만성적인 경추 통증 환자에서 근막통증 증후군을 일으키는 주된 근육으로 알려졌다.

그림 2.4는 구부정한 자세에서 노트북으로 작업하다가 뭉치고 결려오는 상부 승모근을 붙잡고 주무르는 모습이다.

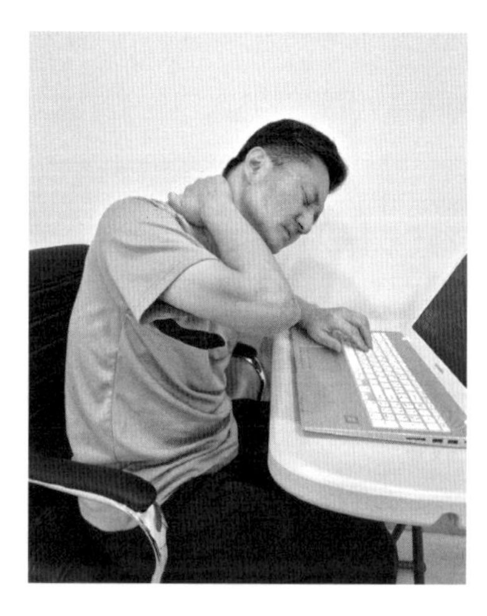

그림 2.4 뭉치고 결려오는 상부 승모근

나쁜 자세가 주범, 다친 적 없이 결리고 아프다

청년, 중년 여성에서 흔하다. 머리, 목, 어깨, 허리 부위에 잘 생기는데, 특히, 상부 승모근에 많이 생긴다고 한다. 환자들도 목과 어깨 사이인 상부 승모근이 너무 뭉친 나머지 돌덩이처럼 딱딱해졌다는 말을 수시로 한다.

매일 힘든 일을 하는 사람에게도 생기지만, 평일에 사무실에서 일하고 주말에 골프, 축구, 테니스, 배드민턴과 같이 순간적인 폭발력을 요구하는 운동을 하는 사람에게 더 많다고 한다. 즉, 평소에 잘 안 쓰던 근육을 많이 쓰면 생기는 경향이 있다. 체육대회를 한 후에도 심심찮게 생긴다. 프릭턴Fricton 등의 학자들은 통증 환자의 31%에서 근막통증 증후군이 있다고 보고했을 정도로 흔한 질환이다.

근막통증 증후군을 유발하는 바람직하지 못한 자세

근막통증 증후군을 유발하는 바람직하지 못한 자세로는 일자목, 거북목, 자라목, 새우등, 라운드 숄더rounded shoulder, 앞으로 둥글게 말린 어깨 등이 있으니 바른 자세의 생활화가 매우 중요하다. 아마 여러분들 중에도 상당수가 목과, 어깨, 날갯죽지가 결리는 분이 있을 것이다.

그림 2.5를 보라. 많이 본 듯한 모습이지 않은가? 그렇다. 오귀스트 로댕의 〈생각하는 사람〉과 닮았다. 이 자세를 분석해 보면, 목은 앞으로 쭉 빠진 자라목, 손으로 턱을 받치고 있고, 어깨는 앞으로 둥글게 말린 라운드 숄더rounded shoulder, 등은 굽어서 마치 새우등과 같으며, 심지어 다리까지 꼬고 앉아 있는 전형적인 비대칭, 불균형 자세다. 이런 자세를 오랫동안 한다면, 아마 몸의 여러 곳이 근막통증 증후군으로 아플 가능성이 커진다. 깊은 생각에 잠기더라도 바른 자세로 하면 어떨까?

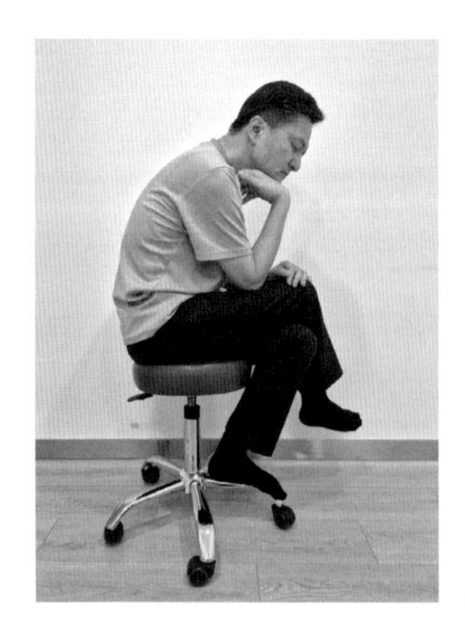

그림 2.5 로댕의 〈생각하는 사람〉을 흉내 낸 모습

그림 2.5는 우리가 잘 아는 오귀스트 로댕의 〈생각하는 사람〉을 내가 흉내 낸 모습이다. 무슨 생각을 하는지 알 수는 없지만, 깊은 생각에 잠겨있는 듯한 모습이다. 작품의 예술적 가치는 높을지 모르나, 재활의학과 의사가 바라보는 척추와 관절의 바른 자세와는 거리가 멀다.

근막통증 증후군의 특징

어깨와 목 주변에 생기는 근막통증 증후군은 특별히 다친 적도 없는데, 결리고 뭉치는 느낌이 들거나 아픈 게 특징이다. 주로 목, 허리와 같은 척추와 팔, 다리의 관절 운동 범위가 줄어들고 근력이 약해지거나 근육의 여러 군데가 아프다. 우리 몸의 자세를 유지하는 근육인 목, 어깨, 골반 근육들이 결리고 뭉치는 느낌으로 개운치 않다.

일종의 비특이적인 통증이다. 특이적인 통증은 진찰이나 엑스레이, MRI와 같은 영상 검사에서 뚜렷한 구조적 이상이 있는 부위가 아플 때다. 대표적인 것이 골절이다. 예를 들면, 손가락이 문에 낀 후 발생한 골절이라면, 골절 부위와 손가락이 아픈 부위가 일치한다. 전형적인 특이적 통증이다. 그러면 비특이적인 통증은 원인이 모호하거나, 여러 가지 원인이 복합적인 경우가 많다. 근막통증 증후군이 대표적이다.

근막통증 증후군은 활동성과 잠재성으로 나눌 수 있는데, **활동성**은 가만히 있거나 움직일 때 통증이 발생하는 반면, **잠재성**은 근육을 누를 때만 통증이 발생하는 특징이 있다.

주로 어깨 근막통증 증후군은 어깨, 목, 등, 날갯죽지 부위에 중간 강도의 통증이 넓게 퍼지고 만성통증인 경우가 많다. 이렇게 실체가 모호한 비특이적인 통증은, 구름 잡는 느낌으로 비칠 수 있으나 우리 삶 속에 깊숙이 들어와 있다. 그래서 일상생활이나 일을 할 때는 물론, 기분, 컨디션에도 상당한 영향을 미치고 있기에, 어깨 근막통증 증후군은 예방과 함께 초기부터 꾸준한 관리가 필요하다.

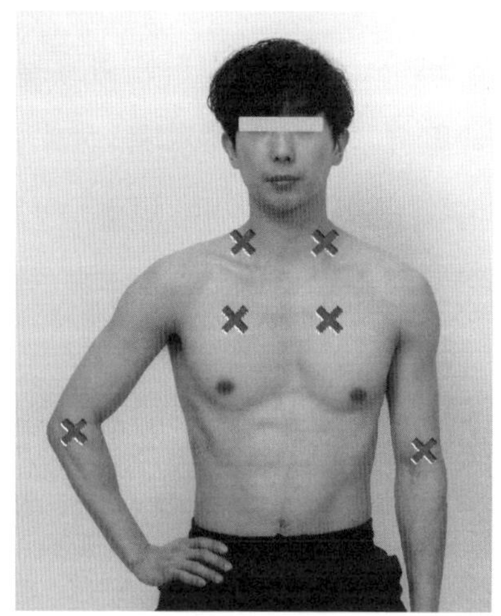

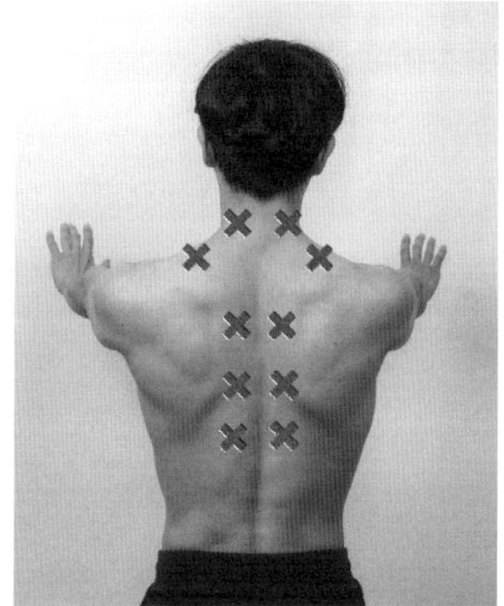

그림 2.6 근막통증 증후군이 잘 생기는 부위

그림 2.6은 상체의 앞모습과 뒷모습이다. 근막통증 증후군이 잘 생기는 부위를 파란색으로 표시했다.

MRI보다 손가락이 낫다, 유사품에 주의하자

과녁 없는 명중은 없다. 정확한 진단이 안 되면 치료가 제대로 되기 어렵다. 정확한 진단은 어느 질환에서나 매우 중요하다.

척추와 관절 질환과 달리 근막통증 증후군은 엑스레이, CT, MRI, 혈액 검사로 진단할 수 없다. 그러나 표면 근전도, 침 근전도가 도움이 될 수도 있고, 통각계algometery와 체열 영상 진단기thermography를 이용해 진단할 수도 있다. 가장 정확한 진단법은 의사와 환자가 대화하면서 환부를 하나씩 확인해가면서 찾는 전통적인 진찰법이므로, 소통이 무엇보다 중요함을 의사와 환자 모두 명심하고 적극적으로 소통하자. 혼자서도 결리는 부위를 손가락으로 꾹꾹 눌러서 찾아볼 수 있으니 한 번 해보시기 바란다.

근막통증 증후군의 진단법

근막통증 증후군의 진단은 대개 아래와 같이 한다.

❶ 통증의 양상에 대해 환자와 의사가 서로 묻고 답하는 소통형 문진

❷ 통증을 유발하거나 악화시킬 수 있는 평소 자세나 습관을 찾아내고 통증 부위를 확인

❸ 신경학적 검사, 관절 운동범위 검사, 근력 검사, 근육이 마른 부위가 있는지, 그 정도는 어떤지 확인

❹ 근막통증 유발점Myofascial trigger point 찾기

- 환자가 아파하거나 불편해하는 부위의 근육들을 눌러서 아픈 부위를 찾는다.
- 이어서 그 주변 근육을 부드럽게 누를 때 단단한 띠taut band 같은 덩어리가 만져진다면, 바로 앞에서 설명한 근막통증 유발점Myofascial trigger point이다. 이렇게 하나씩 찾아가면서 진단해야 하는 꽤 수고스러운 과정이다.

근막통증 유발점이 활성화되면 근육이 뻣뻣하게 굳거나, 관절 운동범위가 줄어들거나, 근력이 약해지기도 한다. 근력 약화는 약해진 근육을 보호하는 일종의 방어시스템이라고도 한다. 즉, 통증이 발생하기 전까지만 근력을 사용하게끔 만드는 것이다. 예를 들면, 언젠가부터 손에 힘이 없어서 병뚜껑을 잘 못 따는 경우, 병뚜껑을 따는 근육을 보호하기 위해 근력을 줄여놓는 것이다. 마치 전력 사용량이 순간적으로 급증

하면 화재 예방 등을 위해 차단기가 작동하는 것과 비슷하다.

그래서 근막통증 유발점이 잘 치료되면, 근육과 근막의 긴장이 풀리면서 관절운동 범위와 근력이 정상으로 회복된다. 힘이 없어서 못 따던 병뚜껑을 잘 딸 수 있게 된다.

비슷하게 보이나 구분해서 치료해야 하는 질환들

'유사품에 주의하세요~'는 제품 광고 영상에서 익히 보고 들은 말이다. 이 말은 근막통증 증후군의 진단에도 적용할 수 있다. 근막통증 증후군과 비슷하게 보이나 실제로는 완전히 달라서 감별해야 하는 질환들이 있다. 질환 자체가 다르므로 정확하게 진단해 그에 맞는 적절한 치료를 받아야 하므로 매우 중요하다.

대표적인 한 가지가 섬유근육통fibromyalgia으로, 온몸이 아프고 피로하며 불면증까지 동반하는 고약한 질환이다. 이 질환은 근육을 누르는 부위만 아플 뿐, 통증이 주위로 퍼져 나가는 연관통referred pain이 없는 점이 근막통증 증후군과의 차이점이다. 그 밖에도 디스크와 같은 척추 질환들과 관절 기능장애를 유발하는 관절 질환과도 감별이 필요하다.

연관통referred pain

통증의 원인 부위와 통증을 느끼는 부위가 다르다. 예를 들면, 경추목뼈 후관절에 염증이 있을 때, 등이나 날갯죽지에 통증을 느끼는 경우다. 이런 경우, 날갯죽지가 아닌 경추를 치료해야 문제가 해결된다. 발전소에 문제가 있어서 전구가 켜지지 않는데, 전구만 갈아 끼우는 실수를 하면 안 된다. 정확한 진단은 항상 중요하다.

근막통증 증후군의 7가지 치료법

근막통증 증후군은 근육과 근막이 굳고 길이가 짧아져서, 마치 꽉 끼는 청바지를 입은 것처럼 땡기고 걸리적거리는 것과 비슷한 상황이다. 그래서 치료 목표는 근육과 근막이 탄력성을 회복해 마치 부드러운 고무줄 바지를 입은 것처럼 편안하게 만드는 것으로 비유할 수 있다.

7가지 치료법으로는 ① 예방 및 재발방지대책, ② 약물치료, ③ 온열, 전기, 물리치료, ④ 냉각 스프레이 분사법 및 수동적 근육 스트레칭, ⑤ 도수치료Manual Therapy, ⑥ TPITrigger Point Injection, 근막통 유발점 주사 자극치료, ⑦ 체외충격파 치료Extracorporeal Shock Wave Therapy, ESWT가 있고, 그 밖에도 마사지, 지압 요법, 고주파 치료, 보톡스 주사치료Botulinum Toxin Injection가 있다.

근막통증 증후군의 치료법

이제 근막통증 증후군의 치료법들을 하나씩 설명하겠다.

예방 및 재발방지대책

어깨와 그 주변 근육을 만성적으로 무리하게 사용하지 말고, 가랑비에 옷 젖듯이 망가지지 않도록 하는 것이 가장 먼저 해야 할 예방임을 명심하자. 근막통증 증후군이 잘 치료되어 통증이 사라지고 관절 운동범위가 정상화된 후에는 재발 방지를 위해, 바른 자세를 생활화하고 근육에 무리가 되는 동작이나 스트레스를 피하며, 뭉치고 길이가 짧아진 근육은 스트레칭으로 풀어주고, 약해진 근육은 강화하면 된다.

약물치료

만성적인 어깨 통증 환자의 약물치료에는 비스테로이드성 진통소염제, 근육 이완제 등을 기본적으로 사용하고, 상황에 따라서 항우울제, 신경이완제, 수면제 등을 사용하기도 한다. 약물치료만 하는 경우는 거의 없고, 대부분 다른 치료법들과 병행한다. 특히, 진통소염제는 통증의 초기나 염증을 줄이기 위해 복용한다. 진통만 하는 것이 아닌 소염 효과도 있는 치료제다. 단순히 아픈 것을 감추는 진통제만이 아님을 명심하자.

물리치료

동네병원 물리치료실에서 흔히 받는 치료들이다. 증상이 생긴 지 얼마 안 된 급성통증 유발점은 물리치료가 도움이 된다. 온열치료는 피부에서 깊지 않은 부위를 치료하는 핫팩hot pack과 피부에서 깊은 부위까지 열이 도달하게 하는 초음파 치료ultrasound 등을 이용해 통증 유발점을 포함한 근육을 이완시키는 효과가 있다. 한편, 전기치료는 고무 흡착기를 피부에 붙여서 간헐적으로 전기자극을 줘서 뭉친 근육을 풀어주는 간섭파 전기치료ICT 등이 있다.

냉각 스프레이 분사법 및 수동적 근육 스트레칭

뭉치고 결리는 근육에 염화에틸 스프레이를 분사 후 근육과 관절을 스트레칭시키는 방법이다. 냉각 스프레이를 환부에 분사하면 피부가 급격히 냉각되어 통증 전달 기능이 차단되어 통증을 줄일 수 있다. 통증이 감소된 상태에서 스트레칭을 해서 짧아진 근육을 정상화하고 굳은 근육을 풀어서 통증 유발점을 비활성화하는 치료법이다.

재활 도수치료Manual Therapy

재활 도수치료의 목적은 재활운동 치료와 마찬가지로, 통증과 기능에 제한이 있는 것을 치료하기도 하지만, 환자 스스로 효과적으로 통증을 관리할 수 있도록 연습, 훈련하는 것이다. 즉, 물고기를 잡아주면서, 잡는 법도 알려주는 1석 2조의 효과를 목표로 한다. 재활 도수치료는, 주사치료와 달리 단시간에 뚜렷한 효과가 나타나지 않기에 일정 기간 꾸준하게 근육의 문제점을 하나씩 풀어가는 과정으로 주사를 무서워하는 환자에게 도움이 될 수 있다. 또한, 환자 스스로 연습, 관리할 수 있는 방법을 배우는 중요한 치료 과정이기도 하다. 도수치료가 근막통증 증후군에 효과적이려면, 환자의 노력과 함께 의사와 물리치료사의 노련함도 중요하다. 치료도 진단하듯이 손가락으로 짚어가면서 통증 유발점을 세밀하게 찾아내서 하나씩 풀어가야 하기 때문이다.

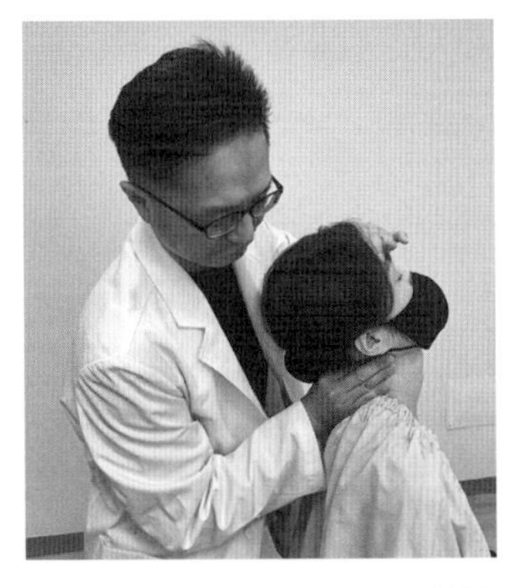
그림 2.7 도수치료

그림 2.7은 필자가 직접 환자의 후두하근, 상부 승모근, 견갑거근을 풀어가는 도수치료를 하는 모습이다.

TPI Trigger Point Injection, 근막통증 유발점 주사 자극치료

주사요법TPI은 0.5% 리도카인lidocain 등의 국소마취제를 통증 유발점에 주사하여 뭉친 근육과 근막을 풀어줌으로써, 통증의 악순환을 끊는 방법으로 근막통증 증후군 치료에 기본적으로 널리 사용하고 있고 효과적인 치료방법으로 알려져 있다. 한편, 근육통과 근막통증을 유발하는 원인 중에 신경이 눌려서 발생한 경우에는, 눌린 신경과 그 주위를 풀어주는 '신경차단술'을 하기도 한다. 신경차단술을 할 때는 신경을 확인하고 치료하므로 초음파를 보면서 한다.

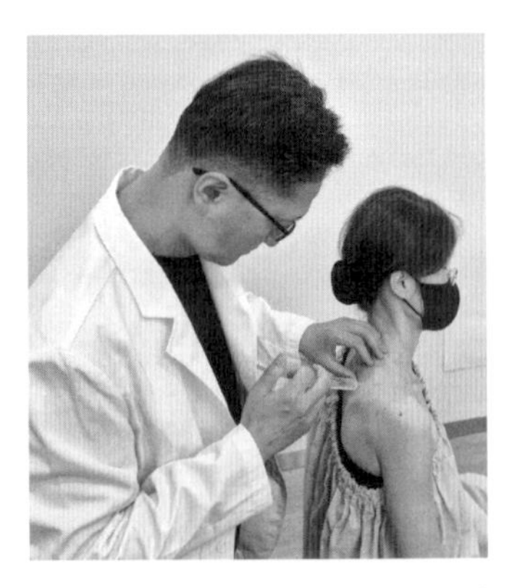
그림 2.8 통증 유발점에 주사

그림 2.8은 내가 환자의 승모근과 극상근과 그 근막에 통증 유발점을 찾아가며 주사를 하는 모습이다.

통증 유발점 주사가 도움되는 경우

확실한 통증 유발점이 있고 그 부위가 통증 유발 반응을 일으키거나, 눌렀을 때 통증이 발생하거나 인접 부위까지 통증을 발생시키는 연관통이 있을 때다.

통증 유발점 주사를 맞지 말아야 할 상황 6가지

❶ **출혈성 경향이 있는 환자** | 와파린과 같이 피를 묽게 하는 약을 복용하는 환자는 주사 후 지혈이 되지 않을 수 있으므로 의료진에게 알려서, 주사 이외의 치료법을 선택하자.

❷ **주사 시술 3일 전 이내에 아스피린을 복용한 경우** | 아스피린을 매일 복용하는 환자가 주사를 맞으려면, 출혈 경향을 줄이기 위해 적어도 3일은 중단해야 하고, 그 이후에는 주사를 맞을 수 있다.

❸ **국소 감염이나 전신 감염이 있는 경우**

❹ **리도카인과 같은 국소마취제에 알레르기가 있을 때**

❺ **급성 근육 손상**

❻ **주사 치료에 공포감이 있을 때** | 이러한 상황은 꽤 많다. 주사 자체가 너무 무서우면 의료진에게 알려서 다른 치료법을 선택하자. 특히, 예전에 주사 맞고 힘들었던 경험이 있는 환자는 주사가 무서울 수밖에 없다. 그래도 이러한 두려움을 줄여주는 방법은, 이어서 설명하는 '미주신경 실신'을 보면 된다.

통증 유발점 주사할 때 발생할 수 있는 합병증 3가지

❶ **미주신경 실신** | 이를 한 번이라도 경험한 환자라면 주사 맞기가

매우 겁난다. 그래서 예방이 매우 중요하다. 이를 예방하기 위해서 주사할 때, 환자의 근육이 편안하게 이완되는 자세가 좋다. 그래서 필자는 환자가 천정을 보고 눕거나 엎드리게 해서, 혹시 실신이 발생해도 넘어지거나 부딪혀서 다칠 위험을 줄일 수 있다. 그리고 주사하기 전에 환자와 대화하면서 주사치료에 대해 자세히 설명하고 질문을 받고 답하는 시간을 충분히 갖는다. 이 과정에서 긴장이 풀리고, 환자와 의사가 서로를 믿을 수 있게 되어 안심이 되면, 주사 공포증에서 벗어나게 되어 실신을 예방하는 효과가 있다. 그렇게 해도 불안감이 가시지 않으면, 주사를 안 맞는 게 상책이다. 안전제일!

❷ **피부 감염** | 주사치료는 피부를 뚫고 근막, 근육에 주사하므로 필자를 포함한 의료진은 소독은 물론, 감염관리를 철저히 한다. 그럼에도 불구하고 매우 드물게 불가항력적으로 발생할 수 있다. 그래서 주사 후 피부 상태를 잘 관찰해서 주사 부위에 열이 나거나, 빨개지거나 하는 등의 증상이 있으면 바로 주치의에게 확인을 받자.

❸ **출혈, 피멍** | 모세혈관에 출혈이 생기면 주사 이후에 통증과 함께 피멍이 든다. 피멍은 시간이 지나면서 붉은색, 남색, 보라색, 연두색, 노란색으로 변하면서 저절로 없어지니 크게 걱정할 필요는 없다.

환자가 주사 치료 전후에 알아야 할 주의사항 4가지

❶ 주사 치료할 때 근육, 근막이 딱딱하게 뭉쳐 있는 긴장 띠taut

band에 바늘이 닿게 되면, 날카로운 통증과 함께 근육이 스스로 움찔움찔하는 현상이 생길 수 있는데, 이런 현상은 근육과 근막이 풀리는 과정이니 안심해도 된다.

❷ 샤워는 주사 치료 다음 날 가능하고 목욕탕이나 수영장은 이틀 후에 이용하면 된다.

❸ 주사 치료 후에도 통증이 있을 수 있으나 3~4일 지나면 대부분 좋아지므로 안심해도 된다.

❹ 주사 치료 후 2~3일간은 과격한 움직임은 피해야 한다. 그 이후에는 근육을 잘 풀어주자.

체외충격파 치료Extracorporeal Shock Wave Therapy, ESWT

체외충격파란?

충격파Shock wave는 일종의 음파Sound wave지만, 초음파Ultrasound와는 다르다. 차이점 중 하나가 최고압력Peak pressure이 초음파는 0.5 bar, 충격파는 500bar다. 충격파가 초음파보다 1,000배나 강하다.

체외충격파 치료가 공식적으로 인정받기까지

체외충격파 치료는 미국 식품의약품안전처FDA, Food and Drug Administration에서 2000년에 발바닥 근막염의 치료에 대해 처음 승인했고, 2002년에는 팔꿈치의 외측 상과염테니스 엘보우의 치료에 승인했다. 우리나라에서는 체외충격파 치료가 2005년에 근골격계 질환에 대하여 인정비급여로 승인되었다(보건복지부 고시 제2005-89).

체외충격파 치료가 근골격계 질환에 적용되는 범위

체외충격파 치료는 여러 근골격계 질환의 치료에 다양하고 폭넓게 사용되면서 좋은 치료 효과를 내고 있다. 체외충격파 치료가 효과적인 몇 가지 대표적인 질환을 예로 들면, 족저근막염, 외측 상과염, 석회성 건염, 골절 후 불유합뼈가 잘 붙지 않음, 대퇴골 머리의 무혈성 괴사, 슬개건염, 아킬레스건염과 더불어 지금 다루고 있는 근막통증 증후군 등이 있다. 필자 또한, 2005년부터 20년 동안 체외충격파를 이용해 척추, 관절, 힘줄, 근육, 인대 질환으로 고생하는 환자들의 고통을 덜어주려고 노력 중이다.

체외충격파 치료가 근막통증 증후군의 치료에 도움이 될 수 있는 근거 2가지

- 드생크티스De Sanctis 등의 연구에 의하면, 칼슘이 유입되어 혈액순환이 좋지 못한 조직에, 체외충격파 치료를 하면 모세혈관의 혈액순환을 좋게 한다고 했다.
- 체외충격파 치료의 효과는 혈관 생성을 촉진하고 혈액순환이 안 좋은 조직에 혈액 공급을 늘리며, 염증을 줄이고, 세포 분화를 늘리며, 상처 회복을 가속화하며 통증을 줄인다고도 했다.

체외충격파 치료는 근막통증 증후군에 안전하고 효과적인 치료법

근막통증 증후군의 치료에는 다양한 치료법이 있다. 침 치료Dry needling, 통증 유발점 주사TPI와 같이 피부를 뚫고 들어가는 치료가 있는가 하면, 약물치료, 물리치료의 일종인 전기자극치료, 초음파 치료가 있으며, 스트레칭, 마사지, 테이핑과 같은 재활운동치료가 있다. 재활운동치료와 같이 피부를 뚫지 않고 안전하게 근막통증 증후군을 치료하는 방법인, 체외충격파 치료의 사용이 늘어나고 있고, 여러 연구에서 승모근의 근막통증 증후군 환자에게 침 치료, 통증 유발점 주사, 레이저 치료에 더하여 부가적으로 체외충격파 치료가 도움이 된다고도 하였다.

체외충격파 치료가 목, 승모근, 어깨의 근막통증 증후군의 치료에 효과적이라는 문헌들

- 체외충격파 치료는 목과 어깨의 근막통증 증후군 환자의 통증 강도를 완화시키는 측면에서 다른 치료법보다 우수하다. 특히 집중형 체외충격파 치료는 통증 완화 효과가 눈에 띄게 좋은 것으로 나타났다.
- 체외충격파 치료는 상부 승모근의 근막통증 증후군의 진료 세팅에 표준치료로 권고해야 한다고도 했다. 근막통증 증후군의 다양한 원인을 고려해볼 때, 상부 승모근의 근막통증 증후군의 치료에 대해 다른 치료법과 함께 체외충격파 치료를 병행하는 것이 믿을 만하다고 했다.

그림 2.9는 내가 직접 독일 스톨츠사의 방사형 체외충격파 치료기로 환자의 삼각근, 상부 승모근, 극하근을 치료하는 모습이다.

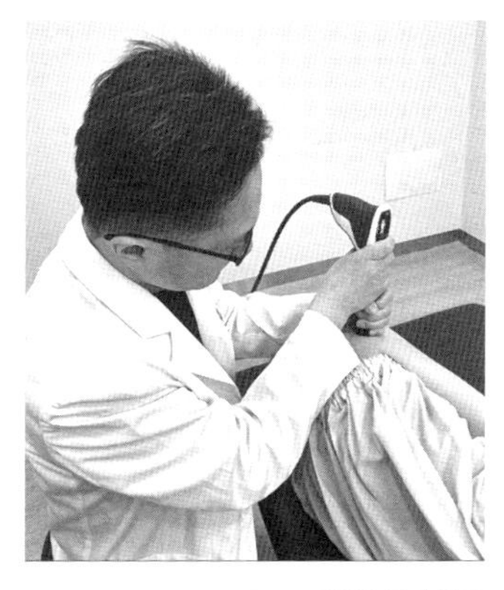

그림 2.9 체외충격파 치료

체외충격파 치료의 장단점

장점	근막통증 증후군의 치료에 효과적일 뿐 아니라, 치료방법이 간단하고, 환부가 넓은 부위에도 치료하기 쉽고, 약물치료와 같은 전신적 부작용이 없어서 안전하다.
단점	높은 강도로 치료할 때는 통증과 함께 멍이 들 수도 있다. 건강보험이 적용되지 않기 때문에 비싼 것이 흠이다.

내 나이가 어때서?
자라목, 굽은 어깨, 주사 치료로 풀다

95세 환자분의 사례를 보자. 다른 질환 없이 건강했던 분으로, 얼마 전부터 목과 어깨 통증이 점점 심해져서 내원하였다. 진찰을 해보니 자라목과 앞으로 말린 어깨, 등은 구부정한 전형적인 자세 불균형 상태였다. 특히, 고개를 뒤로 젖힐 때 목 뒷부분을 많이 아파하셨고 경추주위 근육, 승모근, 견갑거근과 같이 목 뒷부분의 근육들이 굳고 긴장되어 있었다. 그래서 2주 동안 바른 자세를 위한 셀프 재활과 함께 물리치료, 약물치료를 했으나 통증이 좋아지지 않아서, 문제가 있는 근육, 근막, 신경에 주사치료를 하였다. 주사약의 성분은 95%가 생리 식염수이고 5%가 국소마취제인 안전한 약제다. 환자분들이 무서워하는 스테로이드 주사가 전혀 아니다.

통증이 심해진 것은 얼마 안 되었지만, 목과 어깨 주위 근육이 굳은 지는 좀 더 오래되어 보였다. 목, 어깨뿐만 아니라 가슴 쪽에 길이가 짧아진 소흉근과 근막, 신경까지 주사치료로 풀었다. 몸통의 앞과 뒤의 균형을 맞추는 주사치료를 1주 간격으로 5번 치료하면서 셀프 재활운동을 병행하니, 통증이 줄어들면서 자세가 좋아지기 시작했다. 아직 충분하진 않지만, 자세가 좋지 않은 90대 중반의 환자분들도 거창한 치료가 아닌 근육과 근막, 신경을 풀어주는 주사 치료와 바른 자세 연습만으로도 삶의 질이 좋아진 사례였다.

그림 2.10은 95세 남자 환자분으로 딱딱하게 굳고 길이가 짧아진 근막과 근육, 신경을 치료하는 모습이다. 일반적인 주사기가 아닌 수액주사를 맞을 때 사용하는 튜브와 전동펌프 장치가 연결된 주사장치를 이용하여, 뒷목, 승모근, 날갯죽지에 이르는 넓은 범위를 치료하고 있다.

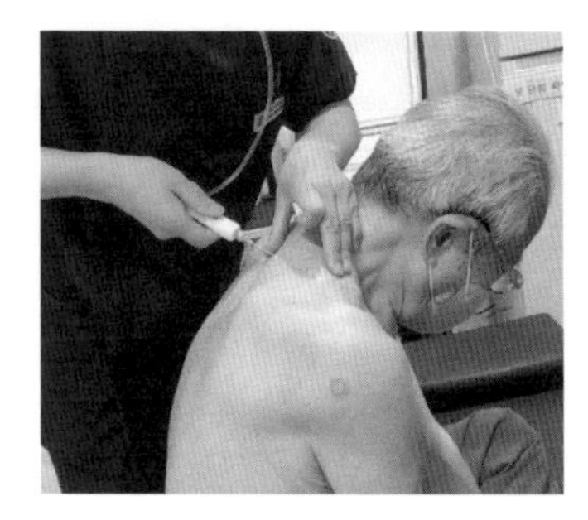

그림 2.10 튜브와 전동펌프 장치가 연결된 주사장치를 이용한 치료

생리 식염수로 통증이 해결될까?

우리 몸을 이루는 60~70%가 물이다. 그리고 이 물의 상당 부분이 생리 식염수인데, 이것으로 무릎 통증을 치료한다니 믿기지 않는 분들이 많을 듯하다. 2020년 일본에서 발표한 논문 한 편을 소개하겠다.

요약하면, 50세 여성이 우측 무릎의 전방십자인대 파열로 관절경으로 복원하는 수술을 받은 후에, 무릎 앞쪽에 관절경 수술을 위해 구멍을 뚫었다가 봉합한 흉터 부위의 통증으로 고통받고 있었다. 이 환자의 무릎 수술 흉터 부위를 초음파로 보면서 생리 식염수 7cc를 주사했더니 환자의 통증이 좋아진 경우다. 다른 특별한 주사약을 사용한 게 아닌, 우리 몸속을 구성하는 성분과 거의 같은 생리 식염수 주사로 해결되었다는 점에 주목할 만하다.

이 논문의 사례는 앞서 설명한 근막통증 증후군 발생의 원인 중 하나인 수술 후 흉터로 인해 피부, 피하지방, 근막이 당겨지거나 뭉치게 되면, 우리 몸은 통증이나 불편함을 느낄 수 있다. 이때 서로 뭉쳐져서 제 기능을 못하는 피부, 피하지방, 근막 사이에 우리 몸에 해로울 것 없는 생리 식염수를 주입해 수압으로 풀어주는 방식이다. 생리 식염수의 화학적 작용이 아닌 물리적 작용이다.

수술 후 불편을 호소하는 환자들을 위한 치료

실제로 나는 진료실에서 위의 환자와 같이 수술은 잘 되었고 크게 아프거나 불편한 것은 없지만, 신경 쓰일 정도로 은근히 오랫동안 불편하신 분들을 많이 만나게 되는데, 이런 경우 꼼꼼한 진찰로 진단만 정확하게 된다면, 치료는 위의 사례처럼 간단히 해결되는 경우를 종종 경험하곤 한다.

환자마다 수술받은 후 불편한 부위도 다양하다. 척추와 관절 수술은 물론, 복부나 유방암, 갑상선암 환자에서, 암을 제거하는 수술이 잘 되었고 경과도 좋은데 수술받은 흉터 부위에 불편함이나 통증을 호소하는 환자가 꽤 있다.

나는 이러한 환자들의 환부를 진찰과 함께 초음파로 보면서 딱딱하게 굳어 있는 피부, 피하지방, 근막을 생리 식염수, 부분 마취제 등을 이용하여 주사치료로 풀어드리면, 환자들은 한결 가볍다면서 표정이 밝아지곤 한다. 그렇다. 죽고 사는 문제가 아닌, 삶의 질을 좋게 하는 치료법이다. 이에 나는 환자의 삶의 질Quality of Life을 높이는 데 큰 가치를 두고 오늘도 진료에 몰두하고 있다.

가장 중요한 치료법 한 가지

지금까지 근막통증 증후군에 관해 설명했다. 여러 가지 치료법 중에서 가장 중요한 한 가지를 꼽으라면, 필자는 1초의 망설임도 없이 아래 2장의 사진이다. 혼자서 하는 '바른 자세 재활 연습법'이다. 필자는 가끔 강연을 하는데, 강연 마지막에 꼭 실천해야 할 핵심 메시지 1개를 바로 아래 사진으로 전달한다.

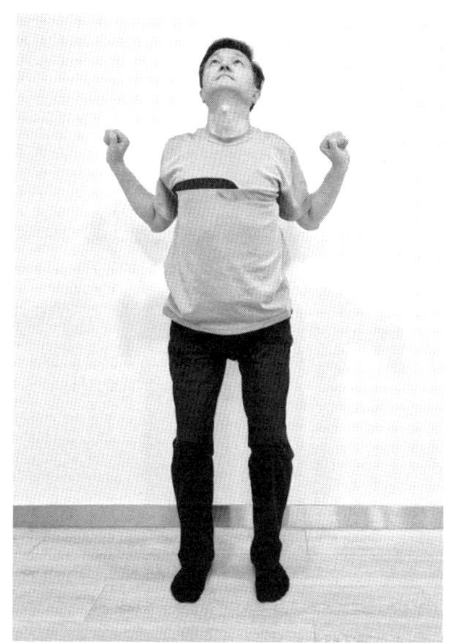

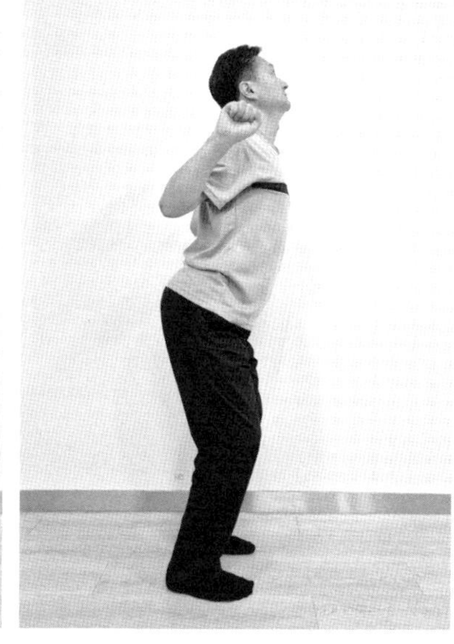

그림 2.11 혼자서 하는 '바른 자세 재활 연습법'

그림 2.11은 혼자서 하는 '바른 자세 재활 연습법'의 앞모습과 옆모습이다. 앉아서 업무를 하는 중이라면, 의자에 앉아서 상체만 연습해도 된다.

우리가 일생 생활을 할 때나 일할 때, 손을 앞에 놓는 경우가 대부분이고, 손을 뒤로하는 경우는 흔치 않다. 그러다 보면 몸통이 앞으로 숙여지면서 등이 구부정하게 될 가능성이 크다. 그러므로 틈틈이 위의 자세를 연습하면, 등과 허리가 펴지고 목도 부드러워지면서 시원한 느낌을 받을 수 있고 근막통증 증후군으로부터 멀어질 수 있으며, 결과적으로 척추와 관절 건강에도 도움이 될 수 있음을 명심하고 지금 당장 시작해보는 것이 어떨까?

참고문헌

1. 김영호, 김이석 〈통증 유발점 주사〉, 《대한정형통증의학회지》, 2015;6:1-7
2. 박성진, 《우리가 몰랐던 어깨 통증 치료의 놀라운 기적》, 초판, 서울: 중앙생활사; 2018, p163-173.
3. 오현근, 박장원, 〈근골격계 질환에서의 체외충격파 치료〉, 《대한정형통증의학회지》, 2015;6:19-29.
4. Cerezo-Tellez E, Torres-Lacomba M, Mayoral-Del Moral O, Sanchez-Sanchez B, Dommerholt J, Gutierrez-Ortega C., 〈Prevalence of myofascial pain syndrome in chronic non-specific neck pain: a population based cross-sectional descriptive study〉, 《Pain Med》, 2016;17:2369-77.
5. de las Penas CF, Campo MS, Carnero JF, Page JC., 〈Manualtherapies in myofascial trigger point treatment: a systematic review〉, 《J Bodyw Mov Ther》, 2005;9:27-34.
6. De Sanctis MT, Belcaro G, Nicolaides AN, Cesarone MR, Incandela L, Marlinghaus E, et al., 〈Effects of shock waves on the microcirculation in critical limb ischemia(CLI) (8-week study)〉, 《Angiology》, 2000;51(8 Pt 2):S69-78.
7. Fricton JR, Kroening R, Haley D, Siegert R., 〈Myofascial pain syndrome of the head and neck: a review of clinical characteristics of 164 patients〉, 《Oral Surg Oral Med Oral Pathol》, 1985; 60: 615-23.
8. Hammer DS, Adam F, Kreutz A, Rupp S, Kohn D, Seil R., 〈Ultrasonographic evaluation at 6-month followup of plantar fasciitis after extracorporeal shock wave therapy〉, 《Arch Orthop Trauma Surg》, 2005; 125: 6-9.
9. Han SC, Harrison P., 〈Myofascial pain syndrome and trigger-point management〉, 《Reg Anesth》, 1997; 22: 89-101.
10. Imamura ST, Fischer AA, Imamura M, Teixeira MJ, Tchia Yeng Lin, HS K., 〈Pain management using myofascial approach when other treatment failed〉, 《Phys Med Rehabil Clin North Am》, 1997; 8: 179-96.
11. Ji HM , Kim HJ, Han SJ., 〈Extracorporeal shock wave therapy in myofascial pain syndrome of upper trapezius〉, 《Ann Rehabil Med》, 2012 Oct;36(5):675-80.12. Jun JH, Park GY, Chae CS, Suh DC., 〈The Effect of Extracorporeal Shock Wave Therapy on Pain Intensity and Neck Disability for Patients

With Myofascial Pain Syndrome in the Neck and Shoulder: A Meta-Analysis of Randomized Controlled Trials〉, 《Am J Phys Med Rehabil》, 2021 Feb 1;100(2):120-129.

13. Lee CH, Lee SU., 〈Usefulness of Extracorporeal Shockwave Therapy on Myofascial Pain Syndrome〉, 《Ann Rehabil Med》, 2021 Aug;45(4):261-263.
14. Liang HW, Wang TG, Chen WS, Hou SM., 〈Thinner plantar fascia predicts decreased pain after extracorporeal shock wave therapy〉, 《Clin Orhop Relat Res》, 2007; 460: 219-225.
15. Machida T, Watanabe A, Miyazawa S.Cureus., 《A New Procedure for Ultrasound-Guided Hydrorelease for the Scarring After Arthroscopic Knee Surgery》, 2020 Dec 31;12(12):e12405.
16. Muller-Ehrenberg H, Licht, G., 〈Diagnosis and therapy of myofascial pain syndrome with focused shock waves (ESWT)〉, 《Med Orthop Tech》, 2005;5:1-6.
17. Ottomann C, Hartmann B, Tyler J, Maier H, Thiele R, Schaden W, Stojadinovic A., 〈Prospective randomized trial of accelerated re-epithelization of skin graft donor sites using extracorporeal shock wave therapy〉, 《J Am Coll Surg》, 2010; 211: 361-367.
18. Rachlin ES, Rachlin IS., 《Myofascial pain and fibromyalgia》, 2nd ed, St. Louis, MO: Mosby; 2002.
19. Rickards LD., 〈The effectiveness of non-invasive treatments for active myofascial trigger point pain: a systematic review of the literature〉, 《Int J Osteopath Med》, 2006;9:120-36.
20. Rompe JD, Hope C, Küllmer K, Heine J, Bürger R., 〈Analgesic effect of extracorporeal shock-wave therapy on chronic tennis elbow〉, 《J Bone Joint Surg Br》, 1996; 78: 233-237.
21. Shah JP, Danoff JV, Desai MJ, Parikh S, Nakamura LY, Phillips TM, Gerber LH., 〈Biochemicals associated with pain and inflammation are elevated in sites near to and remote from active myofascial trigger points〉, 《Arch Phys Med Rehabil》, 2008; 89: 16-23.
22. Simons DG., 〈Familial fibromyalgia and/or myofascial pain syndrome? Arch Phys〉, 《Med Rehabil》, 1990; 71: 258-9.
23. Tough EA, White AR, Cummings TM, Richards SH, Campbell JL., 〈Acupunc-

ture and dry needling in the management of myofascial trigger point pain: a systematic review and meta-analysis of randomised controlled trials〉, 《Eur J Pain》, 2009;13:3-10.

24. Wang FS, Yang KD, Chen RF, Wang CJ, Sheen-Chen SM., 〈Extracoporeal shock wave promotes growth and differentiation of bone-marrow stromal cells towards osteoprogenitors associated with induction of TGF beta1〉, 《J Bone Joint Sug Br》, 2002; 84: 457-461.

나의 진료 철학

공부의 생활화, 완치의 극대화!

나는 소통疏通, communication을 좋아한다. 십수 년 전부터 여러 곳에서 강연을 하고 있다. 동문회, 학원가, 백화점, 도서관, 기업체 등에서 '바른 자세가 성과(성적)를 낸다'라는 주제로 하고 있다. 필자가 강연에서 중시하는 부분은 강사와 청중의 소통이다. 그래서 청중이 관심을 가질 만하고 알면 도움이 될 만한 소제목을 정하고, 강연 중에 소주제에 대해 간단한 질문과 답변의 형식으로 청중과 소통한다. 강연을 이렇게 진행하면 청중 입장에서 확실하게 얻은 것이 있다고 느끼게 되는 듯하다. 나와 청중 모두 귀한 시간을 내서 하는 것인지라 허투루 보낼 수 없는 것이다.

소통의 사전적 의미는 '의견이나 의사 따위가 남에게 잘 통함'이라고 한다. 의사소통意思疏通은 '가지고 있는 생각이나 뜻이 서로 통함'이다. 진료할 때는 환자분들과의 소통은 매우 중요하다. 진료의 시작부터 끝까지 소통의 연속이다. 환자분들께 익숙하지 않은 의학용어나 진단, 치료법 등에 관한 내용을 쉽게 풀어내어 설명하는 것은 매우 중요하다.

환자뿐만 아니라 의사들끼리 의사소통도 중요하다

내가 생각하기에 진료를 잘하려면 새로운 진단법, 치료법에 대한 지식으로 중무장하는 것이다. 그래서 나처럼, 척추와 관절을 진료하는 의사들이 모여서 의학 지식을 교류하고 사례를 공유하며, 더 발전하기 위한 학술 모임의 필요성을 절실히 느끼게 되었다. 그리하여 2011년에 필자와 뜻을 같이하는 여러 전문과목의 의사들이 모여서 함께 공부하는 모임인 초음파 통증치료 연구회UltraSound Pain Management Academy, 이하 USPA의 창립 멤버로 참여했다. 이때 강력한 리더쉽으로 연구회의 초대 회장직을 맡으시어 설립과 발전의 기틀을 마련하신 길호영 명예회장님께 감사드린다.

USPA는 공부의 생활화, 완치의 극대화를 슬로건으로 내걸고, 각 과 의사들이 모여서 공부하고 새로운 지식과 경험을 나누며, 환자의 통증과 불편함을 해결하고 기능을 좋게 해서 양질의 삶이 될 수 있도록 노력하는 연구회다. 그렇다. 의사는 환자의 문제를 해결하기 위해서 공부, 진료, 고민, 연구, 자문, 의뢰 등을 무한반복 해야 한다. 우리 연구회에서는 의사醫師들끼리 소통하는 의사소통醫師疏通을 매우 중시하고 있다.

USPA 강사로서의 활동

아래 강좌 3가지는 내가 강사로 참여하고 있는 USPA의 연간 일정이다.

❶ 관절과 척추의 초음파 세미나와 워크숍과 저널 및 증례 발표는 매월 1회

❷ 고주파 세미나, C-arm 세미나는 연 2회

❸ 연수강좌는 연 1회. 해부학 워크숍은 필요시에 한다.

위의 강좌 중 맡은 부분을 준비하는 강사는 부담이 되지만, 그만큼 공부하게 되는 과정이므로 USPA의 강사 시스템 안에서 몇 년 하다 보면 실력이 늘 수밖에 없다.

USPA는 2011년 설립되었지만, 2009년부터 약 2년 동안 세미나와 워크숍을 위한 세밀한 준비를 했다. 그리하여 2011년 3월에 첫 강좌를 시작해 2020년 초 COVID-19가 창궐하기 전까지 왕성한 활동을 하였다. 그리고 pandemic 이후에는 세미나, 저널 클럽은 온라인으로 전환하였고 워크숍은 오프라인으로 성황리에 진행 중이다.

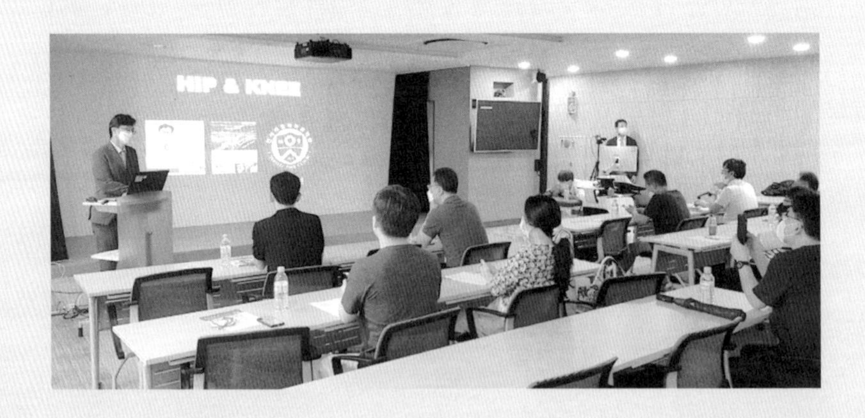

첫 번째 사진은 세미나에서 내가 강의하는 모습이다. 일요일 오전에 척추와 관절의 통증에 관심 있는 의사들이 모여 강의 듣고 질문와 답변

을 이어가며 소통하는 모습이다.

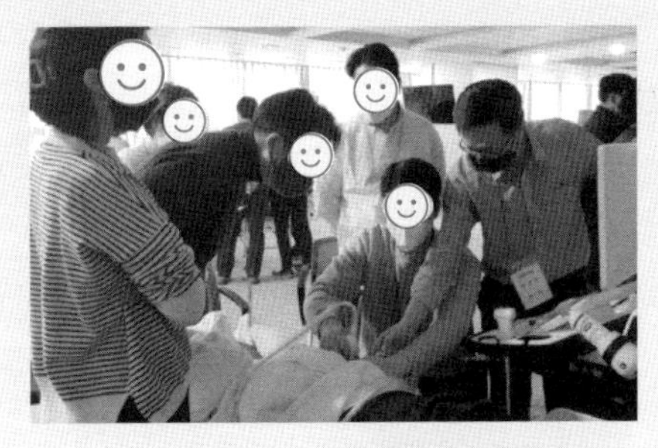

두 번째의 사진은 강의를 마친 다음 워크숍에서 필자가 초음파를 가르치는 모습이다. 직접 해보고 다른 사람이 하는 것도 보는 과정에서 많은 것을 얻을 수 있는 알찬 시간이다.

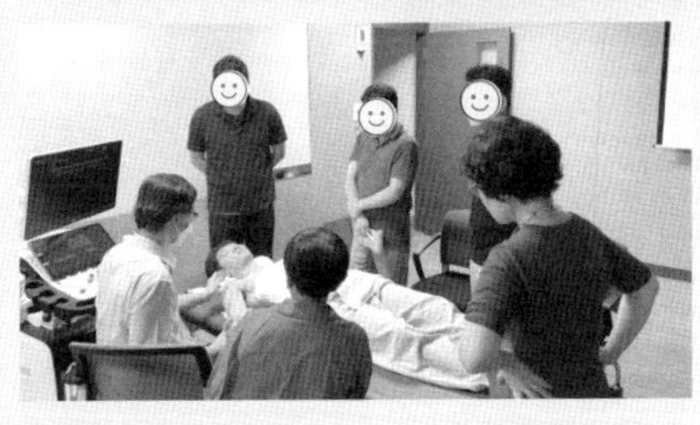

세 번째 사진은 초음파 검사를 하기 전에 환자의 어깨 관절과 팔을 진찰하는 법에 대해 강의와 시연을 하는 나(아랫줄 왼쪽)의 모습이다.

네 번째 사진 중 A는 연수강좌에서 어깨 관절 진찰법에 대해 강의하는 내 모습이다. B는 실제로 어깨 관절 진찰법을 시연하는 내 모습이다. 수백 명이 참여한 연수강좌는 강의도 중요하지만, 실제로 내가 어떻게 진찰하는지를 궁금해하는 의사들이 많기에, 직접 보여주는 시연은 매

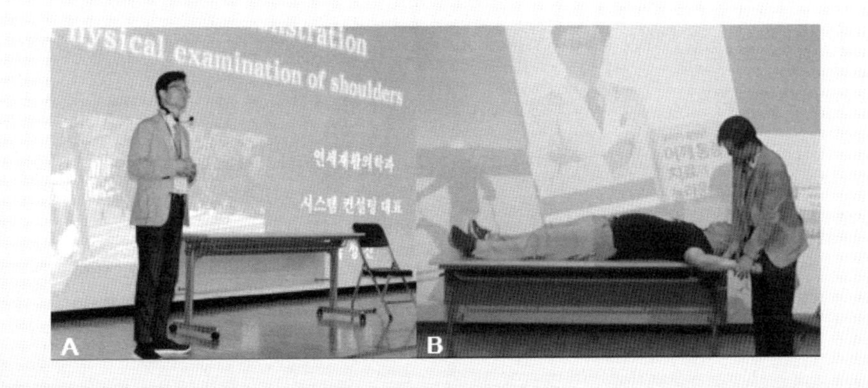

우 중요한 과정이므로, 나도 이 부분을 매우 정성 들여서 준비한다. 의학은 이론과 실무가 겸비되어야 하는 학문이므로, 필자는 이론적으로 중무장하고 몸을 움직이면서 실천하려고 지금도 노력 중이다.

2024년 USPA(초음파통증치료연구회) 연수강좌
척추관련 통증과 자율신경 증상의 치료
일시: 2024년 7월 21일 (일) 오전9시~오후4시40분 장소: 가톨릭대학교 성의교정 의생명산업연구원 대강당

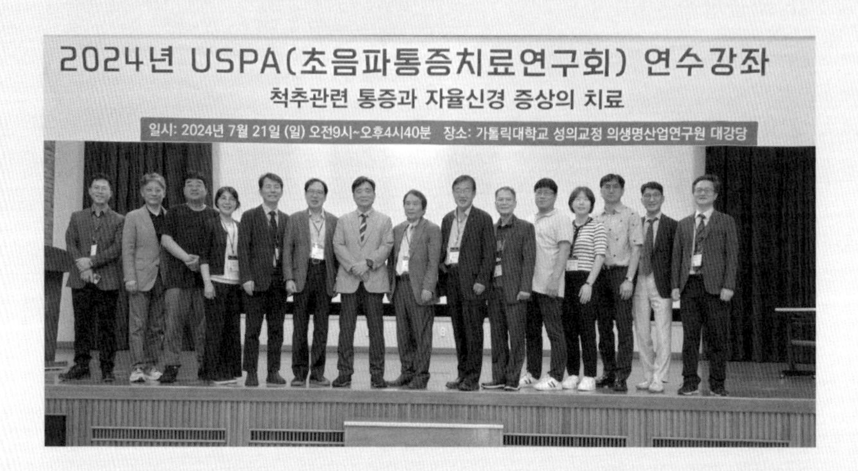

다섯 번째 사진은 매년 열리는 연수강좌 후 함께한 강사진의 모습이다. 연수강좌는 강사들이 최근에 출간된 논문을 공부하고 진료에 적용한 것을 발표하는 시간이다. 새로우면서도 진료에 당장 활용할 수 있는 실용적인 강의를 준비해야 한다. 그러므로 매월 둘째 주 수요일에 온라인 줌Zoom 미팅에서 새로운 논문을 공부한 후 발표하는 저널 클럽 시간이 있는데, 이때 발표 준비를 하면서 연수강좌도 함께 대비하곤 한다. 이러한 과정이 스트레스stress가 되지만, 하고 나면 틀림없이 발전하기에 힘들어도 계속하게 되는 원동력이 된다. 그래서 십수 년째 USPA에 몸담고 있으면서 담금질 중이다. 나는 맨 우측에 있다.

PART 3

오십견(동결견)

"멀쩡하던
어깨가 아프다.
오십견일까?"

오십견으로 삶의 질이 나락으로 떨어졌다 회복한 두 사람

60대 중반의 은퇴한 사장님 양 씨

양 씨는 40년 이상 서울 강남의 반찬가게 사장님으로 일하다가 최근 은퇴한 사장님이다. 음식 솜씨 좋은 친정어머니께 물려받은 비법과 본인의 노하우를 접목해, 결혼 후 큰딸을 등에 업고 노점으로 시작한 반찬가게에서 지금은 생산과 보관시설을 갖춘 중소기업으로 키웠다. 얼마 전 소질 있는 큰딸이 이어받아서 제2의 도약을 준비하고 있다. 그간 고단했던 삶에서 벗어나 이제 좀 편히 살아갈 희망도 잠시, 생뚱맞게 오십견이 찾아와서 수시로 아프다 보니 답답한 마음에 요즘은 한숨이 절로 난다고 한다.

답답한 듯 기운 빠진 목소리로 말하는 양 씨의 얘기를 들어보자.

> "처음부터 이렇게 아프진 않았어요. 근육통인 줄 알고 스트레칭하니 좀 풀리는가 싶었는데, 다시 점점 어깨가 아프면서 더 굳더라고요. 어떤 날은 어깨와 날갯죽지가 결리고 뒷목도 묵직해서 마사지도 여러

번 받았는데, 받을 때뿐이더라고요. 그런데 며칠 전부터는 옷을 입고 벗을 때도 아프고, 심지어 밤에 잘 때는 아파서 여러 번 깨다 보니 안 되겠다 싶어서 병원에 왔어요. 그러고 보니 아프기 시작한 지도 벌써 6개월이나 되었네요."

내가 진료실에서 하루에도 여러 차례 듣는 얘기다. 단순히 어깨 통증뿐만 아니라, 그로 인한 답답함, 짜증, 우울감 등 감정적 요소까지 포함된 사연이 있기에, 환자의 얘기를 잘 듣고 공감하는 것으로 진료를 시작한다.

이어서 진찰과 검사를 하여 병명이 정해지면, 그에 따른 치료를 시작한다. 나와 환자가 힘을 합쳐 노력함에 따라, 조금씩 좋아지면서 표정이 밝아지는 환자들을 보면, 큰 보람을 느낀다.

양 씨는 오십견동결견으로 진단되었다. 다행히 회전근개 힘줄 파열이나 석회성 건염 없이 오십견만 있었다. 그러나 어깨 통증과 함께 어깨 관절이 많이 굳어 있는 오십견은 꽤 심한 상태였다. 그래서 본원의 오십견 치료 지침과 환자 개인의 특성고혈압, 당뇨병 등 유무 및 어깨 통증과 굳어 있는 정도을 고려해, 적극적·포괄적 치료를 시작한 지 약 2개월 만에 양 씨는 어깨 통증에서 벗어나서 한결 밝은 표정으로 어깨를 가볍게 돌리면서 오십견에서 벗어났다.

이렇게 나는 하루에도 몇 번씩 오십견 환자와 만나고 헤어진다. 필자의 역할은 오십견과 같은 질환으로 고생하는 환자를 잘 치료해 '삶의 질Quality of Life'을 높여드리는 것임을 늘 명심하고 있다. 그리고 진료할 때 치료 방향에 고민이 생길 경우, 필자가 환자 당사자라면 어떻게 할지를 생각해보면, 합리적인 치료를 선택하는 데 별 부족함이 없을 것으로 믿으며 오늘도 진료실과 치료실을 분주히 오가고 있다.

40대 중반의 회계사 오 씨

> "옷을 벗을 때와 아픈 쪽으로 돌아누울 때가 제일 아파요. 6개월 정도 되었는데, 나아질 기미가 보이지 않아서 다른 병원에 갔더니 오십견이라고 해서 황당했어요. 아직 40대 중반밖에 안되었는데 벌써 오십견이라니 기분이 안 좋고 인정하기 싫더라고요."

인터넷 검색을 해보니 오십견은 아프고 힘들지만, 꾸준히 스트레칭하다 보면 시간이 해결해 준다고 하기에, 여유를 가지고 요가를 시작했는데도 좋아지지 않아서, 혹시 병을 키우는 게 아닌가 싶어서 정확한 진단을 받고 싶다고 필자를 찾아왔다.

오 씨 역시 오십견으로 진단되었다. 동시에 뒷목, 어깨, 날갯죽지는 근막통증 증후군도 있었다. 그래서 오십견 치료와 함께 바른 자세를 몸에 익히기 위해 8주간의 집중 훈련과 치료 후 한결 부드러워진 어깨와 가벼워진 마음으로 필자와 기분 좋게 이별했다.

앞서 설명한 양 씨와 달리, 오 씨는 목이 앞으로 쑥 나온 자라목, 등허리가 구부정한 새우등, 어깨가 앞으로 말려rounded shoulder있었다. 회계사로서 컴퓨터 앞에서 좋지 않은 자세로 오랜 시간 일을 하다보니 그럴 수밖에 없다고 했다. 이를 해결하기 위해 병원 치료에 더해, 평소 일할 때 올바른 자세와 적절한 컴퓨터 모니터 높이와 각도 등을 알려드렸다. 더불어 스스로 해야 할 자세와 운동법을 알려주고 정확하게 하는지 확인을 했고, 잘 안되는 부분은 집중적으로 교육하고 맹연습을 요구하였다. 이 과정에서 나는 오 씨에게 냉정한 쓴소리도 여러 번 하였다. 그럼에도 불구하고, 이를 잘 이겨낸 오 씨에게 고맙다는 말을 전하고 싶다.

환자와 의사가 함께하는 치료

나는 재활의학과 의사다. 어깨 통증으로 찾아오는 환자를 수술 없이 재활의학적 방법으로 진료하면서, 바람직한 의사와 환자의 관계를 아래와 같이 하려고 애쓰고 있다. 의사는 실력으로 중무장하여 환자의 문제 해결을 위해 의학적 치료에 집중함과 동시에, 환자가 노력해야 할 부분을 명확히 설명하고 요구하며, 환자가 치료 과정에 적극적으로 참여해, 치료를 무사히 마칠 수 있도록 도울 수 있는 감독, 코치, 매니저 역할을 해야 함을 늘 마음속에 새기고 있다.

오십견五十肩이 뭐길래?

많이 들어서 매우 친숙한 단어다. 그러나 그 뜻은 모호하기 짝이 없다. 오십견이라는 병명은 없다. 하지만, 어깨가 아프면 여지없이 오십견을 떠올리는 상황이다.

오십견은 어디서 온 용어일까?

문헌에 의하면 오십견은 일본 에도시대(1603–1868) 때도 사용해왔다고 한다. 에도시대는 1603년 도쿠가와 이에야스가 일본의 전국 시대를 끝내고 에도 막부를 세워 200년 이상 번영했던 시기다. 그런데 1850년대 미국에 무력으로 굴복하여 불평등 통상조약을 맺으면서 쇠약해지다가 1868년 일본의 성공적인 근대화 개혁인 메이지 유신으로 에도시대는 막을 내린다.

'오십견fifties shoulder'이라는 용어는 일본에서 오랫동안 사용해왔기에 일본 의사들에게는 어색하지 않다고 한다. 오십견은 50대에서 자주 볼 수 있고, 서서히 진행하는 팔과 어깨 통증으로 불리며, 치료하지 않고도 저절로 회복된다고 하였다. 사람들은 오십견을 장수 질환longevity disease으로 불렀다고 한다. 아마 평균 수명이 길지 않은 시기였기에, 오십견을 앓을 정도면 오래 살았다고 생각했을 것으로 추정된다.

정확히 말하자면, 오십견이란 병명은 없다

오십견五十肩은 글자 그대로 '50대의 어깨' 정도로, 질환을 의미하지는 않는다. 정확한 병명은 동결견얼어붙은 어깨, Frozen shoulder, 어깨의 유착성 관절낭염이다. 그러나 이 책에서는 정확하지만 어색한 동결견이라는 용어 대신 우리에게 익숙한 오십견으로 사용하겠다.

오십견이란, 어깨 관절을 감싸고 있는 관절 주머니가 염증으로 쪼그라들고 굳어지며 두꺼워져서 어깨 통증과 함께 어깨 관절 운동 범위에 제한이 있는 상태다. 오십견을 키워드 2개로 표현하자면, 어깨 통증과 운동범위 제한이다. 치료 목표는 어깨 통증과 염증을 줄이고 운동 범위를 늘려서 어깨 관절을 정상화하는 것이다.

오십견은 어깨 관절을 둘러싸는 관절막에 염증이 있어서 붉은색을 띠고 관절막이 전체적으로 오그라들어 있다. 특히, 겨드랑이 부분의 관절 주머니가 아래로 볼록하게 늘어져 있어야 정상인데, 오십견은 관절 주머니가 쪼그라든 것이 특징이다.

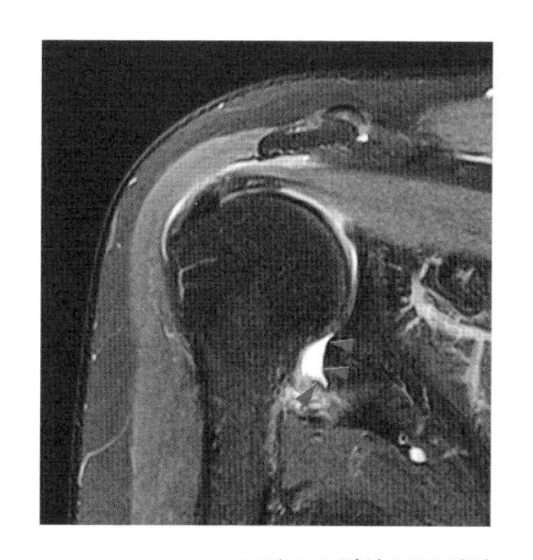

그림 3.1 정상 MRI 사진

그림 3.1은 우측 어깨의 정상 MRI 사진이다. 우측 겨드랑이 부분의 관절 주머니(파란색 삼각형)가 2mm 정도

의 두께로 까만색으로 보이고, 아래 쪽으로 주름지고 늘어져 있다. 어깨 관절이 정상이라면, 관절 주머니는 팔을 들거나 옆으로 뻗거나 뒤로 젖히는 등 어깨를 움직일 때 고무줄처럼 탄력적으로 잘 늘어나야 한다.

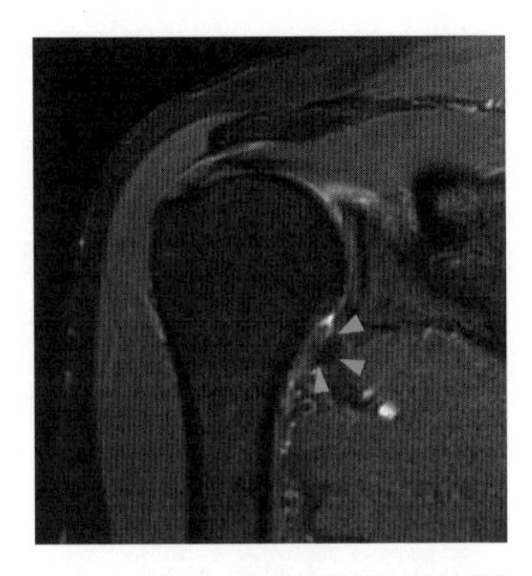
그림 3.2 오십견이 있는 MRI 사진

그림 3.2는 67세 여자 환자로 우측 어깨의 오십견이 있는 MRI 사진이다. 우측 겨드랑이 부분의 관절 주머니(파란 삼각형) 전체가 까만색으로 굳어 있다. 환자는 옷을 입고 벗을 때는 물론, 밤에 주무시다가 아파서 깰 정도로 힘들어하셨다.

오십견의 핵심 증상 2가지는 어깨 관절의 통증과 운동 범위의 제한이다. 따라서 오십견의 치료는 어깨 관절의 통증과 염증을 줄이고 운동 범위를 정상화하는 것이다.

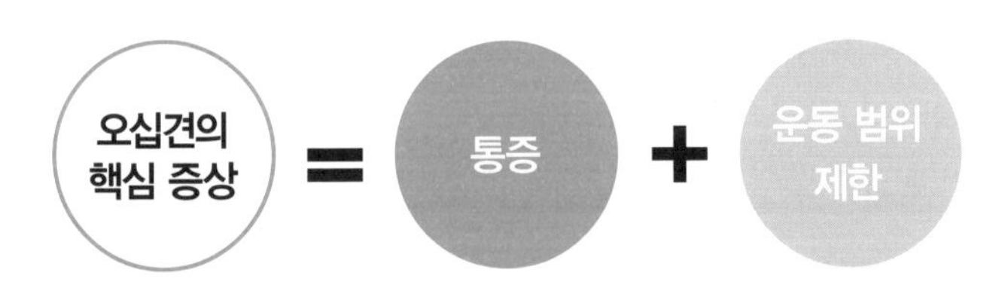

오십견 진료,
내가 낸 세금이 들어간다

고령화가 가속화됨에 따라 오십견 환자도 늘어남에 따라 진료비도 급증하고 있다. 건강보험 외래진료의 경우, 전체 진료비의 30%는 환자가 부담하고 70%는 국민건강보험공단에서 부담한다. 공단에서 부담하는 돈은 우리가 내는 건강보험료로 조달한다. 다시 말해, 진료비의 70%는 우리가 내는 세금이 들어가는 것이다. 그러므로 진료비가 늘어날수록 우리가 내야 할 세금부담이 늘어날 수밖에 없다. 세금부담과 같은 사회적 비용뿐 아니라 환자 개인의 삶의 질을 좋게 하기 위해서라도 환자와 의사는 팀워크를 이뤄서 치료에 혼신의 힘을 다해서 단시간에 오십견을 마무리해야 한다.

나날이 늘어가는 오십견 환자의 수와 진료 비용

건강보험 심사평가원의 자료에 따르면, 오십견 환자의 숫자가 2017년에 약 75만 명에서 2022년에 85만 명으로 증가추세에 있다. 이에 비례하여, 오십견 환자의 진료 비용도 2017년엔 1,000억 원 정도에서 2022년에는 1,700억 원 정도로 크게 증가했다.

또한, 퇴행성 질환인 오십견 환자의 성별은 여자가 남자보다 많았고, 연령은 대부분이 40대 이상이었으며, 50대 환자가 가장 많았다. 오십견 환자의 치료비도 40대~70대가 전체의 대부분을 차지했다.

아쉽게도 오십견 환자 수와 치료비용은 고령화가 가속화될수록 더

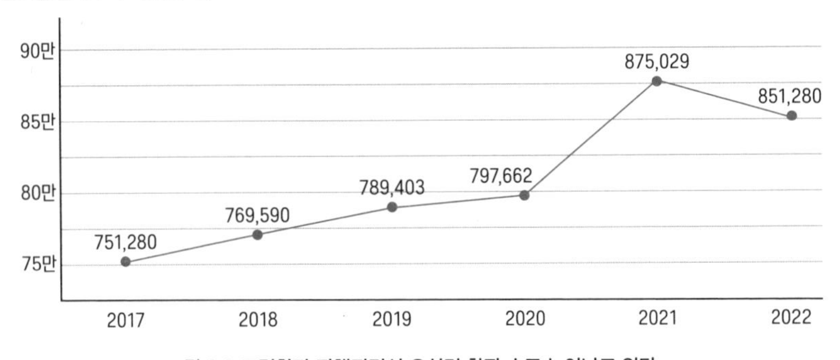

그림 3.3 고령화가 진행되면서 오십견 환자 수도 늘어나고 있다

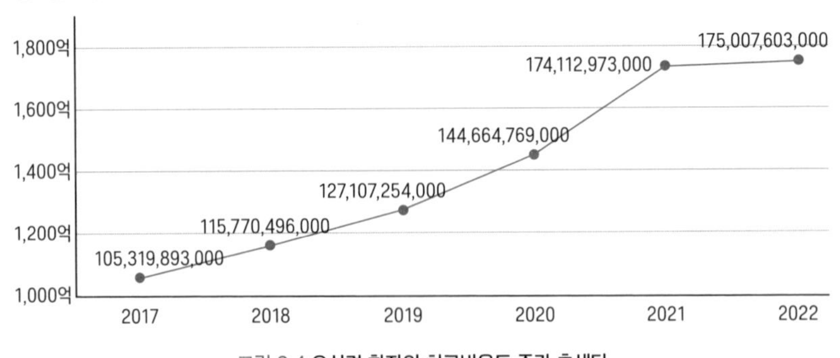

그림 3.4 오십견 환자의 치료비용도 증가 추세다

늘어날 것이다. 특히, 심각한 저출산으로 인해 젊은 층의 비율이 날로 줄어드는 상황에서 젊은이들과 후손들의 부담이 커질 수밖에 없기에 마음이 무겁다. 그래서 오십견은 조기에 진단, 완치해서 환자 개인의 삶의 질을 높이는 동시에 사회적, 경제적 비용과 부담을 줄여야 하는 뚜렷한 이유가 있다.

오십견의 주요증상,
셀프 체크 포인트 3가지

오십견 환자들이 주로 호소하는 증상들

어깨가 아픈 분들은 해당 사항이 있는지 확인해 보기 바란다. 해당 사항이 많을수록 어깨 관절이 많이 굳어서 오십견일 가능성이 크다고 보면 된다.

- 목욕하면서 뒷목을 닦고, 머리 감을 때, 머리를 빗을 때 아프다.
- 높은 곳에 있는 선반에서 모자, 옷 등을 넣고 꺼내기 힘들다.
- 브래지어 착용과 풀기 힘들다.
- 뒷주머니에 지갑 꺼내기 힘들다.
- 바지 입을 때, 뒤쪽, 옆쪽으로 잡고 올릴 때 아프다.
- 차 뒷좌석에 물건 집으려고 팔을 뒤로 뻗을 때 아프다.
- 화장실 뒤처리하기 힘들다.
- 윗옷 입고 벗을 때, 바지 올릴 때 아프다.
- 팔이 한 번 꺾이면 아파서 한참을 붙잡고 있어야 할 정도로 아프다.

- 밤에 더 아프고, 심하면 잠을 못 잔다.
- 어깨는 물론 가슴과 등까지 아프다.
- 심지어 팔, 손까지 저릴 때가 있다.

오십견, 셀프 체크 포인트 3가지

- 양팔을 앞으로, 옆으로 들어 귀에 붙이기(전방 굴곡, 외전)
- 팔꿈치를 90° 구부리고 몸에 붙인 채, 바깥으로 돌리기(외회전)
- 손등을 엉덩이에 붙이고 등 쪽으로 올리기(내회전)

위 3가지 중 적어도 한 가지가 안 되면 오십견일 가능성이 크다. 특히, 오십견이 심할수록 세 번째 동작이 잘 안되는 경우가 많다.

오십견, 유사질환에 주의하자

어깨 통증을 일으키는 질환이 여러 가지 있지만, 어깨 통증 환자분들께서 가장 많이 고통받고 있는 질환 3가지는 아마 오십견, 석회성 건염, 회전근개 파열일 것이다. 이 3가지 질환 모두 어깨 통증을 일으키는 공통점은 있지만, 서로 전혀 다른 질환이고 치료 또한 다르다. 그래서 어깨 통증에 대한 정확한 진단이 매우 중요하다.

3대 어깨질환

한 환자에게 한 가지 어깨 질환만 있을 수도 있지만, 2가지 또는 심지어 3가지 질환이 동시에 있는 경우도 있다. 예를 들면, 석회가 회전근개 힘줄에 끼어 있고, 힘줄의 파열로 인한 통증으로 어깨 관절을 덜 움직이게 되면, 관절이 굳는 오십견까지 동반되어 한 어깨에 3개의 질환이 있을 수도 있다.

어깨 통증으로 고생하는 대다수의 환자는 한 가지 질환으로 시작한다. 그러나 이 질환이 오래 지속되면서 2가지 또는 그 이상의 질환이 겹쳐서 생기기도 하므로, 어깨 통증의 초기에 정확한 진단을 받는 것이 중요하고, 치료과정에서 증상의 변화가 있을 때 민첩하게 대처하는 것 또한 중요하다.

그림 3.5는 흔히 얘기하는 3대 어깨 질환이고 서로 별개의 질환이다. 어깨 통증 환자들의 상당수가 3가지 중 하나 또는 그 이상의 질환으로 고통받고 있다.

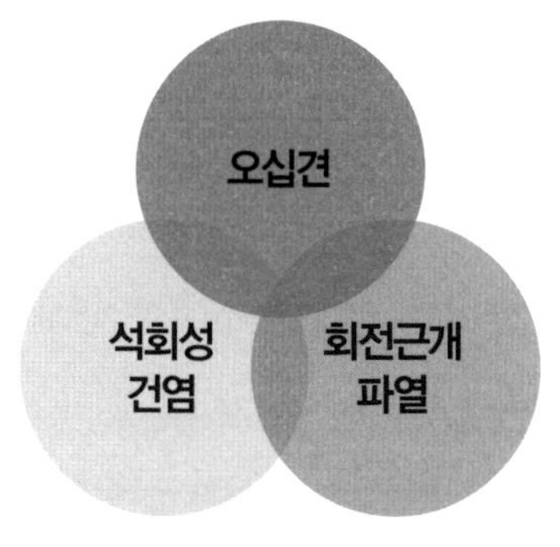

그림 3.5 3대 어깨 질환

여기서는 오십견과 유사한 질환 2가지인 석회성 건염과 회전근개 파열을 간단히 소개한다. 이 2가지 질환에 대한 자세한 설명은 각각 Part 4와 Part 6에서 할 것이다.

석회성 건염

어깨 회전근개 힘줄에 석회가 끼어 있으면, 팔을 들어올리는 특정 각도에서 통증과 함께 운동범위에 제한이 올 수 있다. 여러 가지 동작에서 각도 제한과 통증이 있는 오십견과의 가장 큰 차이점은, 석회가 녹아내리는 시기에 참기 힘들 정도로 극심한

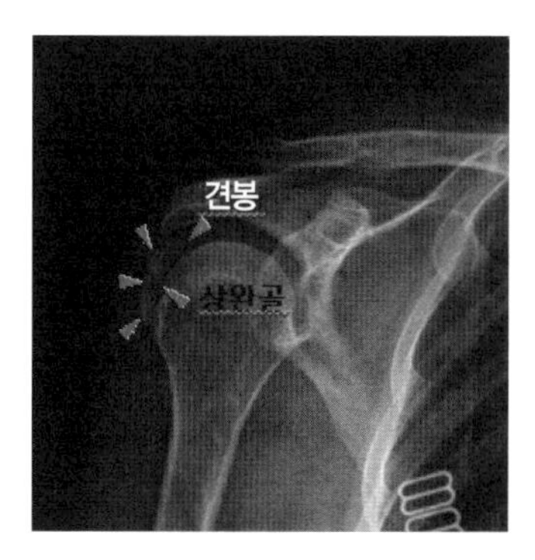

그림 3.6 석회성 건염 엑스레이 사진

통증이 갑자기 찾아오는 것이다.

그림 3.6은 우측 어깨 엑스레이 사진에서 전형적인 석회성 건염 소견이다. 길죽한 강낭콩 모양의 갸름한 석회 덩어리(파란 삼각형)가 보인다.

회전근개 파열

회전근개가 부분파열 되면, 어깨 통증이 주된 증상이지만, 전층파열 이상이 되면, 통증과 함께 근력이 약화되어 팔을 들어올리기 어렵게 된다.

그림 3.7은 회전근개 힘줄극상근 힘줄의 위, 아래가 뚫린 전층 파열의 초음파 소견이다. 위로 볼록하게 있어야 할 극상근 힘줄이 파열되어 아래로 푹 꺼져(파란 삼각형)있다. 정상 소견인 그림 3.8과 비교해보라.

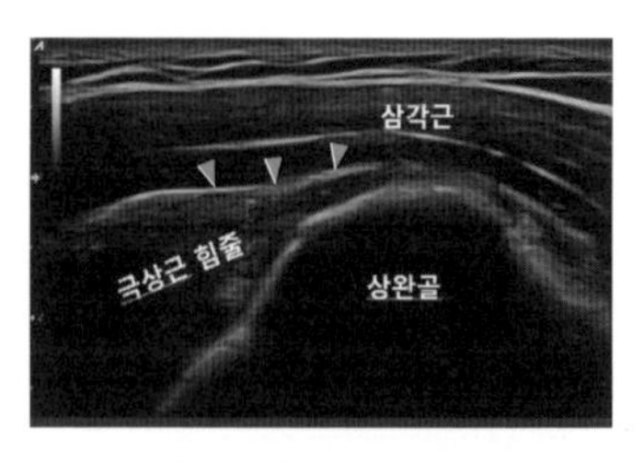

그림 3.7 회전근개 파열 초음파 사진

그림 3.8은 정상 회전근개 힘줄의 초음파 소견이다. 극상근 힘줄이 파열된 그림 3.7과 달리 극상근 힘줄(파란 삼각형)이 위로 볼록하고 극상근 힘줄 내부의 힘줄 섬유가 하얗게 보인다.

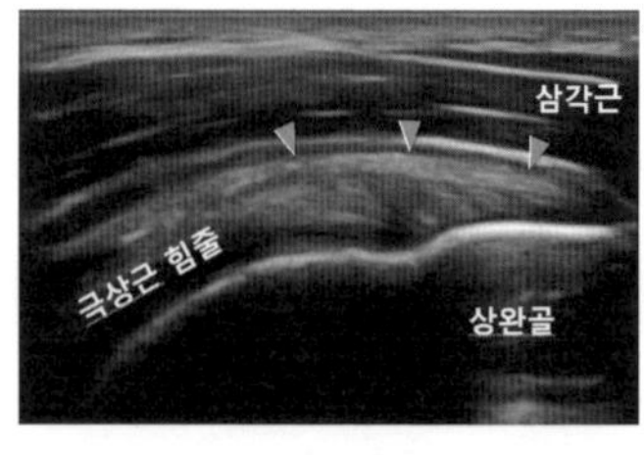

그림 3.8 정상적인 회전근개 초음파 사진

오십견, 도대체 왜, 누구에게 잘 생기나?

오십견 원인, 1차성 vs 2차성

원인은 아직 알려져 있진 않으나, 크게 2가지 추정 가능한 원인으로 나눠볼 수 있다. 1차성 오십견이라는 말은 특별한 이유 없이 생기는 오십견이라는 뜻이고, 2차성 오십견은, 예를 들면, 당뇨병과 같은 다른 질환이 있거나, 회전근개 힘줄이 망가지면서 발생하는 오십견이라는 뜻이다.

1차성 오십견	특별한 이유 없이(예, 외상, 어깨 질환 없이)
2차성 오십견	외상, 질환과 관계있는 경우 a. 전신질환(당뇨병, 갑상선 질환, 고지혈증 등) b. 뇌졸중 후 어깨 마비, 골절 등과 같이 원인이 어깨 외부에 있는 경우 c. 회전근개 손상, 석회성 건염과 같이 원인이 어깨 내부에 있는 경우

오십견, 누구에게 잘 생기나?

❶ 전체 인구의 3~5%가 고생하고 있고, 여자가 남자보다 많다.

❷ 40~70세에서 주로 발생하고, 50대가 가장 많으며, 50대 이상의 퇴행성 변화가 있는 분, 특히, 50세 경 폐경 전후 여성에게 많다.

❸ 20~30%에서 반대쪽 어깨에도 발생한다.

❹ 비우세성non-dominant 팔에서 흔하다. 오른손잡이는 왼팔에 잘 생긴다.

❺ 당뇨병 환자의 28~40%에서 발생한다. 당뇨병 환자는 정상인보다 오십견 발생의 위험이 5배 정도 높고, 양쪽 어깨에 발생하는 경우가 많고 치료도 더디다.

❻ 갑상선 질환, 고지혈증 환자에게 잘 생긴다.

❼ 유방암 수술을 받은 쪽 어깨

❽ 뇌졸중 후 마비된 어깨

❾ 골절 수술, 회전근개 봉합수술을 받은 분

정리하면, 오십견이 가장 많이 발생하는 조건은 50대, 여성, 왼쪽 어깨다.

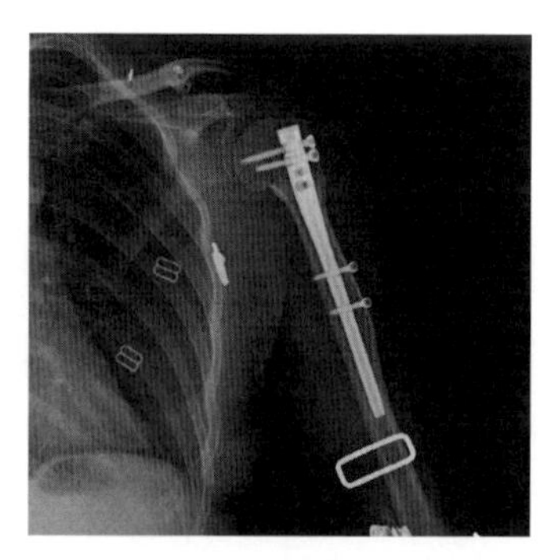

그림 3.9 오십견 환자의 엑스레이 사진

그림 3.9는 좌측 상완골어깨와 팔꿈치 사이에 있는 뼈 골절로 수술을 받은 후 어깨 관절이 굳어지고 아파서 내원한 오십견 환자의 엑스레이 사진이다. 좌측 상완골 안에 철심과 나사못이 박혀 있다.

오십견,
진찰만으로 알 수 있을까?

과녁 없는 명중은 없다

필자는 환자가 직접 작성한 어깨 통증과 관련된 메모지와 다른 병원에서 진료를 받은 환자의 진료기록 및 영상자료를 검토 후 진찰하면서 소통한다. 사실 진찰은 정확한 진단과 치료를 위한 첫 단추로서 내가 가장 중시하는 부분이다.

환자와 대화하며 질문과 답하는 **문진**, 환자의 양쪽 어깨 높낮이 차이, 날갯죽지 뼈의 위치 이상, 거북목, 새우등 및 어깨가 앞으로 말림 유무와 그 정도를 관찰하는 **시진**, 어깨의 통증 양상과 어깨 관절을 움직이고 운동 범위를 체크하면서 눌러서 아픈 곳이 있는지를 확인하는 **촉진**을 한다.

당연한 얘기지만, 어깨가 아프다고 어깨만 진찰하는 것이 아니라 목, 승모근, 머리까지 움직이고 눌러가면서 환자의 불편한 부위을 찾는다. 예를 들면, 목 디스크로 인해서 어깨 통증이나 불편함이 있을 수 있기 때문이다. 정확한 진단이 되어야 치료를 계획할 수 있다.

과녁 없는 명중은 없다.

어깨 진찰만으로 오십견을 알 수 있을까?

짐작할 수 있으나 확정은 어려울 수도 있다. 오십견은 어깨 통증과 함께 어깨 관절 운동범위의 제한이 있는 것이다. 그래서 진찰만으로도 오십견은 어느 정도 가닥을 잡을 수 있다. 오십견만 있는 경우에는 엑스레이 검사에서 별 이상이 없는 경우가 많지만, 석회성 건염, 관절염 등이 동반된 경우도 있기 때문에 기본적으로 하는 검사다. 이어서 회전근개 힘줄 파열 유무를 확인하려면, 초음파나 MRI 검사를 하기도 한다.

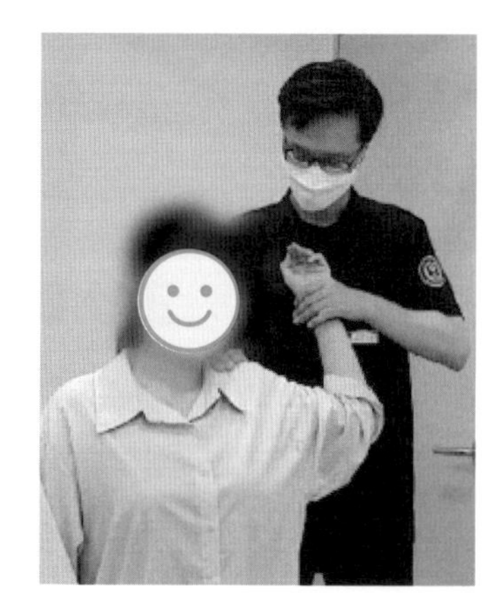

그림 3.10 어깨를 진찰하는 모습

그림 3.10은 내가 어깨를 진찰하는 모습이다. 어깨 관절을 움직여 보는 진찰만으로도 오십견 유무를 짐작할 수 있다. 이때 반대편 정상 어깨 관절도 진찰하여 아픈 어깨가 정상에 비해 어느 정도 문제가 있는지 확인한다. 드물게 동시에 양쪽 어깨에 모두 오십견이 있는 환자도 있다.

오십견이 의심될 때, 어떤 검사가 필요할까?

오십견은 어깨 관절을 둘러싸는 관절막의 염증으로 인해 관절이 굳고 오그라들면서 발생하는 어깨 통증과 운동범위의 제한이 있는 질환이다. 이처럼 오그라든 관절막은 MRI 검사로 확인할 수 있지만, 굳이 그럴 필요는 없다. 어깨 통증을 일으키는 여러 질환이 있기에 이를 배제하기 위해 간단히 할 수 있는 엑스레이, 초음파 검사를 할 수 있다.

엑스레이 검사

골절 여부를 확인하는 것뿐만 아니라, 어깨 관절에 관절염, 석회가 끼어있는지를 확인하는 데 도움되는 검사다. 척추와 관절 통증이 있을 때 기본적으로 하는 검사다.

초음파 검사

나와 같이 척추와 관절을 진료하는 재활의학과 의사에게 초음파 장비의 사용은 필수다. 마치 내과나 소아과 의사가 사용하는 청진기만큼이나 중요하다. 산부인과 의사가 자궁 안에 있는 태아의 상태를 확인하거나 태아의 얼굴을 3차원으로 촬영할 때도 초음파를 사용한다.

이처럼 초음파 검사는 근육, 힘줄, 근막, 인대, 혈관, 신경의 이상 유무와 그 정도를 확인할 때, 실시간으로 상태를 확인할 수 있다. 또한, 가만히 있는 상태에서 검사하는 CT나 MRI와 달리, 어깨 관절을 움직여 가면서 실제로 통증이 발생하는 부위를 직접 확인하는 동적 초음파 검사Dynamic US scan를 할 수 있는 것이 초음파 검사의 큰 장점이다.

초음파 검사는 아프거나 힘든 검사는 아니지만, 검사를 앞둔 환자는 불안하고 긴장되기 마련이다. 그래서 환자와 의사 모두가 가능한 편안한 자세와 안정된 상태에서 검사하는 것은 중요하다. 검사하고 결과를 설명하는 과정에서 의사와 환자가 소통하는 채널이기도 하다.

그림 3.11은 내가 실시간으로 환자의 어깨를 초음파로 검사하는 모습이다. 초음파 검사할 때 환자와 의사가 위와 같은 자세로 하게 되면, 환자와 의사 모두 편안한 자세로 할 수 있고, 같은 시선으로 화면을 보면

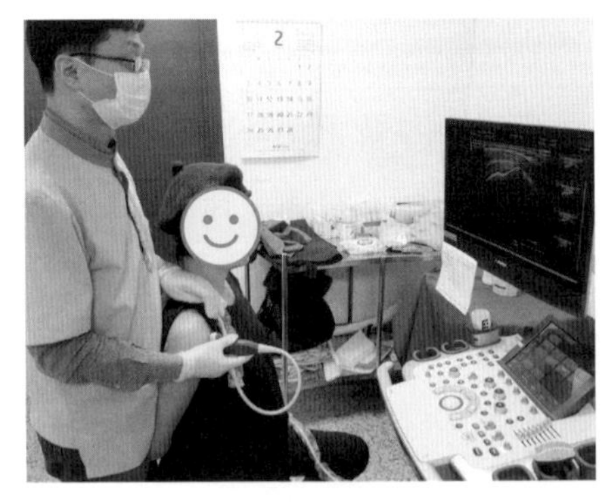

그림 3.11 실시간으로 초음파 검사하는 모습

서 설명하기에 이해하고 공감하기에 좋다.

그리고 주사할 때 초음파를 보면서 하면 정확하게 주사되고 있음을 의사와 환자 모두 볼 수 있기에 서로에 대한 신뢰가 생기고 소통에도 더할 나위 없이 좋기에, 필자는 검사와 주사할 때 초음파를 사용한다.

MRI 검사

오십견의 특징적인 MRI 소견은 앞서 설명한 그림 3.2처럼 어깨 관절을 둘러싸고 있는 관절 주머니 전체가 쪼그라들어 있는 것이다. 그러나 단순히 오십견 유무를 확인하기 위해서 MRI 검사를 할 필요는 없다.

MRI 검사는 2차성 오십견이 의심되는 경우, 오랫동안 잘 낫지 않는 어깨 통증이 있는 경우, 어깨 외상이 있는 경우, 초음파로 보기에 어깨 회전근개 힘줄 파열이 커서 힘줄과 근육의 상태를 정확히 확인하기 위해 필요하다.

오십견, 시간 지나면 좋아지나?

오십견은 2~3년 정도 버티면 대부분 좋아지는 것으로 알려져 있다. 그래서 먹고 살기 어려웠던 시절에는 아픔을 참아가며 낫기를 기다렸고, 50대에 오십견을 겪고나서, 혹시라도 후유증으로 운동 장애가 생기더라도 평균수명이 길지 않았기에 별문제가 없었다.

그러나 100세 시대인 지금은 상황이 달라졌다. 오십견이 잘 낫지 않으면 그 이후에 고생하게 된다. 어깨 통증과 운동 범위 제한으로 인해 일상생활이 불편하고 고통을 견뎌야 하는 등 삶의 질이 나락으로 떨어질 수 있기때문에, 오십견은 초기부터 체계적인 치료와 관리를 받아서 빨리 완치할 필요가 있다.

오십견은 시간이 해결해준다?

오십견은 시간이 해결해주는 것으로 알고 있는 경우가 많다. 문헌에 따라 다르지만, 오십견 환자의 약 70%는 시간이 지나면 좋아진다고 한다. 그러나 재활운동이 부족하거나 적절한 치료를 받지 않으면, 통증은 좋아지나 약 30%에서는 관절 운동 장애가 생긴다고 보고한 문헌도 있다. 그래서 오십견을 대수롭지 않게 생각하고 안이하게 대처하다가 어깨 통증이 심해지면서 일상생활은 물론, 밤잠을 설치며 고생하는 환자가 많다. 그리고 시간 지나면 좋아질 확률 70%, 그렇지 않을 확률 30%는 결과론적인 얘기일 뿐만 아니라, 오십견으로 고생하는 과정은 빠져 있다. 정리하면 2가지 문제점이 있다.

첫 번째는, 어떤 오십견 환자가 시간이 해결해주는 70%에 들어갈지, 운동장애가 생기는 30%에 들어갈지 알 수 없기에 위험 부담이 있는 것이고, 두 번째는 2-3년간 버티는 동안 삶의 질이 심각하게 떨어질 수 있다. 최악의 경우는 2~3년 고생했는데, 운동장애가 발생할 가능성도 있다. 그래서 어깨 통증과 운동 범위 제한으로 인해 일상생활이 불편하고 고통을 견뎌야 하는 등 그 과정이 녹록지 않기 때문에, 오십견 초기부터 체계적인 치료를 받아서 염증과 통증을 줄이는 동시에, 적합한 재활운동을 하여 운동장애 없이 건강한 어깨로 거듭나도록 노력해야 한다.

100세 시대인 요즘은 오십견이 나은 후에도, 수십 년 더 써야 하므로 조기 치료는 다른 질환과 마찬가지로 매우 중요하다. 그래서 어깨 통증이 2주 이상 안정해도 계속되면, 가볍게 여기지 말고 초기에 정확하게 진단받으시기 바란다.

오십견의 자연 경과 3단계

오십견의 자연 경과 3단계를 설명하겠다. 오십견의 일생이라고 할 수도 있겠다.

통증기	염증이 많아지면서 아파서 잠 못 이룬다.
동결기	통증은 좀 덜하나, 어깨 관절막이 두꺼워지고 굳어서 움직임이 작아진다.
회복기	통증이 줄어들고 운동 범위가 늘어나면서 회복하는 시기다.

그림 3.12는 오십견의 시기에 따른 통증과 움직임을 나타내고 있다. 초록색 기간은 통증기, 파란색 기간은 동결기, 회색 기간은 회복기다. 어깨 통증은 동결기에 최고조에 이른다. 운동 범위는 동결기 전체와 회복기의 중반까지 최악이다. 그러나 그 이후부터는 통증이 줄어들고 운동범위는 늘어나면서 점차 회복하는 시기다.

오십견이 발생하여 치료되기까지 약 30개월이 걸린다. 결코 짧지 않다. 적절한 치료를 받지 않으면 운동장애가 남을 수도 있기 때문에 초기부터 확실하게 치료받자.

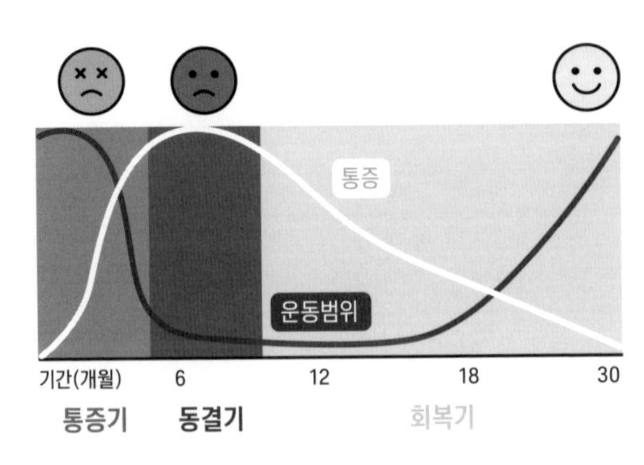

그림 3.12
오십견의 시기에 따른 통증과 관절 운동범위의 변화 양상

오십견 치료법, 셀프재활 + 병원치료

오십견을 짧은 시간내에 완치하기 위해서 필자는 아래 2가지를 함께 한다.

첫 번째는 셀프 재활이다. 이는 가장 기본적인 것으로 환자 본인의 상황이나 시기에 맞는 필요한 재활운동을 잘 배워서 스스로 실천하는 것으로 일명, '환자 맞춤형 운동법'이라고도 한다. 잘 안 되는 동작만 집중적으로 연습하는 것이다.

두 번째는 병원에서 치료를 병행하는 하는 것이다. 이는 어깨가 아파서 혼자 운동하기 어려울 때, 적절한 치료를 받아서 스스로 운동할 수 있는 환경을 만드는 것이다.

이 2가지를 잘 병행하면 어깨 통증과 치료 기간을 줄여서 덜 고생하고 삶의 질을 좋게 할 수 있다. 공부하는 것과 거의 같다고 보면 된다.

학교에서 배운 것을 스스로 익혀서 내 것으로 만드는 과정이다. 필자는 환자분들께 이러한 상황을 '물고기 잡는 방법을 확실히 알아가는 과정'이라고 설명한다.

오십견은 어깨 관절막의 염증으로 인해 통증이 생기고, 섬유화로 인해 두꺼워지고 오그라들면서 굳어가는 질환이므로, 관절막의 염증을 줄이고 부드럽게 하는 것이 치료의 핵심이며, 이를 통해 통증을 완화하고 정상 관절 운동 범위를 회복하는 것이 목적이다.

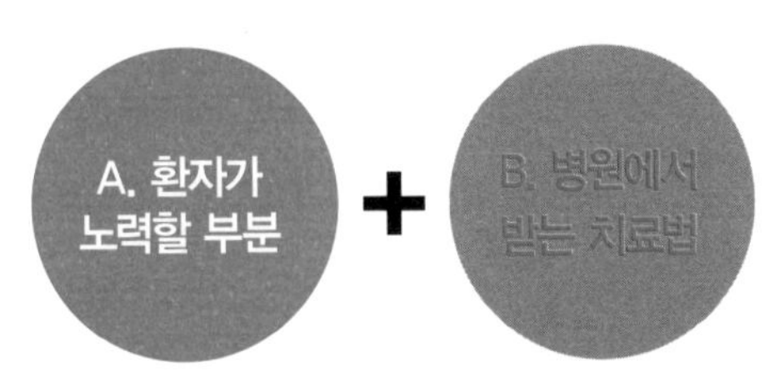

그림 3.13 오십견 치료의 2가지

그림 3.13은 오십견 치료의 2가지다. 핵심은 환자 스스로 꾸준히 어깨 관절을 스트레칭하는 것이다. 그러나 그것만으로는 너무 오래 걸리고 심지어 완전하게 회복이 안 될 수도 있기에, 동시에 병원의 도움을 받아서 빠른 시간 안에 완치하는 것이 목표다.

지금부터 A와 B에 대해서 설명하겠다.

운동 재활치료가 약이다. 스트레칭법 5가지

먼저 환자 스스로 노력할 부분이다. 가장 기본적이면서도 중요하므로, 환자 개인의 상태에 맞게 정확하게 배워서 실천하자. 어깨 관절막에 염증이 생기면서 쪼그라든 관절막이 두꺼워지고 굳어버리면 관절막을 늘리기 어려워진다. 그래서 초기부터 더 굳기 전에 관절막의 앞, 뒤, 아랫부분을 집중적으로 늘려야 한다. 잘 안되는 동작을 집중적으로 스트레칭한다.

맨손으로도 할 수 있기에 벽, 문고리, 문틀을 잡고 할 수 있으며, 막대기나 수건을 이용해서 할 수 있는 등 일상생활 속에서 혼자서 충분히 가능하다. 스트레칭 하기 전에 핫팩, 사우나, 욕조에서 뜨거운 물로 충분히 어깨 관절을 이완하고 풀어준다. 그러면 굳어 있던 어깨 관절이 마치 엿가락처럼 잘 늘어나서 운동하기 수월할 것이다.

혼자서 하는 오십견 스트레칭법 5가지

지금부터 혼자서 하는 오십견 스트레칭법 5가지를 설명하겠다.

❶ 책상이나 침대에 손을 얹어놓고 팔 앞으로 쭉 뻗기(전방 굴곡)

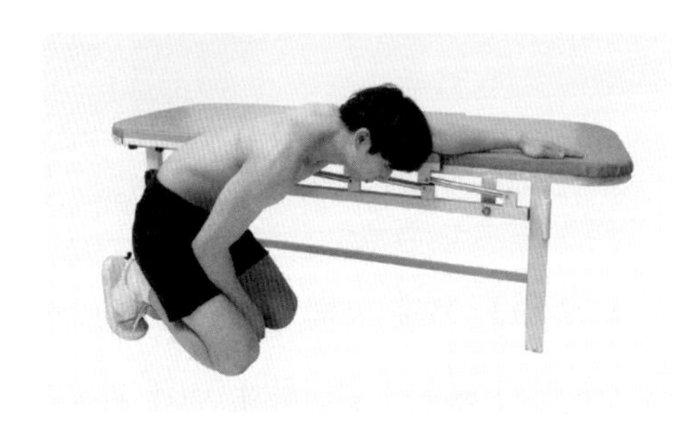

그림 3.14 팔을 앞으로 들어올리기

그림 3.14는 팔을 앞으로 들어올리기다. 테이블 옆에 앉아서 아픈 팔을 테이블에 올린다. 상체를 천천히 숙이면서 손을 앞으로 뻗어서 10초간 유지한다. 그리고 다시 원래 위치로 돌아온다. 10회 반복, 3세트 한다. 참고로 식탁이나 책상 앞에 앉아서 엎드리듯이 팔을 쭉 뻗어도 된다.

주의 어깨 관절이 많이 굳은 경우에는 조금만 움직여도 통증이 심하기 때문에 처음에는 상체를 덜 숙이고, 통증을 견딜 수 있으면 점차 많이 숙인다.

② 양손을 뒤로 해서 막대기를 잡고 올리기(후방 내회전)

그림 3.15는 양팔을 뒤로 해서 팔꿈치를 펴고 막대기를 잡은 뒤, '열중쉬어' 하듯이 양손을 허리 쪽으로 들어 올리는 것이다. 이때 아픈 팔은 건강한 팔의 도움을 받아서 올린 다음, 10초간 유지한다. 천천히 들어 올리고 내린다. 10회 반복, 3세트 한다.

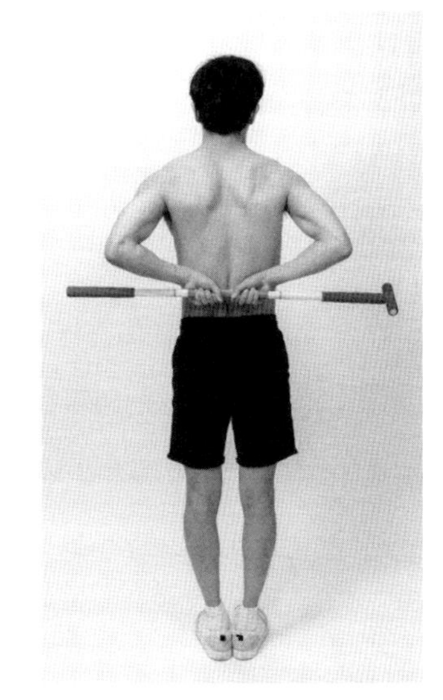

그림 3.15
양손을 뒤로 해서 막대기 잡고 올리기

③ 허리 뒤에서 막대기 잡고 위로 당기는 스트레칭(내회전 + 신전)

그림 3.16은 허리 뒤에서 아픈 팔로 막대기의 아랫부분을 잡고 건강한 팔로 막대기의 윗부분을 잡는 모습이다. 건강한 윗팔을 천천히 들어 올리고, 아픈 아래팔은 천천히 딸려 올라간다. 이어서 10초간 유지 후 천천히 내린다. 10회 반복, 3세트 한다.

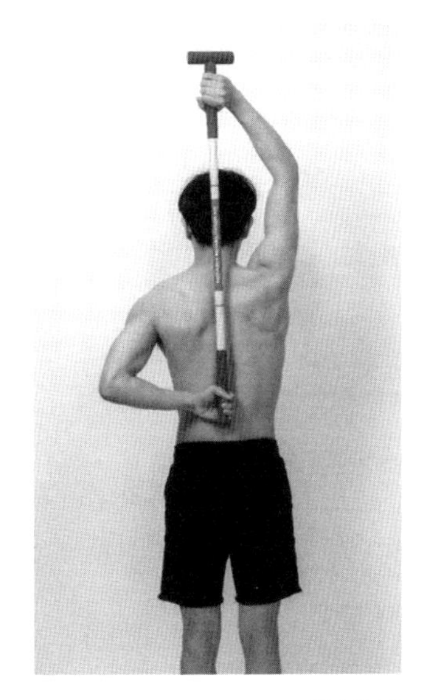

그림 3.16
허리 뒤에서 막대기 당기는 스트레칭

❹ 아픈 팔을 바깥쪽으로 돌리기(외회전)

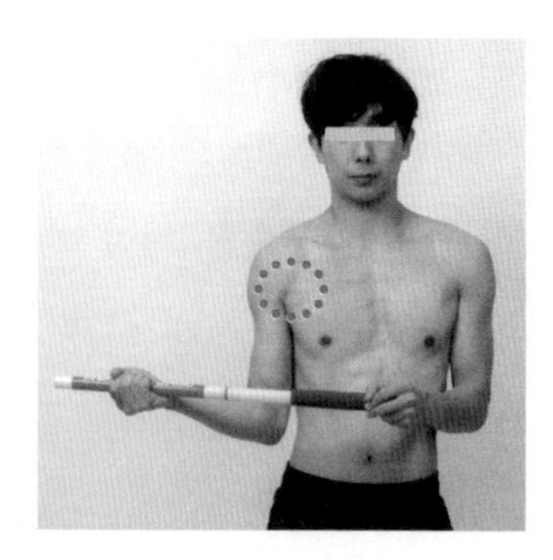

그림 3.17 팔을 바깥쪽으로 돌리기

그림 3.17은 양손을 앞에 놓고 양쪽 팔꿈치를 90° 구부려서 막대기의 양쪽 끝을 잡는 모습이다. 양쪽 팔꿈치를 몸에 붙인 채, 건강한 왼팔로 막대기를 오른쪽으로 밀면, 아픈 오른팔이 바깥쪽으로 돌아가는 외회전이 되면서 우측 어깨의 앞쪽 관절막(파란 점선 타원)이 스트레칭 된다. 이어서 10초간 유지한다. 10회 반복, 3세트 한다.

주의 팔꿈치를 몸쪽으로 최대한 붙이자.

❺ 벽 모서리에서 하는 스트레칭(외전+ 외회전)

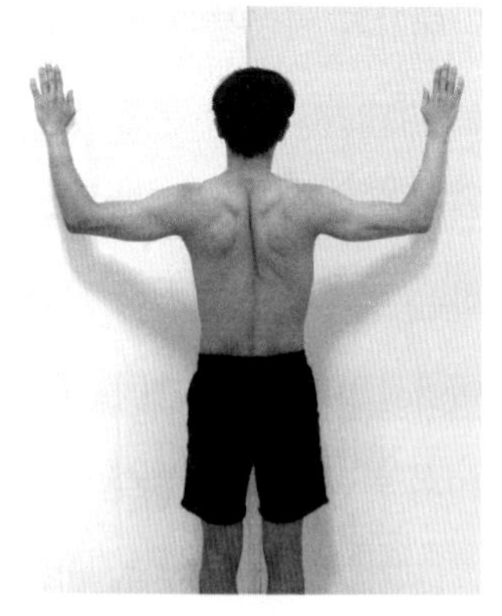

그림 3.18 벽 모서리에서 하는 스트레칭

그림 3.18은 양쪽 벽 사이의 코너에서서 양 팔을 옆으로 들고 팔꿈치는 90°로 구부린 채, 양손은 각각 벽을 짚고 자세를 잡는 모습이다. 몸통을 코너 쪽으로 천천히 기대어 가슴과 어깨 관절이 스트레칭 됨을 느끼고 20초 멈춘 후 다시 원래 위치로 돌아온다. 10회 반복, 3세트 한다.

병원에서 받는 오십견 치료법 6가지

오십견 환자는 아래에서 설명할 6가지 치료법 전부를 항상 받는 것이 아니고, 환자 개인의 상태에 따라서 치료 종류와 횟수, 용량 등을 결정하는 철저히 개인 맞춤형 치료가 되어야 한다. 예를 들어, 오십견 환자 100명이 있으면 오십견으로 진단된 공통점 외엔 개별적으로 조금씩 차이가 있다. 그러므로 공통분모에 해당하는 부분은 기본적인 루틴routine치료를 하지만, 나머지 개별적인 차이는 디테일까지 챙겨야 치료를 성공적으로 마무리할 수 있다.

그래서 정확한 진단은 물론, 통증의 정도, 관절의 운동 범위 제한 정도, 당뇨병과 같은 내과적 질환의 유무와 정도에 따라 치료의 종류, 횟수, 정도가 달라지므로, 주치의와 정확하고, 세밀한 소통을 해야 한다.

오십견의 6가지 치료법

지금부터 오십견의 6가지 치료법에 대해서 하나씩 설명하겠다.

❶ 약물, 물리치료

약물치료는 염증과 통증을 줄인다. 오십견 초기와 중기까지는 염증과 통증이 계속되는 상태이므로, 이를 완화하기 위해 주로 비스테로이드성 진통소염제를 복용하고 통증이 줄어들면 용량을 줄이거나 끊을 수 있다. 한편, 통증으로 인한 수면장애가 있으면 수면제, 항우울제를 복용할 수도 있다.

한편, **물리치료는 열치료, 전기치료, 초음파 치료 등으로 어깨 관절을 둘러싸고 있는 근육, 인대를 말랑하게 할 수 있다.** 핫팩, 초음파, 전기치료 등의 물리치료는 근육, 근막, 관절을 이완하여 통증 완화에 도움이 되고 스트레칭 효과를 좋게 하기도 한다.

❷ 어깨 관절과 신경주위에 주사치료

연골주사: 어깨 관절에 하는 기름칠

연골주사의 2가지 역할은 윤활과 소염작용이다. 이를 통해 어깨 관절을 부드럽게 하고 통증을 줄여준다. 오십견이나 어깨의 퇴행성 관절염이 있을 때 효과적이고 안전하게 사용할 수 있다. 주사약의 성분은 무릎에 맞는 연골주사와 같은 히알우론산Hyaluronic acid이다. 무릎과 어깨 관절에 연골주사는 모두 건강보험이 적용되는 치료로서, 1주 간격으로 총 3회 맞는다.

그림 3.19는 내가 초음파로 보면서 어깨 관절에 주사하는 모습이다.

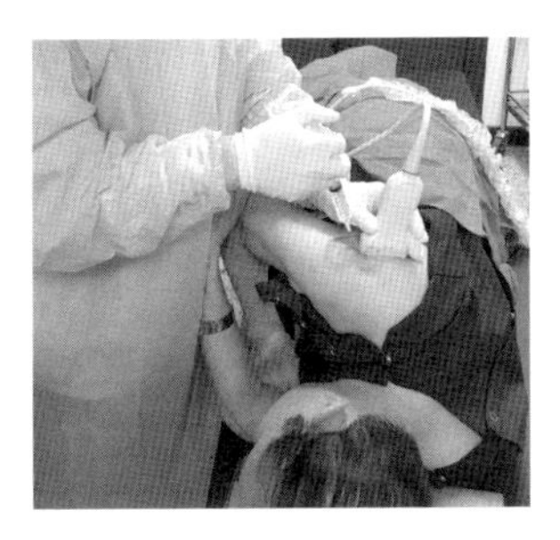

그림 3.19 어깨 관절에 주사하는 모습

스테로이드 주사: 잘 쓰면 약, 못 쓰면 독

세칭 '뼈주사'라고 한다. 그런데 뼈에 직접 맞는 주사가 아니고 무조건 나쁜 주사도 아니다. 염증과 통증이 심할 때, 스테로이드 주사를 맞으면, 염증으로 인한 통증을 효과적 줄일 수 있다. 그래서 환자 스스로 운동을 잘 할 수 있는 환경을 만들어 드리는 훌륭한 치료법이 될 수도 있다.

어깨 한 부위당 1년에 3회 정도 맞을 수 있다. 그 이상 맞으면 관절이나 힘줄에 퇴행성 변화를 유발하므로 여러 병원을 다니면서 주사를 맞지 않도록 주의하자. 그래서 잘 쓰면 약, 못 쓰면 독이다.

정확한 주사치료를 위해 초음파로 보면서 하는 것이 중요하고 당뇨병이나 녹내장이 심한 환자는 스테로이드 주사를 맞기 전에 내과, 안과 주치의와 먼저 상의 후 주사 여부를 결정하면 된다. 설령, 스테로이드 주사로 혈당이 올라갈 수 있으나 대개 2주 이내에 정상화되므로 크게 걱정하지 않아도 된다. 그래도 신경이 쓰인다면 혈당을 내리는 약을 일시적으로 늘려볼 수도 있다.

온찜질이나 스트레칭 등의 물리치료로 관절 운동범위의 회복이 더딘 경우에는 어깨 관절에 스테로이드주사를 맞을 수 있다. 주사 한 번으로도 증상이 좋아지는 경우도 있지만, 주사 후에도 스트레칭을 적극적으로 해야 함을 명심하자.

신경차단술, 신경을 차단한다고?

어깨 관절에 있는 신경 중 하나인 상견갑신경Suprascapular nerve은 어깨 부위의 감각을 느끼고 움직임의 일부를 담당하고 있기에, 이 신경을 치료하는 것은 어깨 통증 조절에 매우 중요하다.

'신경차단술'은 통증을 조절할 목적으로 흔히 사용하는 주사치료법이다. 언뜻 듣기에는 신경을 잘라내는 듯한 느낌으로 좀 겁나는 얘기처럼 들릴 수 있으나, 실제로는 그렇지 않다. 견갑 신경차단술은 견갑 신경 주변에 주사하는데 단기와 장기 효과가 있다. 단기적으로 어깨 통증을 뇌Brain와 같은 중추신경계로 전달하는 것을 억제해 통증을 줄이고, 장기적으로는 어깨 관절 안쪽에 있는 통증 유발물질을 줄여서 통증을 줄인다. 그래서 견갑 신경차단술은 단기 및 장기적 관점에서 어깨 통증 조절에 중요한 치료법 중 하나다. 신경차단술에 사용하는 주사약의 성분은 생리 식염수 5ml와 부분 마취제치과에서 마취할 때 주로 사용하는 주사제 1ml로서 안전한 약제에 속한다.

그림 3.20은 72세 남성이 오십견으로 인한 통증이 너무 심해서 어깨 관절에 수압 팽창술을 받은 뒤, 이어서 어깨 관절을 지배하는 견갑 신경을 초음파로 확인하면서 신경차단술을 받는 모습이다.

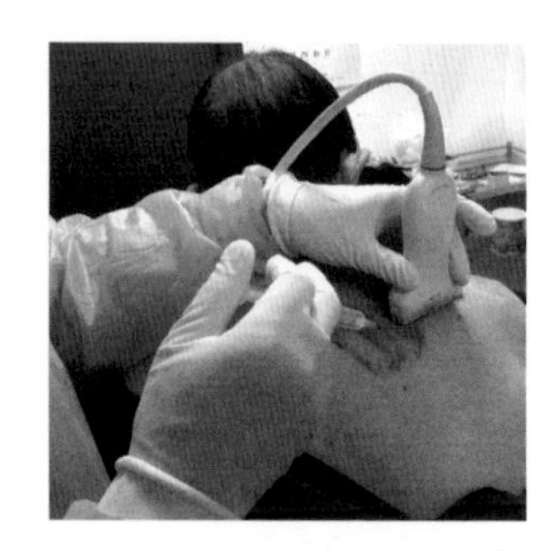

그림 3.20 신경차단술을 받는 모습

수압 팽창술Hydraulic distension: 두꺼워지고 오그라든 어깨 관절막을 늘리는 치료법이다.

오십견으로 인해 어깨 관절 주머니가 쪼그라들어서 운동 범위 제한이 있을 때, 생리 식염수를 어깨 관절 안에 주입하여 관절 주머니를 늘리는 시술이다. 초음파를 보면서 해야 하는 수압 팽창술은 생리 식염수를 주사하면서 관절 주머니가 늘어나는 것을 실시간으로 확인할 수 있다.

어깨 관절 주머니가 많이 굳은 환자는 식염수를 주사할 때 저항이 심해서 잘 들어가지 않고 심한 통증을 느끼는 경우가 많다. 하지만, 주사 후 관절막이 늘어나면 통증이 줄어들고 운동범위는 더 늘어난다. 이어서 물리치료, 셀프 스트레칭 및 재활운동치료를 함께하면 어깨 관절의 운동범위를 늘리는 데 더 효과적이다. 치료 후 좋아지는 속도가 더딜 때 한두 번 더 치료하기도 한다.

그림 3.21은 오십견으로 고생하는 56세 여자 환자분의 초음파 사진이다. 오십견으로 어깨 관절막이 굳어서 좁아진 상태(하얀 삼각형 사이 공간)다.

그림 3.22는 그림 3.21과 같은 환자에게 수압팽창술을 시행한 직후의 사진이다. 어깨 관절 안으로 생리 식염수를 주사해, 관절막을 팽창시켜

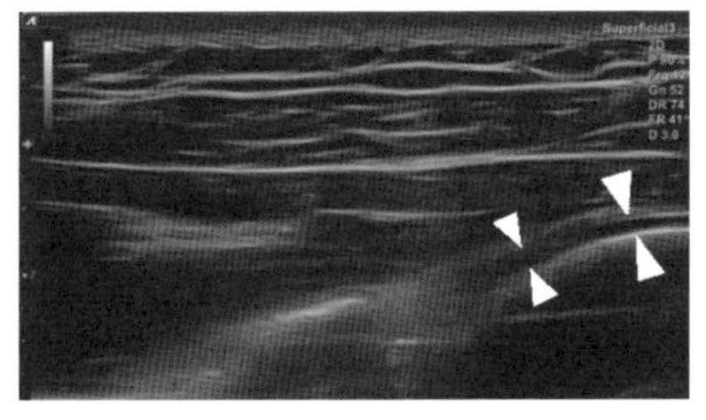

그림 3.21 오십견으로 고생하는 환자의 초음파 사진

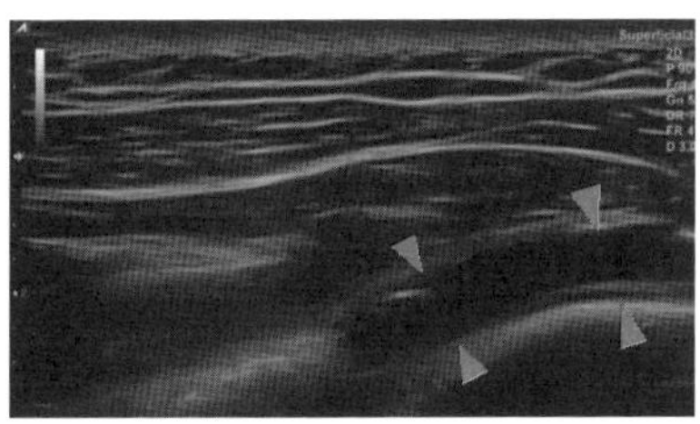

그림 3.22 환자에게 수압팽창술을 시행한 직후의 사진

서 관절막이 크게 벌어진 상태(파란 삼각형 사이 공간)다. 이후에 어깨 관절의 통증이 줄어들고, 움직임이 한결 부드러워졌다.

③ 체외충격파 치료, 타이밍과 디테일이 중요하다

오십견 환자를 체외충격파 치료만으로 치료하기에는 부족하다. 오십견은 관절막에 염증으로 인해 통증이 생긴 것이고, 관절막이 굳으면서 운동 범위에 제한이 생긴 것인데, '과연 체외충격파 치료가 효과가 있을까?'라는 질문을 여러 의사들로부터 받곤 한다.

효과적인 체외충격파 치료가 되려면, 환자의 상태에 따라 충격파 종류, 타이밍, 횟수, 치료 간격, 타수, 치료 부위(근육, 힘줄, 근막 등)가 정해지고, 치료가 진행되는 상황에 따라 달라질 수도 있기에 의사와 환자의 세밀한 소통이 필요하다.

환자분들이 이해하기 쉽게 한 가지 예를 들면, 어깨 통증이 좀 가라앉았으나, 운동범위 제한이 주된 문제일 때, 방사형 체외충격파로 어깨 관절 주변을 구성하는 근육과 근막을 풀어주는 치료가 도움이 될 수 있기에, 필자도 이 타이밍에 여러 상황을 고려하여 체외충격파 치료 여부를 정하고, 하게 되면 치료 부위, 치료 횟수, 타수 등을 결정한다.

이러한 상황과 타이밍이 맞지 않는 상태에서 하는 체외충격파 치료는 효과가 떨어질 수밖에 없다. 가끔 환자분들이 "그거 아프기만 하고 효과 없더라고요" 하는 이유다. 오십견 환자에게 체외충격파 치료는 약물치료, 주사치료, 물리치료, 재활 운동치료와 함께할 때, 시너지 효과를 볼 수 있다. 당연한 얘기지만, 체외충격파 치료는 환자 상태를 가장 잘 아는 주치의가 직접 하는 것이 제일 좋기에 필자는 가급적 직접 치료한다.

체외충격파 치료의 효과를 입증하는 근거

체외충격파 치료의 단기간 치료 효과가 스테로이드 약물, 주사치료보다 낫다는 보고도 있기에 하나의 보완적 치료가 될 수도 있다.

오십견 환자 치료에 체외충격파 치료가 효과적이라는 논문 2편을 간략히 설명한다.

〈Extracorporeal shockwave therapy improves short-term functional outcomes of shoulder adhesive capsulitis〉

첫 번째 논문은 오십견 환자에게 체외충격파 치료를 했더니 단기간(12주) 동안에 어깨 기능이 좋아졌다는 내용이다. 오십견 환자에서 스테로이드 알약을 먹은 그룹과 체외충격파 치료를 받은 그룹을 12주 동안 비교했다. 체외충격파 치료를 받은 그룹이 스테로이드를 먹은 그룹보다 어깨 통증과 일상생활 동작에서 좀 더 좋아졌다. 그래서 체외충격파 치료가 하나의 대안적 치료법이 될 수 있다.

그림 3.23은 독일 울프사의 피에조형 체외충격파 장비를 이용해 오십견 환자를 치료 중인 내 모습이다. 충격파로 치료하는 시간은 환자와 소통하는 매우 중요한 타이밍이다.

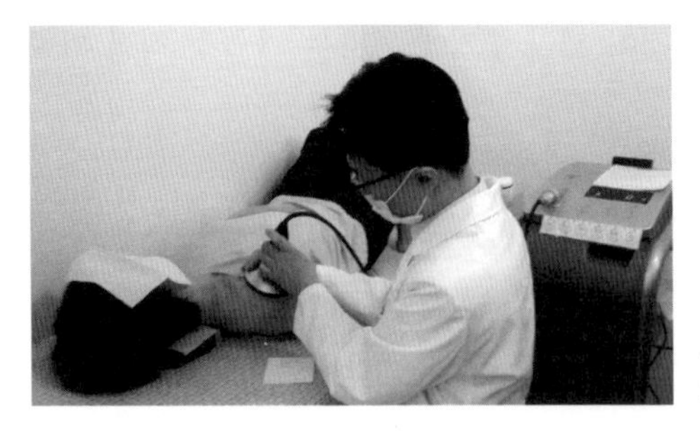

그림 3.23
체외충격파 장비를 이용한 치료 모습

〈Effectiveness of radial extracorporeal shock-wave therapy versus ultrasound-guided low-dose intra-articular steroid injection in improving shoulder pain, function, and range of motion in diabetic patients with shoulder adhesive capsulitis〉

두 번째 논문은, 당뇨병이 있는 오십견 환자에서 저용량 스테로이드 주사치료와 방사형 체외충격파 치료 효과를 비교한 내용이다. 치료 시작 후 12주에 보니 체외충격파 치료를 받은 환자가 스테로이드 주사를 맞은 환자보다 어깨 통증과 어깨 관절 운동 범위가 더 좋아졌다. 따라서 방사형 충격파 치료가 당뇨병이 있는 오십견 환자의 치료에 대안이 될 수도 있다.

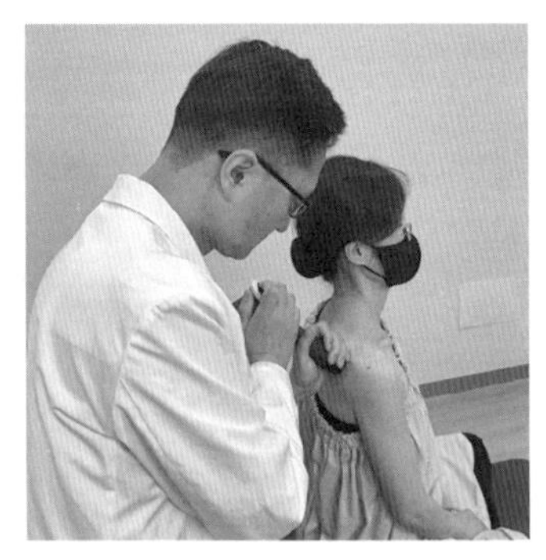

그림 3.24
방사형 체외충격파 장비를 이용한 치료 모습

그림 3.24는 스톨츠사의 방사형 체외충격파 장비를 이용해 오십견 환자를 치료 중인 내 모습이다. 우측 어깨 뒤쪽의 상부 승모근, 극상근, 극하근과 근막을 풀어주는 체외충격파

치료를 하고 있다.

❹ 도수 재활치료, 근육, 근막과 관절막을 풀어준다

오십견 환자는 스스로 스트레칭을 열심히 해야 한다. 그러나 환자 스스로 스트레칭하는 경우, 통증 때문에 충분한 스트레칭이 안 되는 경향이 있어서 의사나 물리치료사 등의 도움을 받아서 수동적 스트레칭을 하는 것이 더 효과적일 수 있다. 이렇게 도수 재활치료를 통해 어깨 관절의 운동 범위가 늘어나고 통증은 줄어들며, 고유수용감각Proprioception과 신경근육조절Neuromuscular control 능력이 좋아져서, 어깨 관절이 훨씬 매끄럽고 안정적으로 움직일 수 있게 된다. 도수치료를 받기 전에 핫팩으로 굳은 어깨를 풀어 놓으면, 치료받을 때 덜 아프고 치료 효과를 높일 수 있다.

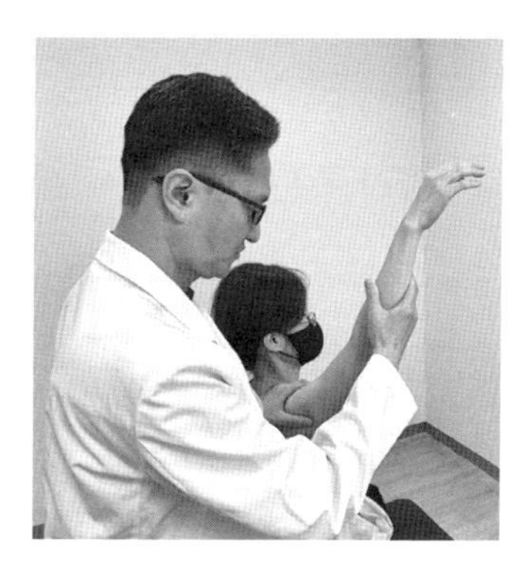

그림 3.25 도수 재활치료를 하는 모습

그림 3.25는 내가 직접 오십견 환자의 근육, 근막, 관절 주머니를 늘리기 위한 스트레칭과 저항운동을 적절히 배합해 도수 재활치료를 하고 있는 모습이다.

❺ 관절 수동술, 어떨 때 하는지? 위험성은?

브리즈망Brisement, 마취하 도수조작법Manipulation Under Anesthesia,

MUA이라고도 한다. 짧은 시간 안에 오십견의 증상을 좋게 하는 효과적인 치료법이다. 앞서 설명했듯이 오십견이 저절로 좋아지는 데 걸리는 시간이 평균 2년인데, 이 치료법으로 치료 기간을 1개월 정도로 단축할 수 있는 장점이 있다.

이 치료는 오십견 초기에 바로 하지 않는다. 내가 생각하는 이 치료의 대상 환자는 오십견으로 셀프 재활운동을 열심히 하고 다른 치료를 받았음에도 불구하고, 통증과 운동 범위가 좋아지지 않고 어깨 관절이 그대로 굳어 있는 환자다. 이때가 치료 타이밍이다. 치료법은 간단하다. 어깨 관절 부위를 부분 마취한 후, 환자와 대화하면서 치료한다. 그래서 필자는 수면 마취를 하지 않는다.

관절 수동술의 위험성

모든 치료에는 장점뿐 아니라 위험성도 있다. 65세 이상의 여성은 골다공증의 가능성이 있기에, 치료 전에 골밀도 검사를 하여 골다공증 여부를 확인해, 그 정도가 심한 환자는 치료 시 골절의 위험이 크므로 다른 치료법을 선택한다. 그 밖에도 신경, 근육, 연골 손상 등의 위험성이 있기에 경험이 풍부한 숙련된 의료진의 손길이 필요하다.

참고로 이 치료법은 한쪽 어깨에 두 번 하는 일은 거의 없다고 보면 된다. 내가 20년 동안 진료하면서 한쪽 어깨에 2번 치료한 경우는 거의 손을 꼽을 정도다. 조금 다르긴 하지만, 한쪽 어깨에 두 번 치료했던 환자 한 분이 기억난다. 이분은 다친 적 없이 50대 초반에 시작된 오십견(1차성 오십견)이 악화되어 한 번 치료받고 완치되었다. 그런데 그로부터 몇 년 후, 같은 어깨를 다친 후 굳어진 오십견(2차성 오십견)으로 내원해 치료 후 회복했다.

그림 3.26은 오십견으로 오른쪽 어깨가 6개월 이상 심하게 굳어 있던 환자에게, 필자가 관절 수동술을 한 직후, 환자의 오른팔을 들어서 귀 옆에 붙인 모습이다. 오십견이 있던 오른쪽 어깨의 운동 범위가 왼쪽 어깨와 같이 정상으로 회복되었음을 볼 수 있다.

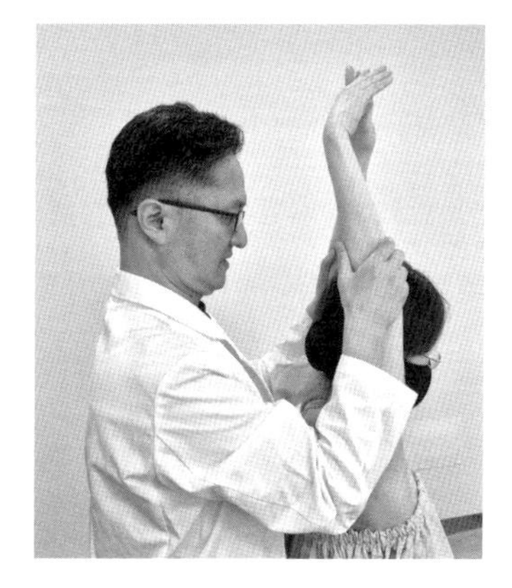

그림 3.26
어깨 관절에 관절 수동술을 한 직후 모습

위의 5가지 치료법을 통합하여 필자가 재구성한 6번째 치료법이 이어서 소개하는 'MSR' 치료법이다.

① 보존적 치료
•약물 치료
•물리 치료
•주사 치료
② 매직 어깨 재활
MSR
③ 수술
•내시경 수술

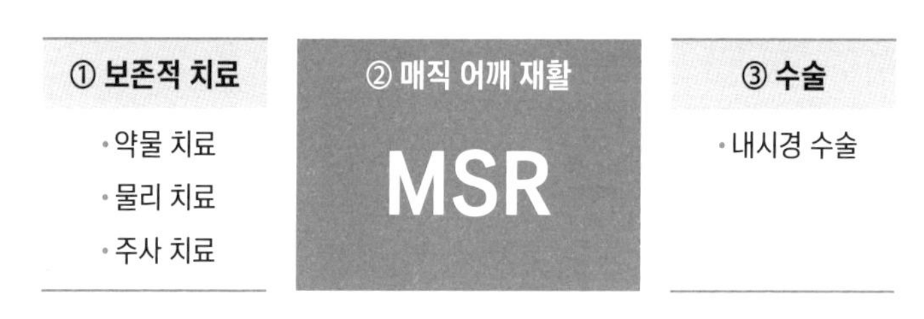

그림 3.27 'MSR' 치료법

그림 3.27처럼 오십견 환자에게 왼쪽에 있는 보존적 치료를 했는데 뚜렷한 호전이 없고, 그렇다고 오른쪽에 있는 내시경으로 관절막을 풀어주는 수술을 할 정도는 아닐 때, 필자는 가운데에 있는 매직 어깨 재활MSR 치료를 한다.

❻ MSR 치료란?

내가 만들어낸 Magic Shoulder Rehab매직 어깨 재활의 머리글자를 따서 만든 줄임말이다. 심한 오십견을 단시간 내에 좋아지게 하는 포괄적 치료로, 모두 7가지 치료법으로 구성되어 있다. 신경차단술, 수력분리술, 수압팽창술, 도수재활치료, 체외충격파 치료, 고주파 신경치료, 마취 후 관절수동술 중에서 환자에게 필요한 치료법을 선택한다. 오십견으로 인한 염증과 통증을 줄이는 치료와 굳어진 어깨 관절을 풀어서 정상화하는 통합 어깨 재활치료법이다. 아래 2가지 사진은 필자가 신경차단술과 고주파 신경치료 하는 모습이다.

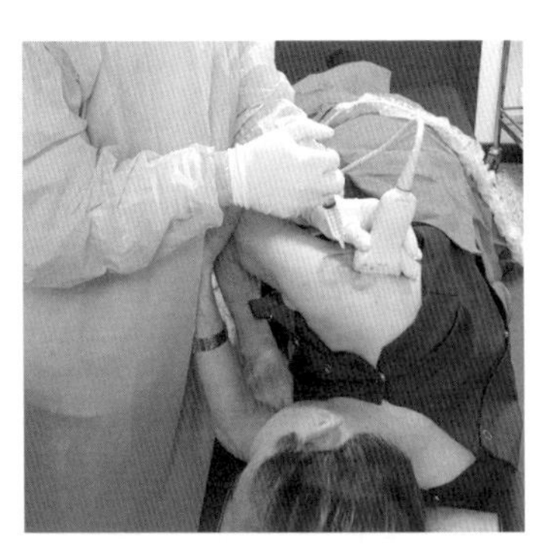

그림 3.28 신경 주위에 주사치료를 하는 모습

그림 3.28은 내가 어깨 관절에 분포하는 신경을 초음파로 보면서 신경 주위에 주사치료를 하고 있는 모습이다.

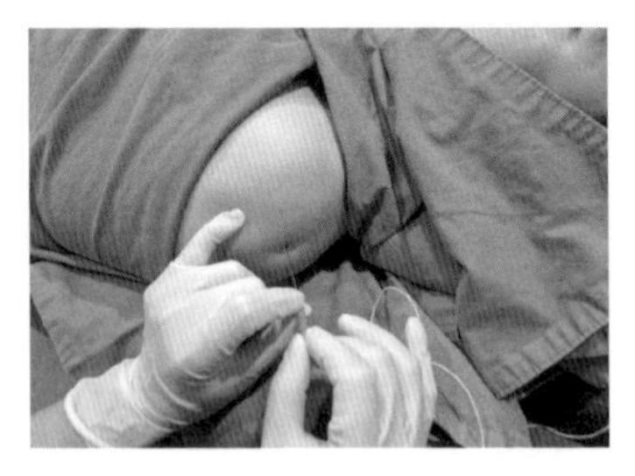

그림 3.29 고주파 신경치료를 하는 모습

그림 3.29는 오십견으로 고통받고 있는 환자의 좌측 어깨 관절에 분포하는 신경에 고주파 신경치료를 해서 통증을 줄이는 시술을 하는 모습이다.

오십견, 오해와 진실 8문 8답

Q1. 밤에 자다가 어깨가 아파서 깰 정도였는데,
주사 맞고 한결 편해졌는데, 재활운동을 해야 하는지?

그렇다. 지금이 셀프 재활로 어깨 관절막을 늘려주는 운동을 본격적으로 할 때다. 주사치료로 극심한 통증인 급한 불을 어느 정도 껐다면, 제대로 운동 할 수 있는 가장 좋은 타이밍이므로 병원에서 배운 재활운동을 수시로 하자. 화상을 입지 않을 정도의 따끈한 핫팩, 사우나 등으로 어깨 관절을 풀어주면, 굳어 있는 어깨 관절막과 근육이 부드러워져 덜 아프게 스트레칭 할 수 있다.

Q2. 오십견으로 어깨 주사를 맞았는데,
좀 나은 듯하다가 계속 아프다 어떻게 해야 할까?

주사 한 번으로 오십견이 다 낫지 않을 수도 있다. 앞서 설명한 것처럼 1~3년 걸린다. 정확한 진단이 오십견이 맞으면, 가장 중요한 셀프 재활운동을 기본적으로 하면서 담당 주치의와 상의하시라.

어깨 관절막의 염증으로 인한 통증이라면 소염제를 복용하거나 타이밍 봐서 주사를 맞을 수도 있고, 어깨 관절막과 주변 근육이 굳어 있다면 도수치료, 체외충격파 치료 등으로 풀어줄 수도 있으니 담당 주치의와 상의해 치료 방향을 결정하면 된다.

그런데 어깨 통증이 계속되면 오십견만 있는지, 다른 동반된 질환이 있는지 확인이 필요하다. 예를 들어, 회전근개 파열, 석회성 건염, 어깨 관절염, 심지어 목디스크 등이 동시에 있는 경우도 있다. 어깨 통증으로 치료를 받아도 좋아지지 않거나, 좀 나아지다가 다시 아프면, 정확한 진단이 우선이다. 과녁 없는 명중은 없음을 명심하자.

Q3. 골프, 수영, 테니스 같은 운동 해도 되나?

오십견만 있을 때는 운동 종류에 대한 제한은 거의 없다. 어깨 관절이 심하게 굳지 않았다면 골프는 별 지장이 없는데, 손이 머리 위로 올라가는 동작이 많은 수영과 테니스는 어려움이 따를 수 있다. 그렇다고 못할 정도는 아니고 좀 아프고 불편할 뿐이다.

그런데 오십견과 회전근개 힘줄 파열이 동반되어 있을 때는 주의해야 한다. 우선적으로 힘줄이 파열되지 않도록 주의하면서 오십견을 먼저 치료하여 관절 운동범위를 정상화해야 한다. 이어서 회전근개 파열을 치료한다. 파열의 정도에 따라 치료방법(수술 또는 비수술)이 달라지기 때문에 주의해야 한다. 특히, 약해진 근력을 강화한다고 무리하게 근력강화운동을 하면 오히려 파열된 힘줄이 더 찢어지는 불상사가 생길 수 있기 때문에, 주치의와 상의해 운동여부, 종류, 방법을 결정해야 한다.

Q4. 오십견 의심될 때, MRI 찍어야 하나?

꼭 그렇지는 않다. 어깨 관절이 굳는 오십견은 진찰만으로도 약간의 감을 잡을 수 있고, 의심되는 부분은 엑스레이, 초음파 검사로 석회성 힘줄염, 회전근개 파열 유무와 정도를 어느 정도 확인할 수 있다.

그러나 오십견과 함께 회전근개 힘줄 파열, 연골 손상 등의 질환이 동반되거나 별개로 있을 수 있다. 이런 경우에는 어깨 관절에서 발생할 수 있는 여러 질환의 유무와 정도를 확인하기 위해서는 MRI 촬영이 필요할 수도 있다. 예를 들어, 초음파 검사에서 회전근개 힘줄이 전층 파열이 있다면, 파열된 근육과 힘줄의 정확한 상태를 확인하기 위해서 MRI 촬영이 필요하다. 왜냐하면, 파열된 근육과 힘줄이 어느 정도 떨어져 갔는지, 남아있는 근육의 양과 질 등에 따라 향후 치료법이 달라질 수 있기 때문이다.

Q5. 오십견 심할 때 잠자는 자세는?

오십견으로 어깨 관절이 많이 굳어 있으면, 어깨가 눌리거나 조금만 꺾여도 극심한 통증이 생길 수 있다. 이럴 때는 아픈 어깨와 팔꿈치 아래에 쿠션을 받쳐서 팔을 바닥에서 띄우면, 잘 때 통증을 좀 줄일 수 있다.

예를 들면, 그림 3.30처럼, 회전근개 파열로 수술을 받은 직후부터 약 4-6주간 착용하는 보조기를 찬 것처럼, 팔을 받치면, 어깨 관

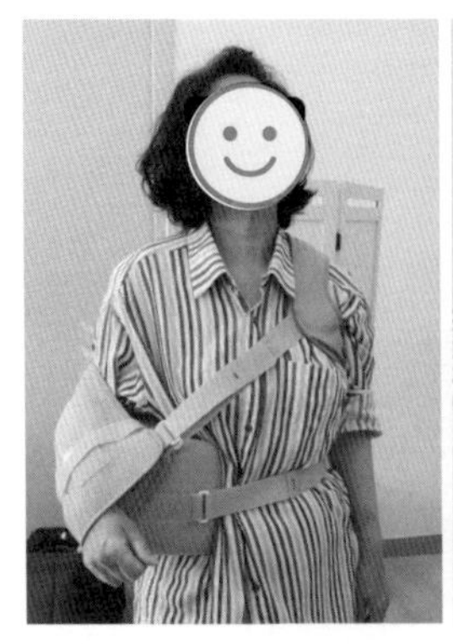
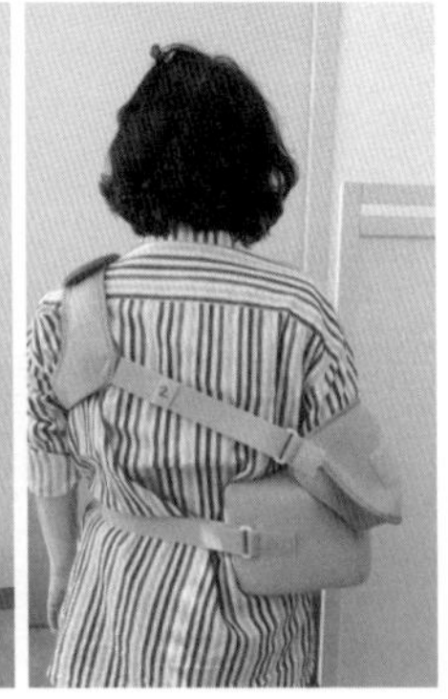

그림 3.30
회전근개 파열 수술 후 착용하는
보조기의 앞모습과 뒷모습

절이 덜 자극되어서 통증을 약간 줄일 수 있다. 보조기를 사서 착용하라는 뜻이 아니고, 그림에서 보조기를 착용한 것과 비슷한 모습으로 어깨 관절이 놓이게 하면 주무실 때 통증을 줄이는 데 도움될 것이다.

그림 3.30은 회전근개 파열 수술 후 착용하는 보조기의 앞모습과 뒷모습이다. 이 보조기를 착용하면 팔이 약간 앞쪽으로, 옆쪽으로 들려진 상태가 되어, 어깨 관절과 힘줄에 부담이 덜 된다.

Q6. 오십견 스트레칭할 때 철봉에 매달리는 게 괜찮은지?

그렇다. 그런데 조건이 있다. 양손으로 철봉을 잡고 양발로 바닥을 딛고 서서, 무릎을 천천히 구부려서 철봉에 매달리면서 양쪽 팔이 위로 뻗어지게 한다. 양쪽 팔이 위로 천천히 뻗어지게 되면서 어깨 관절이 스트레칭 되면 문제가 없을 것이다. 만약, 발바닥이 바닥에서 떨어진 채 철봉에 매달리게 되면, 어깨 관절을 지탱하는 인대, 힘줄, 연골 손상이 발생할 위험이 있으므로 주의해야 한다.

오십견 스트레칭은 좀 아프긴 하지만, 참을 수 있을 정도의 강도로 해야 한다. 스트레칭할 때 전혀 안 아프면 효과가 없다. 왜냐하면, 안되는 동작을 하는 과정이기에 어느 정도의 통증은 있어야 운동이 된다고 보면 된다.

Q7. 추울 때 오십견이 더 잘 생기나?

아니다. 계절적 요인과는 무관하다. 왜냐하면, 오십견은 어깨를 둘러싸는 관절 주머니에 염증이 생기고 쪼그라들면서 굳어지는 병이기 때문이다. 다만, 몸이 움츠러드는 추운 날씨에는 아무래도 덜 움직이고 어깨 관절과 주변 근육이 뻣뻣하게 되어 어깨 관절을 움직이는 데 어려움이 있기는 하다.

Q8. 백신 주사 맞고 어깨가 아프면? SIRVA

흔히 있는 일은 아니다. 이를 SIRVAShoulder Injury Related to Vaccine Administration, 백신 주사와 관련된 어깨 손상, 이하 SIRVA 라고 한다. 지금은 지나갔지만, 2020년 초부터 수년 간 계속된 코로나 바이러스의 세계적인 대유행, 이름하여 코로나 팬데믹으로 큰 대가를 치렀다. 코로나가 본격적인 위세를 떨칠 무렵, 코로나 백신mRNA COVID-19이 나오면서 백신을 맞고, 사망하는 사례까지 나오면서 백신을 맞는 것 자체가 위협으로 느껴지기도 했다.

그래서 백신과 관련된 부작용, 합병증에 관한 논문을 찾아 보다가 SIRVA에 대해 알게 되어서 소개한다. 어느 날 다른 병원에서 백신 주사를 맞은 후, 다른 이상은 없고 어깨가 아프다고 찾아온 환자를 몇 명 치료한 적이 있다. SIRVA가 의심되는 상황이었다.

SIRVA가 생기는 원인을 정리하면, 백신이 삼각근 아래에 있는 점액낭에 주사가 되거나 회전근개 힘줄 파열이 있는 경우, 어깨 관절에 백신이 들어가서 어깨 관절에 물이 차거나, 염증을 유발하여 심한 어깨 통증과 뻣뻣함을 일으킨다고 하다. 아마 백신의 주삿바늘이 근육층보다 깊이 들어갔을 것으로 추정된다.

나는 이러한 문제를 해결하기 위해 백신을 주사할 때, 좀 번거롭긴 하지만 초음파로 보면서 삼각근에 안전하게 주사하라고 의사들에게 권하곤 한다. SIRVA의 치료는 대부분 물리치료, 진통소염제, 스테로이드 주사 등으로 대부분 호전되니 크게 걱정할 필요는 없다.

오십견, 요약정리

지금까지 오십견에 대해서 설명했다. 꼭 기억해야 할 내용을 정리하면 아래와 같다.

- 오십견은 어깨 관절을 둘러싸고 있는 관절막에 염증이 생기고 오그라들면서, 어깨 관절의 통증과 운동범위에 제한이 생기는 질환이다.
- 어깨가 아프다고 모두 오십견은 아닐 수 있으니 어깨 통증의 초기에 정확한 진단을 받자. 과녁 없는 명중은 없다.
- 오십견으로 진단받았으면, 꾸준한 스트레칭으로 관절을 말랑하게 만들어가자. 스트레칭은 온찜질 후 관절막을 늘리면 덜 아프고 효과적이다.
- 한쪽 어깨에 오십견이 오면, 척추, 날갯죽지뼈 인근의 근육까지도 영향을 받기에 바른 자세를 생활화해 대칭과 균형을 맞추자.
- 오십견으로 인한 통증이 심하면, 소염제를 복용하거나 주사치료

로 가라앉혀서 셀프 재활운동을 잘할 수 있는 여건을 만든 후, 적극적으로 운동하여 어깨 관절 운동범위를 회복하자.

- 상당수의 오십견 통증은 시간이 지나면서 좋아지지만, 굳은 어깨는 꽤 오랜 기간 잘 안 풀릴 수 있기에 초기부터 적절한 치료를 받아서 운동범위 장애와 같은 후유증을 줄이자.

참고문헌

1. 김상현, 김동석, 〈편마비측 어깨 통증에서의 견갑상신경차단술과 관절강내 하이알루론산염 주사간의 비교〉. 《Brain & NeuroRehabilitation》, 2014;7:118~125.
2. 박성진, 《우리가 몰랐던 어깨 통증 치료의 놀라운 기적》, 초판, 서울: 중앙생활사; 2018, p21~41.
3. 박성진, 《하룻밤에 끝내는 어깨 통증 완치법》, 초판, 서울: 한솔의학; 2019, p128~144.
4. 오현근, 박장원, 〈근골격계 질환에서의 체외충격파 치료〉, 《대한정형통증의학회지》, 2015;6:19-29.
5. Brotzman SB, Wilk KE., 《Clinical orthopaedic rehabilitation》, 2nd ed, Philadelphia: Mosby; 2003.
6. Chan JH , Ho BS, Alvi HM, Saltzman MD, Marra G., 〈The relationship between the incidence of adhesive capsulitis and hemoglobin A1C〉, 《J Shoulder Elbow Surg》, 2017 Oct;26(10):1834~1837.
7. Chen CY , Hu CC, Weng PW, Huang YM, Chiang CJ, Chen CH, Tsuang YH, Yang RS, Sun JS, Cheng CK., 〈Extracorporeal shockwave therapy improves short-term functional outcomes of shoulder adhesive capsulitis〉, 《J Shoulder Elbow Surg》, 2014 Dec;23(12):1843~1851.
8. Cho CH , Bae KC, Kim DH., 〈Treatment Strategy for Frozen Shoulder〉, 《Clin Orthop Surg》, 2019 Sep;11(3):249~257.
9. Cho CH, Jin HJ, Kim DH., 〈Comparison of Clinical Outcomes between Idiopathic Frozen Shoulder and Diabetic Frozen Shoulder After a Single Ultrasound-Guided Intra-Articular Corticosteroid Injection〉, 《Diagnostics (Basel)》, 2020 Jun 4;10(6):370.
10. Eiji Itoi Itoi E. Shoulderology. 1st ed. Singapore: Springer; 2023
11. El Naggar TEDM , Maaty AIE, Mohamed AE, 〈Effectiveness of radial extracorporeal shock-wave therapy versus ultrasound-guided low-dose intra-articular steroid injection in improving shoulder pain, function, and range of motion in diabetic patients with shoulder adhesive capsulitis〉, 《J Shoulder Elbow Surg》. 2020 Jul;29(7):1300~1309.
12. Papalia R , Torre G, Papalia G , Baums MH, Narbona P, Di Lazzaro V, Denaro V., 〈Frozen shoulder or shoulder stiffness from Parkinson disease?〉, 《Mus-

culoskelet Surg》, 2019 Aug;103(2):115~119.

13. Ha E , Lho YM, Seo HJ, Cho CH., 〈Melatonin Plays a Role as a Mediator of Nocturnal Pain in Patients with Shoulder Disorders>, 《J Bone Joint Surg Am》, 2014 Jul 2;96(13):e108.
14. Park JH , Lee YK, Kim DH, Kim SJ, Lee JH, Jeon TJ, Ryu YH, Lee JD., 〈Usefulness of 18F-fluorodeoxyglucose Positron Emission Tomography-Computed Tomography in Monitoring Adhesive Capsulitis After Breast Cancer Treatment〉, 《J Comput Assist Tomogr》, 2015 May-Jun;39(3):349~55.
15. Ricci M. 〈Adhesive capsulitis: A review for clinicians〉, 《JAAPA》, 2021 Dec 1;34(12):12~14.
16. Whelton C , Peach CA., 〈Review of diabetic frozen shoulder〉, 《Eur J Orthop Surg Traumatol》, 2018 Apr;28(3):363~371.
17. Wood CT, Ilyas AM., 〈Shoulder Injury Related to Vaccine Administration: Diagnosis and Management〉, 《J Hand Surg Glob Online》, 2022 Mar;4(2):111~117.
18. Yang S , Park DH, Ahn SH, Kim J, Lee JW, Han JY, Kim DK, Jeon JY, Choi KH, Kim W., 〈Prevalence and risk factors of adhesive capsulitis of the shoulder after breast cancer treatment〉, 《Support Care Cancer》, 2017 Apr;25(4):1317~1322.

PART 4

석회성 건염

Calcific tendinitis

"멀쩡하던 어깨가 아프다.
오십견일까?"

어깨 석회성 건염이란?

석회성 건염Calcific tendinitis은 우리 몸에 있는 힘줄에 칼슘이 축적되어 염증과 통증을 일으키는 질환이다. 특히, 어깨 관절에 생기는 석회성 건염은 주로, 어깨 관절을 둘러싸고 있는 4개의 회전근개 힘줄에 칼슘, 석회 덩어리가 생기는 병으로 어깨 관절과 그 주변에 급성 및 만성 통증과 함께 운동장애를 일으키기도 한다. 특히, 갑자기 석회가 녹아내리는 흡수기에는 극심한 통증으로 마치 팔이 마비된 것처럼 움직이기 어렵고, 심지어 가만히 있어도 욱신거려서 참기 힘든 고약한 질환이다.

80대 초반 권 씨의 사례를 보자. 진료 시작 전부터 전화벨이 울린다. 여느 때처럼 예약전화라 생각하고 받았는데, 다급한 목소리로 지금 당장 오겠다고 한다. 필자의 클리닉은 환자의 편의와 차분한 병원 분위기를 위해 주로 예약제로 진료를 하지만, 극심한 통증으로 내원하는 환자는 예외다.

이렇게 보호자의 도움을 받으며 오랜만에 내원한 권 씨는, 아픈 어깨에 충격이 갈까 봐 반대편 손으로 아픈 어깨를 감싸며 조심스럽게 진료실로 들어선다. 이때 환자의 얼굴 표정은 일그러져 있고 아파서 밤잠을 설쳐서인지 푸석하며 눈은 빨갛게 충혈되어 있다. 아침 일찍 부리나케 필자를 찾아오는 전형적인 석회성 건염 환자의 모습이다. 이어서 권 씨가 얘기한다.

"제가 웬만큼 아파서는 병원 안 오는데, 이건 너무 아파서 견딜 수가 없어서 바로 온 겁니다. 예전에 석회로 무지하게 아팠을 때랑 똑같아서 이번에도 그럴 것 같아서 왔어요."

그렇다. 권 씨는 몇 년 전에 반대편 어깨의 석회성 건염으로 필자에게 치료받고 좋아졌던 적이 있었다. 그때의 기억을 떠올리며 찾아온 것이다.

그래서 엑스레이와 초음파 검사를 해보니 환자의 예상대로 석회가 녹아내리면서 극심한 통증을 유발하는 흡수기Resorptive phase의 석회성 건염이어서 석회를 제거하는 시술을 했더니, 귀가할 때는 얼굴 표정이 한결 밝아졌다. 이를 두고 '화장실 갈 때와 올 때가 다르다'고 하는가 보다.

환자에게도 도움이 되는 석회성 건염에 대한 지식

권 씨처럼 어깨의 석회가 녹아내리면서 큰 고통을 당하는 환자들의 병명은 석회성 건염으로 모두 같지만, 실제로 환자마다 통증의 정도, 석회의 크기와 위치, 녹아내리는 정도 등 조금씩 차이는 있다. 필자는 적어도 하루에 한 번, 많으면 여러 차례 위와 같은 일들을 20년간 겪으면서, 일그러졌던 환자의 얼굴이 밝게 변하면서 고맙다는 말을 들으면, 큰 보람과 행복감이 밀려온다.

어깨 통증으로 내원한 환자에게 정확한 진단을 하고 그에 따른 올바른 치료를 하는 것은 의사의 본분이다. 더불어 환자도 석회성 건염에 대해 잘 알고 있으면 여러 가지로 도움이 된다. 우선, 담당 의료진의 설명이 잘 이해될 것이고, 앞으로 본인이 받아야 할 검사나 치료에 대해서도 막연한 두려움이나 불안감 없이 여유로운 마음과 함께 심리적으로 안정감을 가질 수 있으며, 나아가 대처하는 법을 알게 되면 자신감이 생기는 등 여러 이점이 있다.

석회성 건염,
왜? 누구에게 잘 생기는지? 증상은?

어깨 회전근개 힘줄에 석회가 생기는 정확한 원인은 아직 확실치 않다. 그러나 원인으로 추정되는 가설 중에서 2가지를 소개한다.

첫째, 회전근개 힘줄이 다친 후 회복되는 과정에서 석회가 생길 수 있다.

둘째, 어깨 회전근개 힘줄이 눌리거나 힘줄에 혈액공급이 부족하여 발생할 수 있다.

석회성 건염이 잘 생기는 사람이 있을까?

오십견은 당뇨병, 갑상선 질환과 같은 전신질환과 관계있는 반면, 석회성 건염과 전신질환과의 관계는 밝혀지지 않았다. 회전근개 석회성 건염은 건강한 성인 어깨의 2.5~7.5%에 있다고 한다. 어깨가 아프지 않아도 석회가 있을 수 있다는 뜻이다. 20대 이상의 어느 연령대나 생길 수 있지만, 환자의 70%가 여성이고, 특히, 30~40대가 많다. 신체 활동량과의 상관관계는 없어 보인다. 환자의 10~20%는 양쪽 어깨에 석회가 있다고 한다.

4개의 회전근개 힘줄 중에서 석회가 잘 생기는 순서는 극상근에서 80%로 제일 많고, 다음으로 극하근에 15%, 견갑하근에서 5% 정도다. 그리고 우세한 어깨dominant shoulder에 잘 생긴다고 알려져 있다. 즉, 오른손잡이는 오른쪽 어깨에 석회가 잘 생긴다고 보면 된다.

석회성 건염이 있을 때 나타나는 증상

어깨 회전근개 힘줄에 석회성 건염이 있을 때 나타나는 증상은, 석회의 크기, 타이밍에 따라 크게 2가지 형태로 나눌 수 있다.

첫 번째는 묵직한 통증이다.

어깨 회전근개 힘줄에 석회가 조금씩 생겨나거나 크기가 크지 않은 시기에는 통증이 심하지 않다. 환자분들은 "약간 우리~ 하고 묵직하다"고 한다. 시간이 지나면서 수 개월간 중간 강도의 만성 통증이 계속되기도 한다. 어깨 관절 앞과 옆부분에서 주로 통증이 있으나, 가끔 팔 아래쪽으로 뻗치는 통증이 있기도 하므로 목디스크와 감별이 필요할 때도 있다.

석회가 좀 더 커지면 충돌증후군이 생겨서, 어깨를 움직일 때, 통증과 불편함이 더해진다. 옷을 입고 벗거나 샤워할 때 뒷목을 씻는 것과 같은 일상생활에도 어려움을 겪게 되고, 아파서 옆으로 돌아눕기가 어렵고, 밤잠을 설치기도 한다.

두 번째는 끔찍한 통증이다.

문제는 얌전했던 고체 상태의 석회가 반고체 상태로 녹으면서 몸에 흡수될 때는 극심한 통증이 발생한다. 특별히 다친 적도 없는데, 별 이유 없이 매우 심한 통증이 갑자기 생기니 적잖이 당황한다. 그래서 일부 환자들은 어깨에 심각한 문제가 생긴 줄 알고 응급실을 찾기도 한다. 가만히 있어도 욱신거려서 참기 힘든 통증이 계속되고, 너무 아파서 팔을 조금 움직이기도 힘들기에, 팔이 마비되었다고 표현하는 환자가 있을 정도로 끔찍한 통증이다. 가끔 회전근개 힘줄 파열이 동반된 경우도 있기에 감별이 필요하다.

석회성 건염, 오십견동결견, 회전근개 파열의 감별 포인트

석회성 건염의 유무는 건강보험이 적용되는 어깨 관절 엑스레이 검사만으로 대부분 확인할 수 있다. 한편, 오십견은 어깨 관절의 진찰만으로도 어느 정도는 찾아낼 수 있다. 회전근개 파열은 힘줄이 뼈에 붙는 부위를 누를 때 통증이 있고, 초음파로 힘줄을 검사해보면 대부분 알 수 있다. 동결견, 석회성 건염, 회전근개 힘줄 파열 모두 50대와 그 이후에 많이 생기는 일종의 퇴행성 질환으로 볼 수 있다.

위의 3가지 질환의 초기에는 구별하기 쉽지 않다. 오십견은 PART 3에서 설명한 대로, 퇴행성 변화가 있거나 다치는 등 여러 가지 이유로 어깨 관절 주머니가 오그라들고 굳어가면서 통증과 함께 어깨 움직임에 제한이 점차 심해진다. 석회성 건염은 퇴행성 힘줄이 다치거나 혈액 공급이 원활하지 않아서 생기는 퇴행성 변화 등으로 어깨가 아파서 움직이기 힘들어진다. 회전근개 힘줄 파열의 초기에도 통증이 주된 불편함이다.

석회성 건염과 다른 질환과의 차이점

그러나 세 질환의 중반부와 후반부에 들어서면 차이가 나기 시작한다.

차이점으로는 석회성 건염은, 팔을 들어 올리거나 내릴 때 특정 각도에서만 아픈 충돌 증후군(PART 5 참고)을 동반하는 경우가 있고, 특정 각도를 벗어나면 통증 없이 팔을 더 올리거나 내릴 수도 있다. 그러나 중, 후반부에 이르러 석회가 녹아내리면 갑자기 극심한 어깨 통증이 생기는 특징이 있다.

이와 달리 오십견은 중반부를 지나면서 어깨 통증은 줄어드는데, 운동 범위의 제한이 오히려 커진다. 손을 몸 앞에서 움직일 때는 통증 없이 가능하나, 손을 뒤로 뻗거나, 머리 위로 올리는 동작은 통증과 운동 범위 제한으로 어렵게 된다.

한편, 회전근개 힘줄 파열은 시간이 지나면서 파열의 범위가 커지면, 통증과 함께 근력이 약해져서 팔을 들어 올리는 것이 어렵게 된다.

어깨 통증을 단순히 근육통으로 생각하고 방치하면, 나빠질 가능성이 크기에 정확한 진단병명을 받고 그에 따른 치료를 받으면 덜 고생하고 빨리 회복될 수 있을 것이다.

어깨 석회성 건염, 어떻게 진단하나?

엑스레이 검사Plain X-ray

어깨 통증으로 병원을 내원하면 기본적으로 엑스레이를 찍는다. 이렇게 어깨 관절 엑스레이를 찍어보면 석회성 건염의 대부분은 쉽게 진단할 수 있다. 어깨 관절 주위로 하얀 석회가 보인다. 어깨 관절을 둘러싸는 회전근개 힘줄이 4개가 있기에, 어깨 관절을 다각도로 촬영하면 석회 유무와 위치를 확인할 수 있다.

그림 4.1은 우측 어깨의 엑스레이 사진이다. 갸름한 석회(파란색 화살표)가 보인다. 석회의 외부 경계가 뚜렷한 것으로 볼 때, 상대적으로 통증이 덜한 안정기의 석회일 가능성이 크다. 석회가 딱딱한 고체에 가깝기에, 나는 환자분들의 이해를 돕기 위해 '분필형 석회'라고 설명한다.

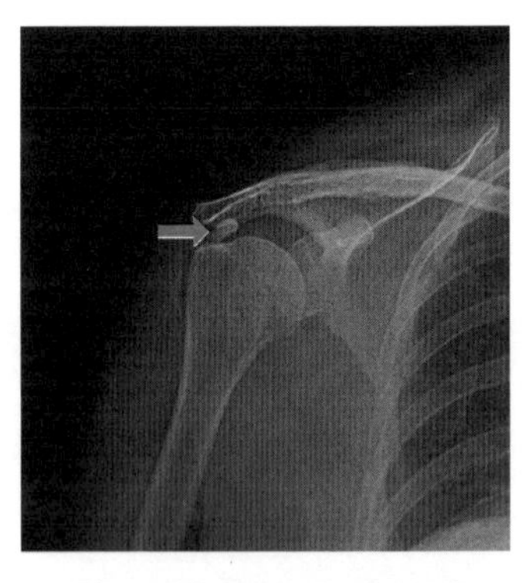

그림 4.1 우측 어깨의 엑스레이 사진으로 강낭콩 모양의 석회 덩어리가 보인다.

초음파 검사Ultrasonography

엑스레이 검사에서 석회가 있으면, 초음파 검사를 통해 석회의 정확한 위치, 크기 뿐만 아니라, 석회가 어떤 상태(분필 또는 치약)인지 판별할 수 있다. 그리고 극심한 통증을 일으키는 석회일 경우, 실시간으로 초음파를 보면서 주삿바늘로 석회를 뽑아낼 때도 있다. 이렇게 초음파를 이용하면 방사선에 노출되지 않고 석회성 건염을 정확히 진단할 수 있으며 석회를 뽑아내는 치료도 정교하게 할 수 있다.

그림 4.2는 힘줄 속에 석회가 파묻혀 있는 초음파 사진이다. 석회의 크기가 1.96cm인 큰 석회의 윗부분(파란색 삼각형)이 하얗게 보이고 그 아랫부분은 석회로 인한 그림자로 시커멓게(파란색 점선 타원) 보이는 것으로 봐서 아마 안정기의 석회일 것으로 보인다. 나는 이러한 석회를 '분필형 석회'라고 칭한다.

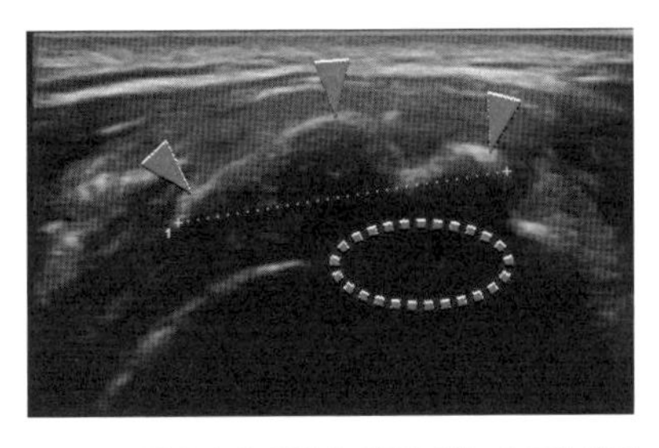

그림 4.2 힘줄 속에 석회가 파묻혀 있는 초음파 사진

MRI 검사Magnetic Resonance Imaging, 자기공명영상

석회성 건염을 진단하기 위해 꼭 필요한 검사는 아니다. 그러나 엑스레이 검사에서 석회가 있고 초음파 검사에서 회전근개 파열이 있으면, 회전근개 힘줄 및 근육의 상태와 같이 전체적인 상황을 파악하기 위해 MRI 검사가 필요하다.

그림 4.3은 좌측 어깨 힘줄에 길죽한 석회(파란색 삼각형 사이)가 있는 MRI 사진이다. 어깨 통증이 있으면서 왼팔의 근력이 약간 떨어져 있던

환자다. 회전근개 힘줄 파열 확인을 위해 MRI 검사를 했는데, 극상근 힘줄에 갸름한 모양의 석회가 보인다. 다행히도 회전근개 파열은 없었다.

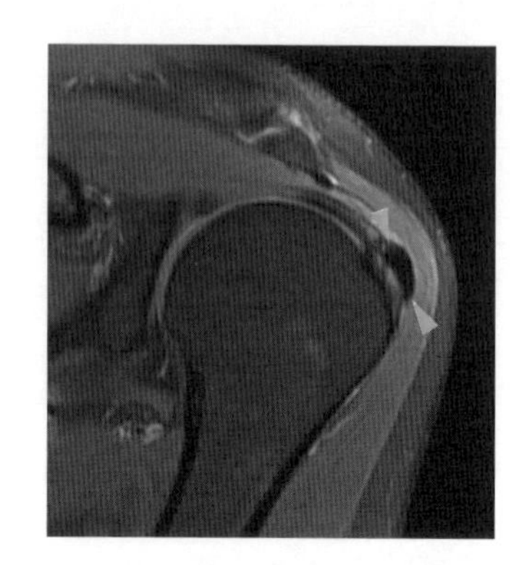

그림 4.3
어깨 힘줄에 길죽한 석회가 있는 MRI 사진

딱딱한 분필형 석회 vs 물렁한 치약형 석회

초음파 검사에서 회전근개 힘줄 속에 파묻혀 있는 석회는 크게 2가지 모습으로 보인다. 하나는 딱딱한 분필과 같은 석회고, 다른 하나는 치약처럼 물렁한 석회다. 물론, 그 중간 단계도 있지만, 여기서는 '분필형 석회'와 '치약형 석회'에 대해 설명하겠다.

딱딱한 분필형 석회

분필과 같이 딱딱한 석회는 초음파가 투과하지 못하기에, 석회 표면이 반사되어 하얗게 보이고 석회 아래는 그림자로 인해 검게 보인다. 이때는 석회가 만들어지는 형성기 또는 안정기로 묵직한 어깨 통증이 약간 있는 정도다. 그래서 잘 모르고 지내다가 교통사고나 다친 후 확인한 엑스레이 검사에서 우연히 발견되기도 한다.

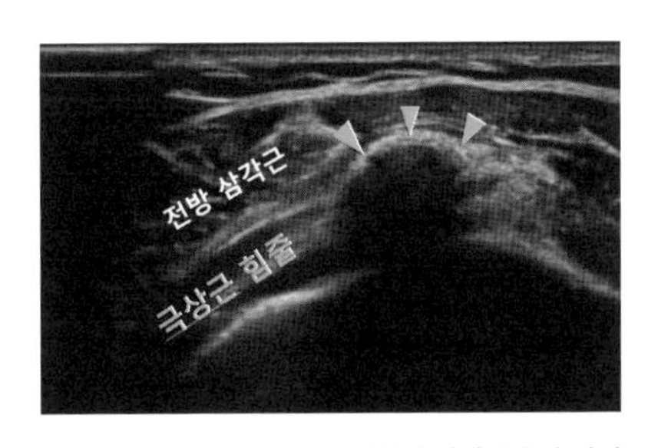

그림 4.4 분필형 석회의 어깨 초음파 사진

그림 4.4는 분필형 석회의 어깨 초음파 사진이다. 휴화산과

같이 증상이 심하지 않은 석회다. 석회(파란색 삼각형)가 위로 하얗게 볼록 솟아 있다. 좌측에 극상근 힘줄과 전방 삼각근이 있다. 석회가 극상근 힘줄을 뚫고 전방 삼각근까지 올라와 있다. 석회의 겉부분이 딱딱하고 속은 잘 보이지 않는 형성기 또는 안정기로 추정된다.

그림 4.4의 초음파 소견이 있었던 환자는 수 개월간 약간 묵직한 통증이 있었지만 참을 만하다고 했다. 그러나 환자는 이전에 녹아내리는 석회로 끔찍한 통증을 경험한 적이 있었기에, 이를 방지하기 위해 주삿바늘로 석회를 뽑아내 줄 것을 요청했다. 그러나 나는 석회의 크기가 크지 않고(1cm 이하) 통증이 심하지 않아서 체외충격파 치료를 주 2회, 4주간 한 이후로 통증과 석회가 줄어들고 있기에 경과관찰 중이다. 환자 입장에서는 언제 폭발할지 모르는 시한폭탄 같은 석회를 보고만 있는 것이 불편하고 불안할 수 있다. 그러나 석회를 주삿바늘로 뽑아내는 것은 힘줄 손상을 동반할 수 있기에, 꼭 필요한 경우에 숙련된 전문가가 조심스럽게 해야 한다.

물렁한 치약형 석회

분필과 같은 딱딱한 석회가 치약처럼 물렁한 반고체Semi-solid 상태가 되면, 석회가 부풀어 오르고 녹아내리면서 극심한 통증을 일으키는 흡수기로 응급처치가 필요할 정도로 통증이 극심하다.

치약형 석회로 필자를 방문한 환자는 몇 가지 특징이 있다. 밤새 아파서 끙끙대느라 잠을 못 자서 눈이 충혈되어 있고 얼굴 표정은 일그러져 있다. 너무 아픈 나머지 "팔이 마비된 것 같다"라고 하거나, 팔을 조금이라도 움직이려 해도 눈물이 나고 비명을 지를 정도로 아파하며 심지어 가만히 있을 때도 욱신거릴 정도로 통증이 심하다. 내가 진찰하려고 할 때도 못 만지게 할 정도다.

그림 4.5는 극심한 통증을 유발하는 치약형 석회(파란색 삼각형 사이)의 어깨 초음파 사진이다. 폭발한 활화산과 같은 흡수기의 석회다. 초음파 사진에서 강낭콩 모양으로 보이는 치약형 석회 부위에 초음파 탐촉자가 닿기만 해도 환자는 아파서 힘들어했다. 어제부터 조금씩 아프기 시작하더니 오늘 새벽에는 참을 수 없이 아파서 나를 찾아왔다. 석회 부위를 마취하고 주삿바늘로 빼내니, 환자는 한결 편해졌다고 했다. 이처럼 흡수기의 석회는 치료만 잘 받으면 극적으로 좋아진다.

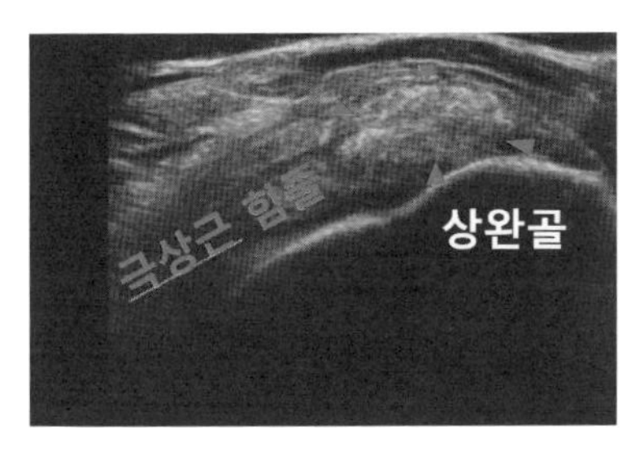

그림 4.5 치약형 석회의 어깨 초음파 사진

초음파는 나의 오랜 절친

내과, 소아과 의사가 진료할 때 청진기를 사용하듯이, 나도 진료할 때 초음파를 늘 사용한다. 지금으로부터 약 20년 전, 내가 진료시간에 항상 초음파를 켜 놓고 있으면, 나에게 환자를 의뢰한 다른 과 의사들이 매우 의아하게 바라봤다. 재활의학과 진료에 왜 초음파가 필요한지 이해할 수 없다는 것이다. 그러나 막상 환자의 어깨나 무릎의 인대, 힘줄, 신경, 혈관과 함께 관절염으로 물이 차 있는지를 확인하는데, 초음파만큼 간편, 신속하고 방사선에 노출이 없으며 주사하거나 물을 뽑을 때도 정확하게 주사하는 것을 보면 이내 곧 고개를 끄덕이곤 했다. 요즘은 환자들도 어깨, 무릎, 척추에 주사할 때 초음파로 보면서 주사하는 것을 당연하게 여기는 분위기가 되었다. 격세지감이다.

당연하게도 석회의 위치를 파악하고 크기를 측정할 때는 물론, 주삿바늘로 석회를 뽑아낼 때 초음파는 필수다. 많을 때는 하루에도 여러 차례 석회를 뽑아내는 치료를 하는데, 이때 초음파는 늘 함께한다. 몇 년 전에 초음파 장비가 고장 나는 바람에 진료를 못 했던 적이 있었다. 그때 지방에서 오신 한 환자분께서 "스페어 타이어처럼 스페어 초음파가 있어야 겠네요"라고 하셨다. 이후 나의 진료실 2곳 모두에 초음파를 한 대씩 두고 번갈아 사용하고 있다. 유비무환이다.

석회성 건염의 일생, 언제 낫나?

나는 환자분들께 석회의 '생로병사'라고 설명드린다. 석회성 건염Calcific tendinitis은 어깨 회전근개 힘줄 안에 석회가 서서히 만들어지면서 묵직한 통증과 함께 특정 각도에서 운동 범위에 제한이 생긴다. 이어서 시간이 지나다 보면 석회가 힘줄 속에서 녹아내리기 시작하면서 갑자기 극심한 통증을 3~4일 동안 유발하다가 서서히 없어지는, 고약하지만 해피 엔딩인 질환이다.

우소프Uhthoff 등의 학자들은 석회성 건염을 진행 경과에 따라 크게 3단계로 나누었다. 한 문헌에 의하면 석회가 생기기 시작해 없어지는 일명, 석회의 일생은 약 18개월 정도라고 한다. 오십견동결견이 발생하여 해결되기까지 약 30개월이라고 하니 그보다 짧다고 보면 되겠다.

석회의 3단계와 그 특징

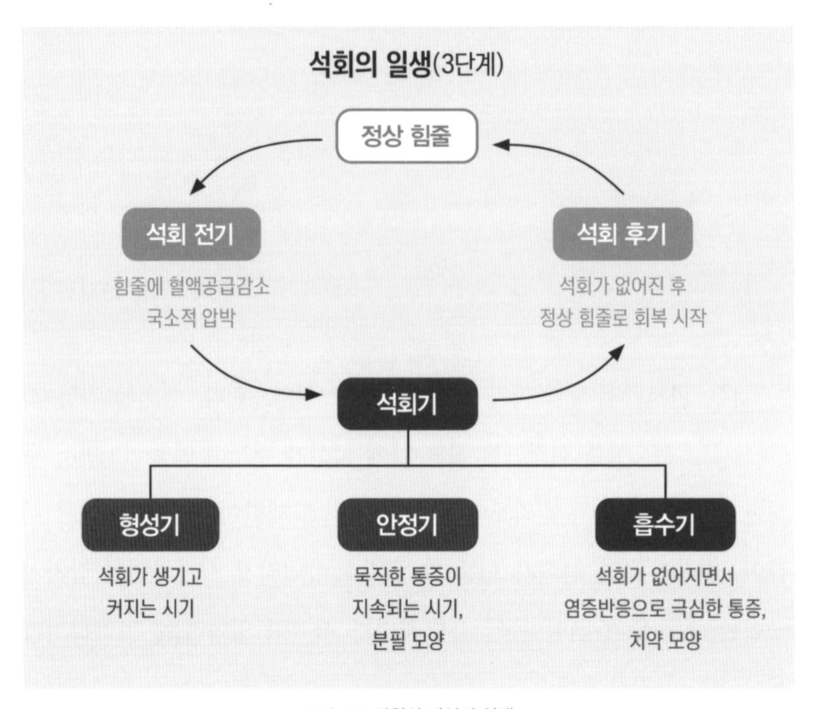

그림 4.6 석회성 건염의 일생

석회의 3단계는 석회 전기Precalcific stage, 석회기Calcific stage 그리고 석회 후기Postcalcific stage다. 각 단계에서 발생하는 통증의 강약에 따라 색깔로 표시했다. 하늘색 사각형인 석회 전기와 석회 후기에는 약한 통증이 있는 시기다. 회색 사각형인 형성기와 안정기는 묵직한 낮은 강도의 통증이 있는 시기다. 남색 사각형인 흡수기는 극심한 통증이 있는 시기다. 나는 석회의 단계를 화산에 비유해 설명하곤 한다.

산속 깊숙한 곳에서 마그마가 만들어지듯이 석회가 생기기 시작해 마그마가 속에서 끓어오르긴 하나 폭발하지 않았기에 겉보기에는 평온한 휴화산과 같다. 석회의 일생 중 석회 전기Precalcific stage와 석회기Calcific stage 중에서 형성기Formative phase, 안정기Resting phase는 휴화산과 같이 조용한 상태다.

1단계 석회 전기Precalcific stage

어깨 회전근개 힘줄이 눌리거나 혈액공급이 감소하는 등 석회가 생기기 이전의 상태로, 환자는 통증을 거의 못 느끼는 시기다. 화산에 비유하자면, 폭발의 조짐이 전혀 없는 휴화산이다.

2단계 석회기Calcific stage

석회기는 다시 3단계인 형성기Formative, 안정기Resting, 흡수기Resorp-tive phase로 나눈다.

형성기Formative phase

칼슘이 뭉쳐지면서 힘줄 속에서 딱딱한 분필처럼 커지는 시기다. 그래서 필자는 환자분들께 '분필형 석회'라고 설명한다. 이 시기에는 증상은 심하지 않은데, 힘줄 속에 파묻힌 석회가 커지면서 견봉 뼈 아래에서 충돌 증후군을 일으켜서 통증을 유발하기도 한다. 어깨 관절이 굳어가면서 통증을 일으키는 오십견이 의심되어 엑스레이를 찍어보면 우연히 발견되는 경우가 꽤 있다. 마그마가 아래에서 조금씩 끓어오르기 시작하지만, 여전히 휴화산이다.

안정기Resting phase

석회 덩어리가 힘줄 속에서 딱딱한 모양을 갖추는 시기다. 위의 형성기와 마찬가지로 '분필형 석회'다. 환자가 느끼는 증상은 낮은 강도의 어깨 통증이 계속된다. 이때 엑스레이를 촬영해 보면 석회의 경계가 뚜렷한 갸름한 강낭콩 모양으로 보이는 경우가 많다. 이 시기에도 마그마가 끓어서 점점 올라오고는 있지만, 겉보기에는 여전히 휴화산이다.

흡수기Resorptive phase

활화산이다. 마그마가 분출해 뜨거운 불과 함께 시뻘건 용암이 흘러내리는 전형적인 활화산으로 폭발이 최고조에 이른다. 어제까지 휴화산이었는데 갑자기 폭발하기도 한다.

딱딱했던 분필과 같았던 석회가 치약처럼 녹아내리면서 염증 반응이 크게 일어나서 힘줄이 많이 붓고 압력이 높아지면서 극심한 통증을 유발한다. 필자는 이때의 석회를 '치약형 석회'라고 칭한다. 이때 환자는 어깨에 불이 난 것처럼 가만히 있어도 욱신거려서 어쩔 줄을 몰라할 정도로 아파한다. 너무 아픈 나머지 응급실을 찾거나 뜬눈으로 꼬박 밤새고 눈은 빨갛게 충혈되고 지칠 대로 지친 모습으로 나의 아침 진료 시작 시간에 맞춰 찾아온다. 혹시 환부가 눌리기라도 하면 비명을 지를 정도로 아파한다.

힘줄 속에 파묻혀 있던 석회는 폭발하는 활화산과 비슷한 상태다. 석회가 녹아내리면서 극심한 통증을 유발하는 흡수기Resorptive phase다.

3단계 석회 후기Postcalcific stage

화산폭발과 같이 심한 통증을 유발하는 흡수기를 지나면서 석회는 없어지기 시작한다. 석회가 있었던 힘줄에 새로운 콜라겐이 만들어지면서 힘줄이 재생, 리모델링되면서 정상 힘줄로 회복되기 시작하는 시기로서 통증은 거의 없어진다. 이로써 석회성 건염의 일생은 마무리된다.

화산 속의 마그마와 같은 석회가 폭발하고 분출되면서 석회가 없어진 사화산과 같은 안전한 상태가 된다. 이로써 석회성 건염의 일생은 끝난다.

석회성 건염, 수술 없이 벗어나는 법 4가지와 예방법 2가지

어깨 회전근개 힘줄에 생긴 석회의 치료는, 대부분 비수술적으로 치료하므로 수술 없이 벗어나는 법을 설명하겠다. 나는 지금까지 약 3,000명 이상의 석회성 건염 환자를 비수술로 치료했기에, 앞으로도 특별한 일이 없는 한 비수술로 치료할 것이다.

크게 4가지 치료법이 있는데, 이 4가지를 항상 전부 사용하는 것이 아니라 환자의 상황에 맞춰서 적절한 치료법을 골라서 한다.

약물치료와 물리치료

어깨 석회성 건염은 병명에서 알 수 있듯이 염증과 통증을 일으키므로 기본적으로 진통소염제와 같은 약물치료를 한다. 속이 쓰리거나 안 좋은 분들에겐 위 보호제 등을 같이 처방한다.

통증이 극심하지 않은 안정기의 석회성 건염 환자에게는 물리치료가 도움이 된다. 어깨 관절의 표면층에 주로 작용하는 핫팩, 어깨 관절의 깊은 곳에 치료 효과를 내는 초음파치료, 그리고 이온 치료는 단기간에 통증을 완화하는 효과가 있다고 한다.

주사치료

석회가 녹아내리는 흡수기에는 어깨 통증이 극심하다. 이때는 석회로 인한 염증이 가득한 어깨 견봉 아래 공간에 초음파를 보면서 주사를 하면, 불이 나는 듯한 어깨 통증과 염증을 줄일 수 있다. 석회를 모두 없애는 치료가 아니기에 한계가 있지만, 정신이 아찔할 정도로 아픈 환자에게는 이 정도만 해도 응급처치는 되는 셈이다.

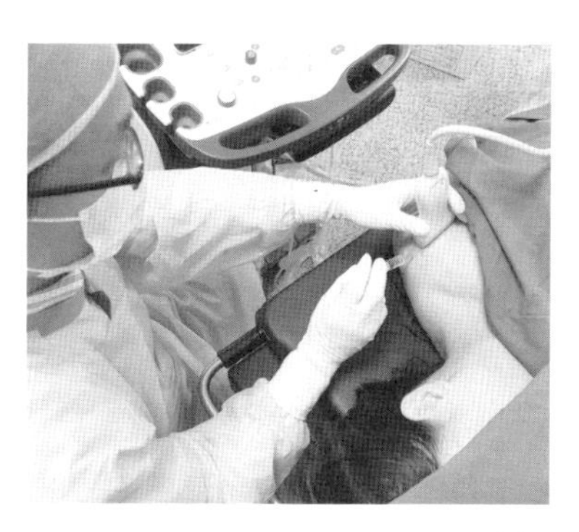

그림 4.7 주사치료

그림 4.7은 내가 환자의 왼쪽 어깨 석회 주위에 초음파를 보면서 주사하는 모습이다.

체외충격파 치료Extracorporeal shockwave therapy, ESWT

어깨 석회성 건염에 체외충격파 치료에 대한 원리는 아직 명확히 밝혀지지 않았다. 그러나 어깨 석회성 건염 환자에게 체외충격파 치료를 하여 통증이 감소하고 석회의 크기도 줄었다는 보고가 있고, 최근에 널리 사용하고 있는 치료법이다.

충격파 치료의 장점은 수술처럼 피부를 절개하지 않기에 힘줄 파열 등의 부작용이 거의 없다는 것이지만, 단점은 여러 번 해야 하므로 치료비가 비싸고 치료받을 때 아픈 것이다. 높은 에너지 강도로 치료하면 좀 아프지만, 통증과 석회의 크기를 줄이는 데 도움이 된다. 그렇다고 못 참을 정도로 하지는 않으니 참고하시기 바란다.

체외충격파 치료를 하기 전에 담당 의사가 초음파로 석회의 위치를 정확히 확인하고, 그 부위에 충격파 치료를 한다. 충격파 치료를 하는 횟수, 치료 강도, 진동수 등은 석회의 위치, 모양, 크기, 장비의 종류 등에 따라 다르나, 대략적으로는 치료 횟수는 주 1~2회, 치료 타수는 1,000~2,000회, 치료 강도는 0.08−0.60mJ/mm^{2}로 하며, 진동수는 2~4Hz로 한다. 중요한 것은 환자마다 석회의 위치, 크기, 성상, 통증의 정도 등이 조금씩 다르므로, 나는 이를 종합적으로 고려해 환자 맞춤형 치료를 한다.

그림 4.8은 독일 스톨츠사의 집중형 충격파로 치료하는 내 모습이다. 우측 어깨 극상근 힘줄에 있는 석회를 겨냥하여 치료하고 있다.

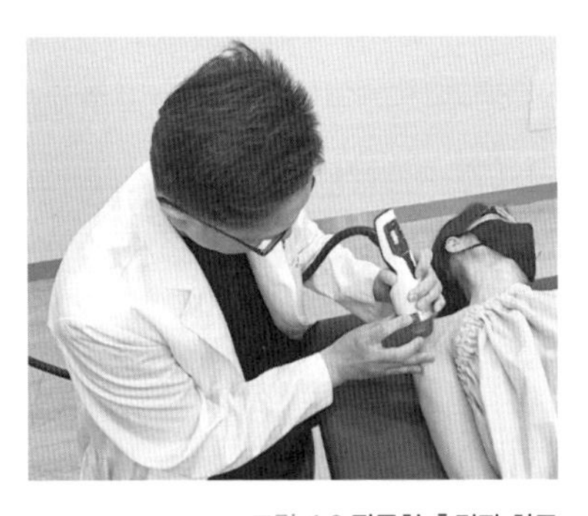

그림 4.8 집중형 충격파 치료

초음파로 보면서 주삿바늘로 석회 제거하기Needling lavage

이 치료법은 1995년 Farin 등 이 처음 소개했다. 초음파로 힘줄 속에 파묻혀 있는 석회의 위치를 확인하고, 실시간으로 초음파를 보면서 주삿바늘로 석회를 빼내는 이 치료법은 정교하게 석회를 빼낼 수 있어서 정확도가 높고 일부 남아있는 석회가 저절로 없어질 수 있도록 하는 매우 유용한 방법이다. 또한, 석회를 둘러싸고 있는 힘줄 손상을 줄일 수 있고 인체에 해로운 방사선에 노출되지 않는 장점이 있다. 초음파는 임산부의 태아를 검사하는 데 기본적으로 사용하기 때문에 안전성에 관해서는 두말할 필요가 없다.

그래서 나도 환자의 고통을 해결하고, 치료 후 일상생활로 빨리 복귀할 수 있는 '초음파를 보면서 석회를 제거하는 유용한 치료법'을 십분 활용하고 있다.

특히, 이 치료법은 석회가 녹아내리는 흡수기resorptive phase에 극심한 통증을 해결할 수 있는 효과적인 방법이다. 초음파로 석회를 보면서 주삿바늘을 이용해 부분 마취를 하고 힘줄 안에 파묻혀 있는 석회 물질을 뽑아내고 씻어낸다. 이렇게 하면 극심한 통증은 대부분 없어지고 소량 남은 석회는 시간이 지나면서 사라진다.

참고로, 한 문헌에 따르면, 체외충격파 치료와 주삿바늘로 석회 제거를 동시에 하는 것이 충격파 치료 단독으로 하는 것보다 치료 성공률을 높일 수 있다고 했다. 그래서 필요한 경우에 이 두 가지 치료를 병행하곤 한다.

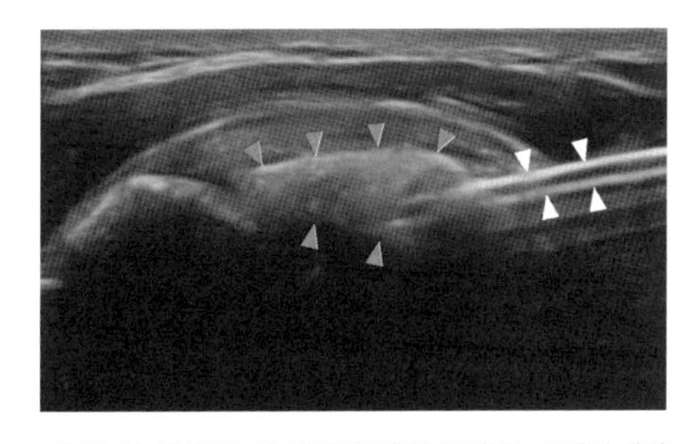

그림 4.9 주삿바늘로 석회 덩어리를 뽑아내는 초음파 사진

그림 4.9는 초음파로 보면서 주삿바늘(하얀색 삼각형)로 석회 덩어리(파란색 삼각형)를 뽑아내는 초음파 사진이다. 녹아내리는 석회로 극심한 통증을

호소하는 환자에게 석회 부위를 마취하고, 마취한 바늘로 생리 식염수를 넣었다 뺐다 하면서 석회를 뽑아낸다.

그림 4.10은 뽑아낸 석회(파란색 삼각형)가 주사기 끝에 하얗게 모여 있는 모습이다.

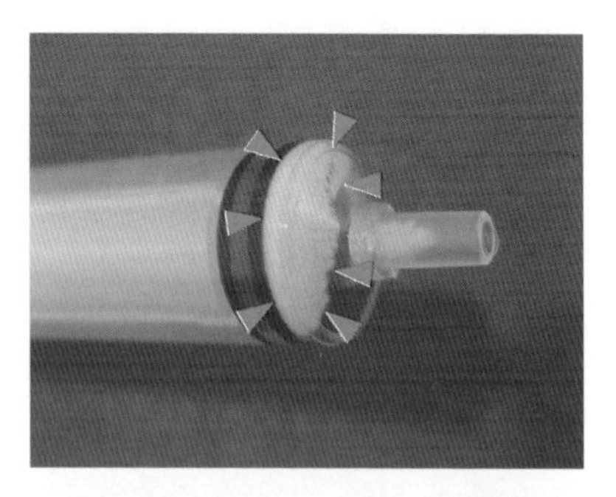
그림 4.10 뽑아낸 석회

그림 4.11은 53세 여자 환자의 우측 어깨 엑스레이 사진이다. 큰 석회(파란색 삼각형)가 견봉과 상완골 사이에 세로로 길쭉하게 보인다.

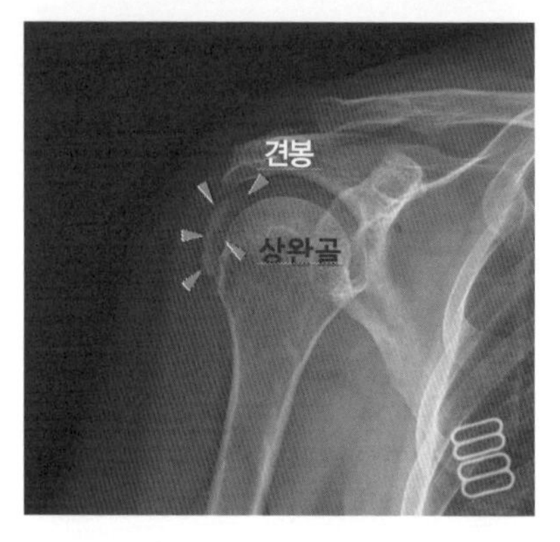

그림 4.11 어깨에 있는 큰 석회

그림 4.12은 그림 4.11와 같은 환자의 어깨 초음파 소견이다. 석회의 크기가 1.82cm로 상당히 크고, 갸름하게 생긴 석회(파란색 삼각형)가 극상근 힘줄 속에 파묻혀 있다. 환자가 극심한 통증을 호소하고 석회 아래에 시커먼 그림자가 없는 것으로 봐서 전형적으로 녹아내리고 있는 '치약형 석회'다.

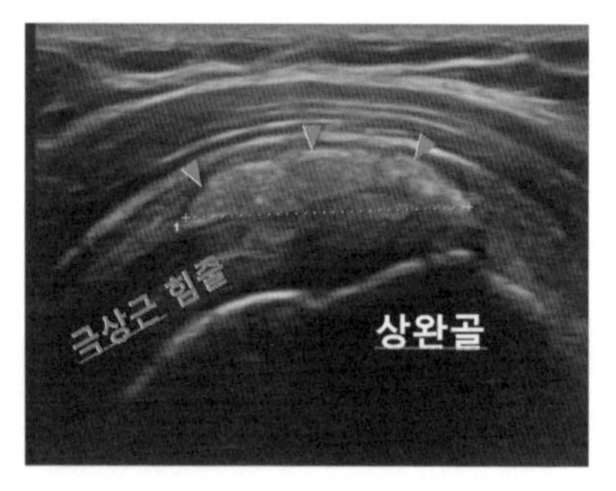

그림 4.12 같은 환자의 어깨 초음파 소견

그림 4.13은 그림 4.11과 그림 4.12에서 보이는 석회를 뽑아내고 2주 후

촬영한 엑스레이 사진이다. 석회를 빼낸 부위에 남아있는 소량의 석회(파란색 삼각형)가 희미하게 보인다. 환자는 어깨가 거의 안 아프다고 한다. 소량 남은 석회는 대부분 시간이 지나면서 저절로 없어진다.

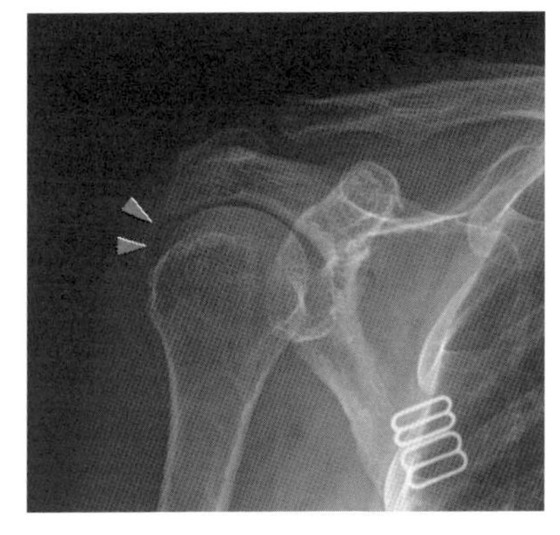

그림 4.13
석회를 뽑아내고 2주 후 촬영한 엑스레이 사진

석회성 건염, 예방법 2가지

석회성 건염이 생기는 원인은 앞에서 설명했다. 원인 가설 첫 번째는 힘줄이 손상된 후 회복되면서 석회를 만드는 것이고, 두 번째 가설은 힘줄에 혈액순환이 잘 안 되는 상황이다. 그러면 예방법 2가지는 석회가 만들어지는 원인 가설 2가지를 피하는 것이다.

첫 번째 예방법은, 힘줄을 다치지 않게 하는 것으로, 외상을 조심하면서, 무리한 운동이나 일을 피해 힘줄이 손상되지 않게 하는 것이다. 혹시 손상이 되면 조기에 적극적으로 치료해 정상으로 회복한다.

두 번째 예방법은, 등과 허리를 꼿꼿하게 세우고 턱을 가볍게 당긴 바른 자세를 유지하고, 틈틈이 스트레칭을 하면서, 꾸준한 운동을 생활화해 **어깨 힘줄의 혈액순환을 좋게 하는 것이다.**

평소에 등이 구부정한 상태인 '새우등'이 되고, 목이 앞으로 쭉 나가는 '자라목'이 되면서 어깨는 앞으로 둥글게 말린 '라운드 숄더Rounded shoulder'가 되어 어깨 회전근개 힘줄의 혈액순환에 지장이 생겨 석회가 발생할 가능성이 있으므로, 바른 자세의 생활화는 훌륭한 예방법이라고 생각한다. 또한, 바른 자세를 연습하는 것은 돈 한 푼 들이지 않고 할 수 있기에, 비용, 효과적인 면에서 두말할 필요가 없다. 지금 당장 실천하자.

석회성 건염, 오해와 진실 6문 6답

석회성 건염에 대한 잘못된 속설을 바로 잡고 정확한 정보를 전달하겠다.

Q1. 석회, 꼭 없애야 하나?

석회의 크기가 5mm 이하로 작고 통증이 거의 없으면 별다른 치료 없이 경과 관찰한다. 체육대회를 하다가 어깨를 다친 후 또는 교통사고 후 촬영한 엑스레이 검사에서 우연히 발견된 작은 크기의 석회는 통증이 심하지 않으면 경과를 관찰한다. 그러나 석회로 인한 만성 통증이 있고 재발이 잦아서 삶의 질이 떨어지거나, 석회의 크기가 1cm 이상이고 통증이 더해지면, 나중에 석회가 녹으면서 화산폭발과 같이 극심한 통증을 일으킬 수 있으므로 약물치료와 체외충격파치료를 하고 그래도 계속 아프면 주삿바늘로 석회 제거를 고려할 수 있다.

Q2. 석회는 저절로 없어지기도 하나?

그렇다. 문헌에 의하면, 석회가 만들어지고 없어지기까지 약 18개월 정도라고 한다. 그래서 극심한 통증을 일으키는 석회라 하더라도 시간이 지나면 없어진다고 보면 된다. 문제는 석회의 여러 단계 중에서 흡수기에는, 멀쩡했던 어깨가 하룻밤 사이에 너무 아파서 견디기 힘든 상태가 된다. 이때는 석회가 녹아내리는 시기이므로 가까운 병원에 내원하여 석회를 제거하고 염증을 씻어내면 고비를 넘길 수 있다. 이후에 석회는 점차 사라질 것이다.

Q3. 체외충격파 치료 장비, 방사형 vs 집중형, 어느 것이 좋을까?

집중형 충격파는 돋보기처럼 충격파 에너지를 한곳에 모은다. 석회의 초기인 형성기와 중기인 안정기에, 석회가 고체 상태로 뭉친 부위에, 높은 에너지의 집중형 충격파 치료가 석회를 누그러뜨리는 데 도움될 수 있다. 상대적으로 낮은 에너지의 방사형 충격파는 근육과 근막이 뭉치고 근육의 길이가 짧아진 부위의 통증을 치료할 때 효과적인 것으로 되어 있다.

석회성 건염을 충격파로 치료할 때, 석회 부위에는 높은 에너지의 집중형 충격파를 사용하고 주변 근육에는 방사형 충격파를 사용해 함께 치료할 때 치료 효과가 좀 더 좋다는 보고가 있기에, 필요하다고 판단이 되면 나는 두 가지 충격파를 연달아 하기도 한다. 충격파 치료는 주 2회, 4주간 8번의 치료 후 엑스레이를 찍어서 석회의 크기가 작아졌는지 확인한 후 향후 치료 방향을 결정한다.

Q4. 석회성 건염으로 치료받은 후 좋아졌는데, 또 생기기도 하는지?

앞서 설명했듯이, 석회를 만드는 것으로 추정할 수 있는 유발 요인들(예, 힘줄 손상, 혈액순환 장애)이 있으면 같은 부위나 주변 부위에 또 생길 수도 있다.

Q5. 석회 제거 시술을 받았는데도, 석회가 일부 남아 있으면 어떻게 하는지?

석회를 한 번에 말끔히 제거하면 좋겠지만, 제거 후에도 소량 남은 석회는 소염진통제로 염증만 잘 줄여주면, 별 문제 없이 수개월 후에는 없어질 가능성이 크다.

엑스레이 검사에서 보이는 석회는, 뼈 위에 놓여 있는 것처럼 보인다. 그런데 석회는 공기 중에 노출되어 있는 것이 아니라, 어깨 힘줄이나 근육 속에 파묻혀 있다. 그렇기에 석회를 제거하려면 석회를 둘러싸고 있는 힘줄 손상이 생길 가능성이 있다. 그래서 석회를 말끔히 제거하려면 힘줄 손상이 많이 생길 가능성이 클 수밖에 없다.

그래서 나는 힘줄 속 석회를 제거해야 할 때는, 힘줄 손상을 최소화하기 위해 가능한 작은 바늘을 사용하고 석회 부위에 마취 시간을 포함하여 2분 정도의 짧은 시간 안에 치료를 마무리한다. 그리고 석회가 매우 큰 경우(내가 본 최대 크기는 3cm)라 할지라도 대부분은 한 번의 시술로 끝내는 경우가 많다. 한 번에 모든 석회를 다 제거하지는 못한 경우, 남은 석회에 소염제나 생리 식염수를 주입해 놓으면, 2주 후에 엑스레이 검사를 하면, 석회의 흔적만 남거나 없어진 것을 심심찮게 보곤 한다. 그래서 필자는 힘줄 손상의 위험을 무릅쓰면서까지 석회를 말끔하게 제거하지 않는다.
한편, 석회를 수술하는 경우는, 석회가 만성 통증과 함께 재발이 잦거나, 석회성 건염과 함께 회전근개 힘줄 파열이 동반되어서 힘줄 봉합이 필요할 때, 힘줄 봉합술과 석회 제거술을 함께하기도 한다.

Q6. 석회 제거 시술 후 주의사항은?

석회 제거 시술을 할 때 힘줄이 손상될 가능성이 있고, 손상되고 약해진 힘줄은 파열 위험이 있으므로, 시술 후 2주간은 어깨 관절이 굳는 것을 예방하기 위한 스트레칭 정도만 하고 무거운 물건을 들거나 팔에 힘쓰는 동작은 하지 말아야 한다. 그 이후에는 운동 강도를 점차 늘려가면 되는데, 구체적인 사항은 담당 주치의와 상의하면 된다.

참고문헌

1. 남형석, 이시욱, 〈흔히 발생하는 어깨 통증에 대한 보존적 치료〉, 《대한의사협회지》, 2014;Aug;57(8):661~666.
2. 박성진, 《우리가 몰랐던 어깨 통증 치료의 놀라운 기적》, 초판, 서울: 중앙생활사; 2018. p163~173.
3. 박성진, 《하룻밤에 끝내는 어깨 통증 완치법》, 초판, 서울: 한솔의학; 2019 p73, 83~87.
4. 이윤태, 박준영, 성사현, 박상훈. 체외 충격파 치료를 이용한 견관절 석회화 건염의 치료 효과. 대한스포츠의학회지. 2015;33(1):1-5.
5. 정선근, 〈회전근개파열과 석회성 건염의 보존적 치료〉, 《대한임상통증의학회지》, 2012;11:1~4.
6. 정웅교, 박정호, 문준규, 김호중, 이순혁, 〈견관절 석회화 건염의 초음파 감시하 다발성 천공술〉, 《대한정형외과초음파학회지》, 2009; 2: 74~78.
7. Abo Al-Khair MA , El Khouly RM, Khodair SA, Al Sattar Elsergany MA, Hussein MI, Eldin Mowafy ME., 〈Focused, radial and combined shock wave therapy in treatment of calcific shoulder tendinopathy>, 《Phys Sportsmed》, 2021 Nov;49(4):480~487.
8. A DEC, Pulcinelli F, Rose GD, Pitino D, Ferretti A., 〈Calcific tendinitis of the shoulder>, 《Joints》, 2014; 2: 130~6.
9. Arrigoni F, Barile A, Zugaro L, Splendiani A, Di Cesare E, Caranci F, Ierardi AM, Floridi C, Angileri AS, Reginelli A, Brunese L, Masciocchi C., 〈Intra-articular benign bone lesions treated with Magnetic Resonance-guided Focused Ultrasound (MRgFUS): imaging follow-up and clinical results〉, 《Med Oncol》, 2017;34(4):55.
10. Barile A, Arrigoni F, Bruno F, Guglielmi G, Zappia M, Reginelli A, Ruscitti P, Cipriani P, Giacomelli R, Brunese L, Masciocchi C., 〈Computed Tomography and MR Imaging in Rheumatoid Arthritis〉, 《Radiol Clin North Am》, 2017 Sep;55(5):997-1007.
11. Barile A, Arrigoni F, Zugaro L, Zappia M, Cazzato RL, Garnon J, Ramamurthy N, Brunese L, Gangi A, Masciocchi C., 〈Minimally invasive treatments of painful bone lesions: state of the art〉, 《Med Oncol》, 2017; 34:(4):53.
12. Barile A, Bruno F, Mariani S, Arrigoni F, Brunese L, Zappia M, Splendiani A,

Di Cesare E, Masciocchi C., 〈Follow-up of surgical and minimally invasive treatment of Achilles tendon pathology: a brief diagnostic imaging review〉, 《Musculoskeletal Surg》— 2017; 101: 51~61.

13. Barile A, Bruno F, Mariani S, Arrigoni F, Reginelli A, De Filippo M, Zappia M, Splendiani A, Di Cesare E, Masciocchi C., 〈What can be seen after rotator cuff repair: a brief review of diagnostic imaging findings〉, 《Musculoskeletal Surg》, 2017; 101: 3~14.
14. Barile A, La Marra A, Arrigoni F, Mariani S, Zugaro L, Splendiani A, Di Cesare E, Reginelli A, Zappia M, Brunese L, Duka E, Carrafiello G, Masciocchi C., 〈Anaesthetics, steroids and platelet-rich plasma (PRP) in ultrasound-guided musculoskeletal procedures〉, 《Br J Radiol》, 2016; Sep;89(1065):20150355.
15. Barile A, Lanni G, Conti L, Mariani S, Calvisi V, Castagna A, Rossi F, Masciocchi C. Lesions of the biceps pulley as cause of anterosuperior impingement of the shoulder in the athlete: Potentials and limits of MR arthrography compared with arthroscopy〉, 《Radiol Med》, 2013; 118: 112~122.
16. Chianca V, Albano D, Messina C, Midiri F, Mauri G, Aliprandi A, Catapano M, Pescatori LC, Monaco CG, Gitto S, Pisani Mainini A, Corazza A, Rapisarda S, Pozzi G, Barile A, Masciocchi C, Sconfienza LM., 〈Rotator cuff calcific tendinopathy: from diagnosis to treatment. Acta Biomed〉, 2018 Jan 19;89(1-S):186~196.
17. Clavert P, Sirveaux F, Societe francaise da., 〈Shoulder calcifying tendinitis〉, 《Rev Chir Orthop Reparatrice Appar Mot》, 2008; 94: 336~55.
18. De Filippo M, Pesce A, Barile A, Borgia D, Zappia M, Romano A, Pogliacomi F, Verdano M, Pellegrini A, Johnson K., 〈Imaging of postoperative shoulder instability〉, 《Musculoskelet Surg》, 2017; 101: 15~22.
19. De Witte PB, Selten JW, Navas A, Nagels J, Visser CP, Nelissen RG, Reijnierse M., 〈Calcific tendinitis of the rotator cuff: a randomized controlled trial of ultrasound-guided needling and lavage versus subacromial corticosteroids〉, 《Am J Sports Med》, 2013;41:1665~1673.
20. Di Pietto F, Chianca V, de Ritis R, Cesarano E, Reginelli A, Barile A, Zappia M, Ginolfi L., 〈Postoperative imaging in arthroscopic hip surgery〉, 《Musculoskeletal Surg》, 2017; 101: 43~49.
21. Farin PU, Jaroma H and Soimakallio S, 〈Rotator cuff calcifications: treat-

ment with USguidedtechnique〉, 《Radiology》, 195: 841~843, 1995

22. Gatt DL, Charalambous CP., 〈Ultrasound-guided barbotage for calcific tendonitis of the shoulder: a systematic review including 908 patients〉, 《Arthroscopy》, 2014 May 9 [Epub]. http://dx.doi.org/10.1016/j.arthro.2014.03.013.
23. Huisstede BM, Gebremariam L, van der Sande R, Hay EM, Koes BW., 〈Evidence for effectiveness of Extracorporal Shock Wave Therapy(ESWT) to treat calcific and non-calcific rotator cuff tendinosis: a systematic review〉, 《Man Ther》 2011;16:419~433.
24. Krasny C, Enenkel M, Aigner N, Wlk M, Landsiedl F., 〈Ultrasound-guided needling combined with shock-wave therapy for the treatment of calcifying tendonitis of the shoulder〉, 《J Bone Joint Surg Br》, 2005; 87: 501~7.
25. Masciocchi C, Arrigoni F, Marra AL, Mariani S, Zugaro L, Barile A., 〈Treatment of focal benign lesions of the bone: MRgFUS and RFA〉, 《Br J Radiol》, 2016; 89: (1066):20150356.
26. Masciocchi C, Conchiglia A, Gregori LM, Arrigoni F, Zugaro L, Barile A., 〈Critical role of HIFU in musculoskeletal interventions〉, 《Radiol Med》, 2014; 119: 470~475.
27. Mouzopoulos G, Stamatakos M, Mouzopoulos D, Tzurbakis M., 〈Extracorporeal shock wave treatment for shoulder calcific tendonitis: a systematic review〉, 《Skeletal Radiol》, 2007;36:803~811.
28. Pan PJ, Chou CL, Chiou HJ, Ma HL, Lee HC, Chan RC., 〈Extracorporeal shock wave therapy for chronic calcific tendinitis of the shoulders: a functional and sonographic study〉, 《Arch Phys Med Rehabil》, 2003;84:988~993.
29. Peters J, Luboldt W, Schwarz W, Jacobi V, Herzog C, Vogl TJ., 〈Extracorporeal shock wave therapy in calcific tendinitis of the shoulder〉, 《Skeletal Radiol》, 2004;33:712~718.
30. Reginelli A, Zappia M, Barile A, Brunese L., 〈Strategies of imaging after orthopedic surgery〉, 《Musculoskeletal Surg》, 2017; Mar;101(Suppl 1):1.
31. Re LP Jr, Karzel RP., 〈Management of rotator cuff calcifications〉, 《Orthop Clin North Am》, 1993;24:125~132.
32. Shin SI, Song KW, Lee JY, Lee SY, Kim GR, Kim HC, Choi DE., 〈Extracorporeal shock wave therapy for calcific tendinitis of the shoulder〉, 《J Korean Orthop

Assoc》, 2006;41:865~870.

33. Silvestri E, Barile A, Albano D, Messina C, Orlandi D, Corazza A, Zugaro L., 〈Masciocchi C, Sconfienza LM. Interventional therapeutic procedures in the musculoskeletal system: an Italian Survey by the Italian College of Musculoskeletal Radiology〉, 《Radiol Med》, 2017, in press.

34. Splendiani A, Ferrari F, Barile A, Masciocchi C, Gallucci M., 〈Occult neural foraminal stenosis caused by association between disc degeneration and facet joint osteoarthritis: Demonstration with dedicated upright MRI system〉, 《Radiol Med》, 2014; 119:164`174.

35. Speed CA, Hazleman BL., 〈Calcific tendinitis of the shoulder〉, 《N Engl J Med》, 1999; 340: 1582~4.

36. Uhthoff HK, Sarkar K., 〈Calcifying tendinitis〉, 《Baillieres Clin Rheumatol》, 1989; 3: 567~81.

37. Welfling J, Kahn MF, Desroy M, Paolaggi JB, de Seze S., 〈Calcifications of the shoulder. II. The disease of multiple tendinous calcifications〉, 《Rev Rhum Mal Osteoartic》, 1965; 32: 325~34.

38. Zappia M, Castagna A, Barile A, Chianca V, Brunese L, Pouliart N., 〈Imaging of the coracoglenoid ligament: a third ligament in the rotator interval of the shoulder〉, 《Skelet Radiol》, 2017; 46: 1101~1111.

5권의 저서, 5권의 역서와 유튜브 방송으로 환자와 소통하다

5권을 쓰다

필자는 20여 년간 진료하면서 빠듯한 진료시간에 환자에게 설명을 잘하기 위해 여러 가지 자료를 만들었다. 시간이 흐를수록 양이 많아지고 여기저기 흩어져 잃어버리기도 해서 정리가 필요했다. 그렇게 정리하여 2018년에 탄생한 필자의 첫 저서가 《우리가 몰랐던 어깨 통증 치료의 놀라운 기적》이다.

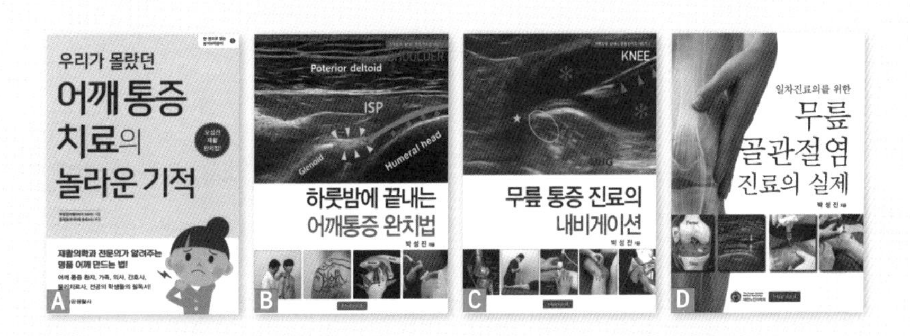

A는 진료실에서 환자들이 궁금해하는 것들을 주제로 하여 정리한 나의 첫 책이다. 독자들의 사랑으로 어느덧 3쇄를 넘어섰다. B, C는 내

가 USPA 강사로 매월 척추와 관절의 세미나와 워크숍을 진행하면서 수강하는 의사들의 요청에 따라 집필한 책이다. 한마디로 분량이 많지 않으면서 쉽게 이해할 수 있고 짧은 시간에 초음파를 이용한 진료를 잘할 수 있는 방법을 정리해달라는 것이었고, 이것이 바로 나의 두 번째와 세 번째 저서인 B와 C 책이다. D는 내가 무릎 관절염을 어떻게 진단하고 치료하는지, 치료하는 근거는 어떤 것들이 있는지에 대해 정리해 달라는 의사들의 빗발치는 요구에 못 이겨 집필한 책이다. 그리고 다섯 번째 책이 바로 지금 여러분이 읽고 있는 이 책으로, 환자와 그 가족들이 궁금해하고 답답해하는 어깨 통증에 대해서 속시원히 알려드릴 목적으로 집필했으니 십분 활용하기 바란다.

책에서 유튜브까지 환자와의 소통을 위한 노력

나는 진료실에서 환자분들께 최대한 설명을 잘하려고 하나 시간에 쫓겨서 환자분과 충분한 소통을 하기에 아쉬움이 있었다. 그래서 어깨 통증에 관한 책을 출간해 환자분들께 진료실에서 못다 한 설명을 하려고 애썼음에도 부족함을 느껴서 유튜브 방송에 출연하였다.

내가 여러 면에서 존경하는 피부과 전문의 함익병 선생님과 내과 전문의 안지현 선생님과 함께 유튜브 채널인 〈의학채널 비온뒤〉에서 어깨와 무릎 통증으로 고생하는 환자들에게 설명하기 위한 방송을 여러 차례 했다. 그래서 앞으로도 환자나 의사에게 필요한 부분이 있으면 집필과 방송을 멈추지 않을 것이다.

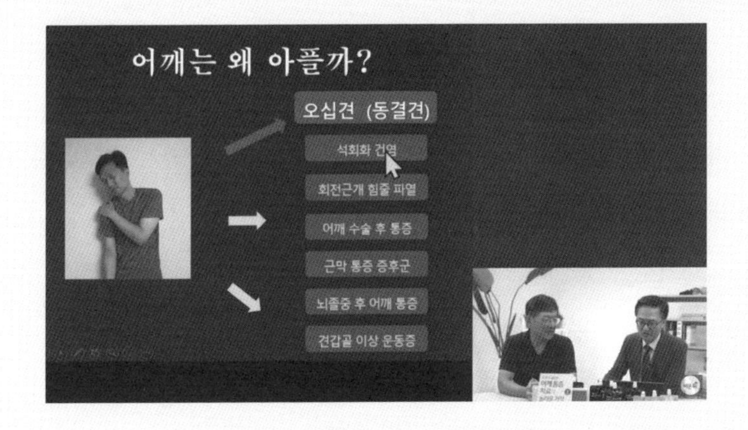

이 사진은 〈의학채널 비온뒤〉에서 피부과 전문의 함익병 선생님과 함께 어깨 통증의 원인에 대하여 설명하는 장면이다.

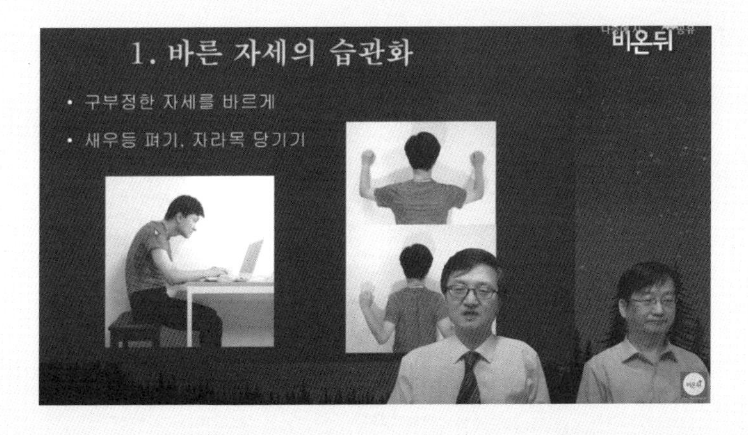

다음 사진은 〈의학채널 비온뒤〉에서 내과 전문의 안지현 선생님과 바른 자세에 대해 방송하는 모습이다.

5권을 번역하다

세계적인 석학들이 집필한 책을 읽는 것도 좋다. 하지만 그 내용을 좀 더 잘 이해하고 더 발전적인 진료를 위해서는 번역을 하면서 그 의미를 되새겨보면 좋겠다고 생각하던 차에, 나와 함께 공부하며 뜻을 함께 하는 의사들이 공동번역한 책이 《근골격계 초음파》였다. 이 책은 스테파노 비안치Stefano Bianchi의 명저다.

2000년대 초반까지만 해도 근골격계 초음파 책이 별로 없었는데, 이 책이 가뭄의 단비 격으로 출간되었고 분량이 방대하지만, 내용이 좋아서 근골격계 초음파 책의 바이블이 되었다. 그래서 나를 비롯한 여러 의사들이 공부할 목적으로 공동번역을 하게 되었고, 이 역서는 선풍적인 인기를 끌었고 근골격계 통증을 진료하는 의사라면 한 권씩은 갖고 있는 애장품이다. 아직도 스테디셀러라고 한다. 원서는 안 사도 역서는 산다는 우스갯소리도 있다.

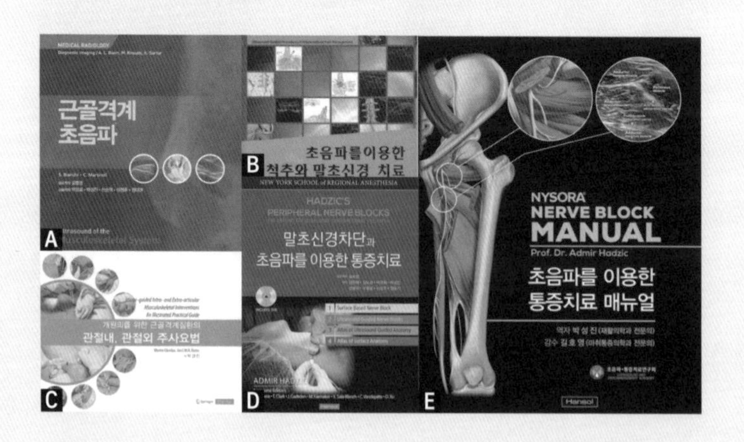

A는 스테파노 비안치Stefano Bianchi의 명저를 번역한 책으로, 당시 내가 속한 한국 근골격계 초음파 연구회의 강사들이 번역한 초음파 책으로 필자도 공역에 참여하였다. 그로부터 몇 년 후에 필자가 참여하고 있는 초음파 통증치료 연구회UltraSound Pain Management Academy, USPA에서 일부 오류를 수정해 출간했다.

B, D는 내가 참여하고 있는 USPA의 강사들이 공역했다. B는 척추 초음파가 생소하던 시기에, 우리나라에서 척추 초음파의 세미나와 워크숍을 처음 개설하시고 USPA를 이끌고 있던 길호영 초대 회장님과 필자 등이 공역에 참여한 샘머 나로즈Samer Narouze의 명저다. D는 2013년 번역한 하드직HADZIC 교수의 명저로 초음파 사진과 그림이 훌륭하다. 역시 USPA 강사들이 공역했다.

C는 근골격계 통증 치료를 할 때 주사 치료를 많이 하는데, 외래 진료실에서 초음파 등을 이용하여 관절에 주사하는 데 도움이 되는 책으로 내가 홀로 번역했다. E도 하드직HADZIC 교수의 명저로 D가 출간된지 약 10년 만인, 2024년에 발간되었다. 생동감 넘치는 사진, 그림과 함께 간결한 설명이 돋보이는 책으로, 보자마자 바로 번역작업에 뛰어들었다.

나의 실용 독서법

나는 책을 좋아한다. 읽는 것 자체를 즐긴다. 가볍게 읽기 쉬운 에세이부터 꽤 어려운 철학책까지 수시로 읽는 편이다. 어려운 책은 머리가 맑은 새벽에 1시간 정도 집중에서 읽어도 이해가 안 되는 경우도 있다. 그래도 포기하지 않고 비슷한 제목의 쉬운 책들로 기초를 다진 뒤, 마음잡고 여러 번 읽다 보면 어느새 의미를 조금씩 알아가는 느낌이 들 때가 있다. 희열을 느낀다. 중국 후한 말의 학자였던 동우董遇의 말대로 "백 번 읽으면 뜻이 저절로 드러난다"는 독서백편의자현讀書百遍義自見의 의미를 조금이나마 체감하는 순간이다. 기분이 좋을 수밖에 없다.

오늘은 무엇을 읽을 것인가를 고민하는 시간을 아끼기 위해, 독서를 마칠 때나 막간의 틈을 타서 다음에 읽고 싶은 책들을 몇 권 따로 챙겨놓으면, 짧은 시간이라도 여유가 생겼을 때, 바로 책을 집어들 수 있기에 시간도 아낄 수 있다. 그러다 보니 잠깐의 여유라도 생기기를 은근히 기대하기도 한다. 소소한 즐거움이다. 이러한 독서 습관은 내가 힘들고 어려울 때 마음을 편안하게 하고 문제 해결의 실마리가 되며, 생각의 외연을 확장해 사고의 전환을 이루는 데도 큰 도움이 되었기에 앞으로도 유지할 것이다.

의료 기술 향상에도 도움이 되는 실용 독서법 및 정리의 기술

물론, 읽기만 해서는 곤란하고 읽다가 중요한 부분은 당연히 밑줄을 치고, 간단하게 내 생각을 적어놓고, 책 모서리를 접어놓기도 하며, 나아가서는 책의 앞부분에 여백의 페이지에 간략하게 "몇 페이지에 무슨 내용"이라고 몇 자 적어 놓는다. 그렇게 해놓으면 나중에 이 책을 다시 집어 들었을 때는 책의 앞부분에 내가 메모해 놓은 한 페이지 분량이 이 책에서 내가 느꼈던 키 센텐스key sentence다. 그리고 좀 더 시간적 여유가 있으면 접어놓았던 책 모서리 부분만 찾아서 읽다 보면, 두 번째 읽는 시간은 불과 15분 정도면 된다.

그리고 독서 후에 실천해야 할 것들 또한 앞쪽 여백에 빨간색으로 적어둔다. 책에서 읽은 좋은 내용을, 내 생활 속에서 습관화하면 발전 가능성이 높으므로 이 일을 게을리할 수 없는 것이다. 내가 생각하는 실용독서는 위의 과정에 따른다. 책에 줄을 치고 써야 하니 빌려볼 엄두는 감히 나지 않는다. 주기적으로 서점에 가서 마음에 드는 책을 사는 것 또한 큰 즐거움 중 하나다.

의사로서 진료를 잘하려면 배우고 읽고 그 내용을 확실히 이해하고 시술은 반복적으로 익혀서 몸이 알아서 움직일 정도가 되어야 한다. 이러한 과정의 시작이 읽고 이해하는 것이고, 그것을 요약해 책이나 논문의 앞부분에 적어넣고 수시로 보면서 이론으로 중무장한 다음, 치료 기술을 반복 연마하여 체득하면서 발전하게 되는 것이다.

PART 5

어깨 충돌 증후군

"팔을 움직일 때
뭔가 걸리는 소리가
나면서 아파요"

회전근개란?

어깨 통증은 허리통증과 무릎 통증에 이어 3번째로 흔한 뼈와 관절 질환이다. 어깨 충돌 증후군은 그 자체로도 문제가 되지만, 계속되면 결국 회전근개 힘줄 파열로 이어지는 경우가 많다. 그래서 초기에 정확한 진단과 함께 적절한 치료를 받아야 한다. 호미로 막을 일을 가래로 막지 말자.

어깨 충돌 증후군을 설명하기에 앞서, 어깨 관절을 둘러싸고 있는 근육과 힘줄인 회전근개Rotator cuff를 먼저 설명하겠다.

어깨 관절을 둘러싸고 있는 4개의 근육과 힘줄이다. 회전근개 힘줄은 팔과 어깨 관절이 잘 움직일 수 있도록 하면서 안정적으로 관절을 잡아주는 역할을 한다. 그림 5.1을 보라. 4개의 회전근개 중 어깨 관절의 앞쪽에서 볼 수 있는 2가지 힘줄은 극상근과 견갑하근 힘줄이고, 어깨 관절의 뒤쪽에서 볼 수 있는 2가지 힘줄은 극하근과 소원근 힘줄이다.

어깨 관절의 앞에서 볼 수 있는 회전근개 근육과 힘줄

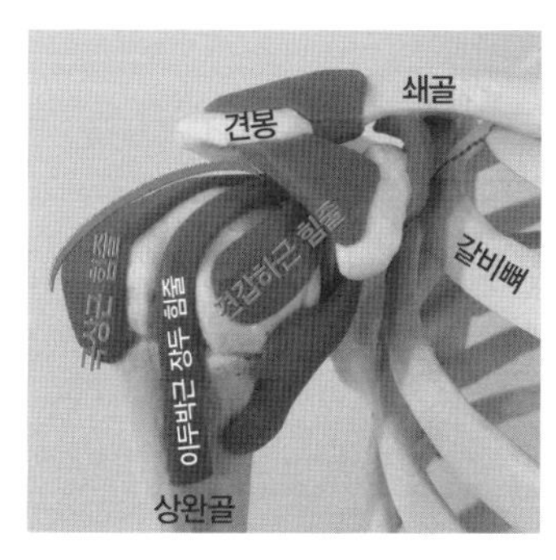

그림 5.1 우측 어깨 관절을 앞에서 본 모형

먼저 어깨 관절의 앞에서 볼 수 있는 회전근개 근육과 힘줄을 설명하겠다.

그림 5.1은 우측 어깨 관절을 앞에서 본 모형이다. 4개의 회전근개 힘줄 중에서 앞에서 보이는 것은 2개다. 파란색 글자로 되어 있는 극상근 힘줄과 견갑하근 힘줄이다. 그리고 극상근 힘줄과 견봉견갑골의 일부 사이에 있는 파란색 초승달 모양이 견봉하 점액낭이다. 즉, 견봉 아래에 있는 점액낭이라는 뜻이고, 점액낭의 역할은 마찰을 줄여준다. 그래서 회전근개 힘줄이 견봉 아래를 매끄럽게 지나갈 수 있도록 윤활유 역할을 한다.

어깨 관절의 뒤에서 볼 수 있는 회전근개 근육과 힘줄

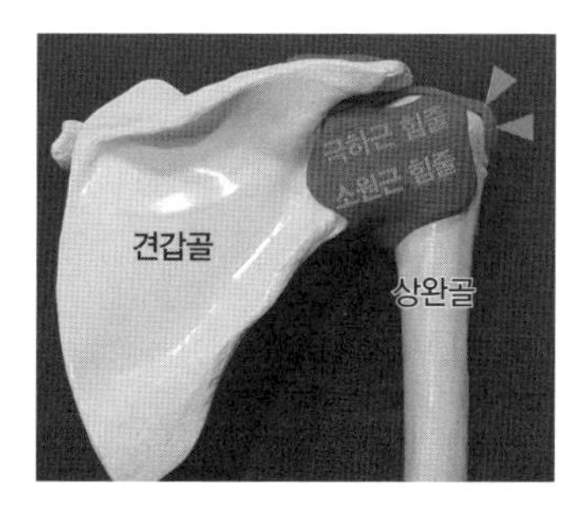

그림 5.2 어깨 관절을 뒤에서 본 모습

이어서 어깨 관절의 뒤에서 볼 수 있는 회전근개 근육과 힘줄을 설명하겠다.

그림 5.2는 우측 어깨 관절을 뒤에서 본 모습이다. 4개의 회전근개 힘줄 중에서 뒤에서 보이는 것은 파란색

글자로 되어 있는 극하근 힘줄과 소원근 힘줄이다. 우측 위쪽에 극상근 힘줄(파란색 삼각형)의 일부가 보인다.

어깨 충돌 증후군이란?

어깨 충돌 증후군은 어깨 관절 자체에 구조적인 문제, 견갑골과 상완골의 비정상적 움직임, 어깨 관절을 둘러싸고 있는 근육의 비대칭 등으로 인한 어깨 관절의 비정상적인 움직으로 인해, 회전근개 힘줄에 반복적인 마찰이 생기면서 통증을 유발하는 질환이다. 주로 팔을 머리 위로 들어 올릴 때 마찰로 인해 회전근개 힘줄이나 점액낭(윤활 주머니)에 염증이 생기게 되고, 더 심해지면 회전근개가 망가지는 힘줄 파열로 진행되기도 한다.

그림 5.3은 우측 어깨 충돌 증후군이 있는 모형도로서, 우측 어깨를 앞에서 본 모습이고, 팔을 옆으로 들어 올릴 때, 견봉의 아랫면과 상완골 사이에 끼어있는 회전근개 힘줄(여기서는 극상근 힘줄)과 점액낭(파란색 초승달 모양)이 견봉의 아랫면과 충돌하면서 어깨 통증을 유발하는 상

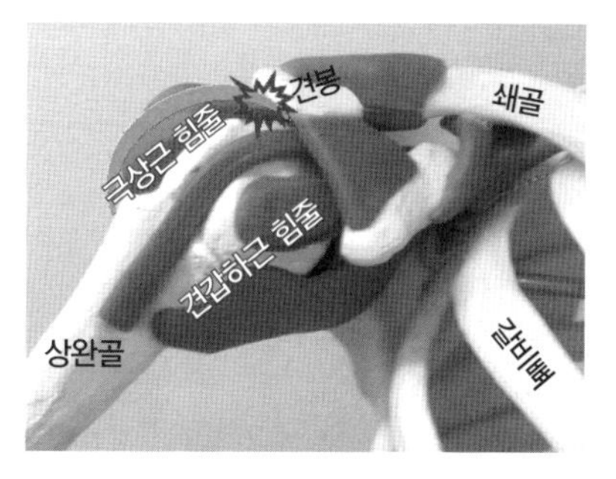

그림 5.3 우측 어깨 충돌 증후군이 있는 모형도

황이다. 이름하여 견봉하 충돌 증후군Subacromial impingement syndrome, 견봉 아래에서 충돌이 발생하는 상황이다.

견봉하 충돌 증후군의 특징과 치료

어깨 충돌 증후군은 여러 가지로 나눌 수 있는데, 이 책에서는 실제로 가장 흔한 견봉하 충돌 증후군Subacromial impingement syndrome을 위주로 설명하겠다. 견봉하 공간Subacromial space은 글자 그대로의 의미대로 견봉 아래에 있는 공간이다. 이 공간은 아래쪽에는 상완골의 머리부분, 회전근개 힘줄이 있고, 위쪽으로는 어깨 관절의 지붕인 견봉 등이 있다. 견봉하 공간의 구조물로는 회전근개 힘줄과 점액낭이 있다.

견봉하 충돌 증후군은 팔을 들어 올릴 때 회전근개 힘줄과 견갑골의 일부인 견봉의 아랫면이 부딪히는, 비정상적인 접촉을 유발하는 것이다. 충돌 증후군의 치료 목표는 어깨 관절이 마찰 없이 매끄럽게 움직이게 하는 것이다.

어깨 충돌 증후군, 어떨 때 아플까?

어깨 통증 환자는 50대에서 발생률이 가장 높고, 충돌 증후군이 계속되면 회전근개 파열로 이어질 가능성이 크다. 회전근개 질환은 나이가 들면서 증가한다. 그래서 이전에 다친 적이 있으면 물론, 다친 적이 없어도 아플 수 있고, 바람직하지 못한 자세와 같이 어깨 관절에 스트레스가 계속되면 발생할 수 있다.

70세 이상의 약 30%에서 회전근개 전체가 손상되어 있다. 그러나 이러한 경우의 75%에서는 어깨 통증이 없는 것이 특징이라고 한다. 아이러니하지만, 70세 이상 회전근개 손상 환자의 3/4이 통증이 없다는 것이다. 그러므로 연세 지긋한 분들은 어깨 통증만으로 회전근개 손상 여부를 판단하는 것은 금물이다. 즉, **어깨 통증이 덜 하거나 없어도 회전근개 손상이 있을 수 있으므로 주의를 요한다.**

어깨 충돌증후군의 통증을 테스트하는 어깨 통증궁

그러면 어깨 충돌증후군 환자는 주로 어떨 때 아플까?

앞에서 설명한 대로 회전근개 힘줄과 견봉의 아랫면이 부딪히면서 통증이 발생한다. 어깨가 아픈 분이라면 한번 해보시기 바란다. 팔을 옆으로 들어 올릴 때 통증이 나타나는 각도를 통증궁painful arc 이라고 한다. 예를 들어, 60°부터 120° 사이에서 통증이 발생하면, 통증궁은 60°부터 120°도다. 이렇게 팔을 들어 올릴 때, 특정 각도에서만 아프다면 충돌 증후군을 의심해볼 수 있다.

그림 5.4는 우측 어깨 충돌증후군이 있을 때 통증이 발생하는 각도의 범위를 보여주고 있다. 이를 어깨 통증궁Painful arc이라고 한다. 팔을 옆으로 들어 올리거나 내릴 때, 통증이 발생하는 각도를 뜻한다. 이 각도에서 어깨 통증이 발생하면 충돌 증후군이나 회전근개 질환(손상 등)이 있을 가능성이 커진다.

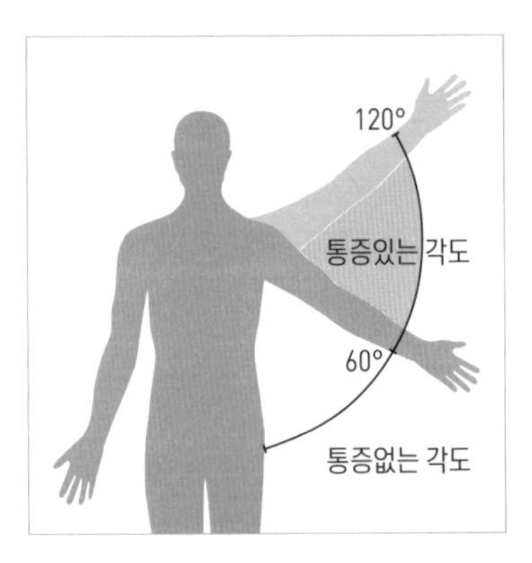

그림 5.3 우측 어깨 충돌 증후군이 있는 모형도

정리하면, 팔을 들어 올릴 때 특정 각도에서 아프면 충돌 증후군의 가능성이 크다. 그러나, 연세 드신 분들은 회전근개 손상이나 충돌 증후군이 있더라도, 어깨가 덜 아프거나 심지어 안 아플 수도 있기에, 이런 경우에는 불편함이나 통증의 원인이 회전근개 힘줄 손상 때문일 수도 있고 아니면 어깨 관절의 다른 부위에 문제가 있을 가능성도 있음을 알자.

어깨 충돌 증후군, 대표적 원인 3가지

어깨 충돌 증후군의 원인은 다양하다. 구조적 요인, 기능적 요인, 퇴행성 요인 등 여러 가지가 있다. 여기서는 견봉하 충돌 증후군Subacromial impingement syndrome을 기준으로 설명하겠다.

견봉하 충돌 증후군이 발생하는 3가지 요인

첫째, 구조적 요인으로, 견봉 아래 공간이 좁아지는 경우다. 골절 후 뼈의 위치가 잘못되거나 한정된 견봉 아래 공간에 석회성 건염 등으로 부피가 늘어나서 생길 수 있다.

둘째, 기능적 요인으로, 어깨 관절을 구성하는 근육의 비대칭, 견갑골의 비정상적인 움직임이다. 이로 인해 견봉 아래에 있는 회전근개 힘줄 등이 압박을 받을 수 있다. 자세가 안 좋은 경우에 발생 가능성이 크다.

셋째, 퇴행성 요인으로, 회전근개 힘줄(특히, 극상근 힘줄) **자체의 퇴행성 변화로 인해 힘줄이 염증과 함께 부어서 두꺼워지면서 발생할 수 있다.**

이 3가지 원인 중에서 한 가지만 있는 경우도 있지만, 여러 가지 조합이 있을 수도 있다. 여러 원인이 겹칠수록 충돌 증후군의 가능성은 커지고 정도도 심해질 수 있다. 그 밖에도, 흡연은 회전근개 힘줄의 내부 손상과 함께 견봉 아래 충돌 증후군이 발생할 가능성이 크므로 금연해야 할 이유가 충분하다.

어깨 충돌 증후군을 일으키는 구조적 원인
갈고리 모양의 견봉

아래는 어깨 충돌 증후군을 일으키는 첫 번째 원인인, 구조적 원인에 대한 설명이다. 어깨 관절의 지붕에 있는 뼈인 견봉acrmion의 모양에 따라 충돌 증후군이 더 잘 생기기도 하고 덜 생기기도 한다.

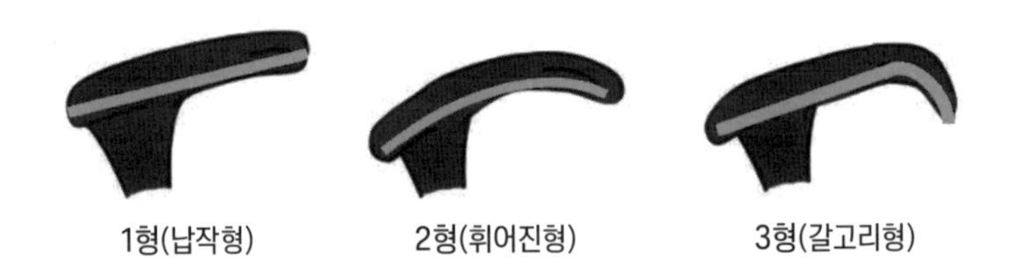

그림 5.5 비글리아니와 모리슨이 분류한 3가지 견봉 모양

그림 5.5 비글리아니Bigliani와 모리슨Morrison이 분류한 견봉의 모양은 3가지 형태가 있다. 제1형은 납작한 모양flat, 제2형은 휘어진 모양curved, 제3형은 갈고리 모양hooked이다.

3가지 유형 중, 충돌 증후군의 발생 가능성이 가장 적은 것은 제1형 납작한 모양이고 가장 높은 것은 제3형 갈고리 모양의 견봉이다. 갈고리 모양의 견봉은 그 바로 아래를 지나는 회전근개 힘줄과 마찰을 많이 일으켜서 충돌 증후군이 될 가능성이 크다. 이러한 상태가 오래되면 힘줄이 손상되어 회전근개 파열이 발생할 가능성 또한 커진다. 연부조직인 힘줄이 견봉뼈와 마찰을 일으키면 결국 힘줄이 망가질 수밖에 없게 된다.

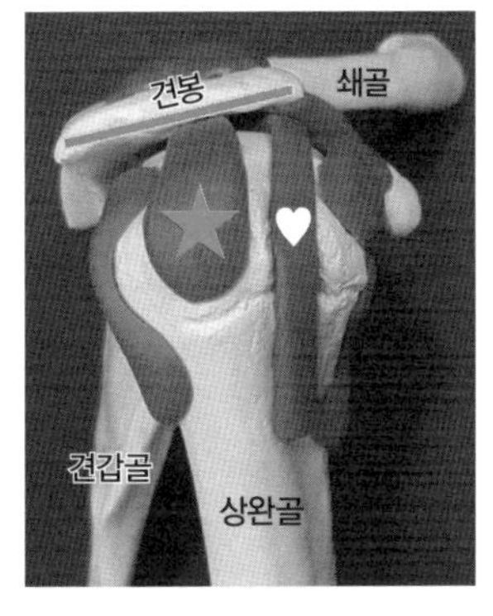

그림 5.6 우측 어깨를 옆에서 본 모습

그림 5.6은 우측 어깨를 옆에서 본 모습이다. 견봉 모양은 제1형인 납작한 형태flat type다. 견봉 아래를 통과하는 극상근 힘줄(파란색 별표)과 이두박근 장두의 힘줄(흰색 하트)이 보인다.

어깨 충돌 증후군, 어떻게 진단하나?

의사와 환자가 구체적으로 묻고 답하면서 소통하고, 철저히 진찰하는 것은 정확한 진단을 위한 기본적인 과정이다. 과거 병력 확인, 문진(질문과 답변), 시진(환부 관찰, 예를 들어 어깨 근육이 말랐는지? 양쪽 어깨 높낮이 차이 등), 신경학적 검사, 감각 검사, 근력 검사 등으로 진단의 실마리를 찾고, 이것을 바탕으로 어떤 검사를 할지를 정하기에, 의사의 진찰은 매우 중요하다.

진찰에 이어서 가장 먼저 하는 x-ray와 같은 영상 검사는 다른 질환과의 감별진단을 하거나, 척추와 관절의 비대칭과 불균형을 찾는 데 도움이 되며, 석회성 건염이나 관절염과 같은 질환을 걸러내기 위해서 기본적으로 하는 검사다. 병원에서도 미리 챙기고 있지만, 임신의 가능성이 조금이라도 있는 환자라면, 의료진에게 미리 알리자.

문진(과거력 및 현재 병력)

의료진과의 대화에서 환자는 어깨 통증의 특징(통증, 저림, 시림, 땡기는 느낌 등), 통증이 계속되는 기간, 어떤 자세에서 아픈지, 어떤 동작이나 운동을 할 때 아픈지, 악화요인(자세, 특정 동작, 다친 적이 있는지 등), 스트레스, 투약 내역(기저 질환 유무와 현재 드시는 약의 종류, 용량 등) 에 관해서 자세히 얘기해야 한다.

어깨를 움직여보면서 하는 진찰

어깨 진찰은 눈으로 관찰하는 시진inspection, 손으로 직접 만져보는 촉진palpation과 함께 환자의 어깨 관절을 움직여서 관절 운동 범위를 체크하는 것, 견갑골의 이상 운동증이 있는지 확인하면서 어깨 관절의 과한 유연성이나 불안정성 등을 확인할 수 있다. 또한 어깨 관절의 근력검사는 반대편 어깨 관절과 비교한다. 견봉하 충돌 증후군이 있는 상태에서는 주로 팔을 옆으로 드는 외전abduction 동작이나 팔을 바깥쪽으로 돌리는 외회전external rotation할 때 근력 약화가 나타날 수 있다.

그 밖에도 앞서 설명한 충돌 증후군을 유발하는 움직임인 통증궁painful arc에서 양성이거나, 니어 충돌 검사Neer impingement test, 호킨스 검사Hawkins test에서 양성이면 충돌 증후군을 의심해볼 수 있다.

이렇게 면밀한 신체 진찰을 통해서 통증의 원인으로 의심되는 부위를 추정해볼 수 있다. 이를 바탕으로 어떤 검사(엑스레이, 초음파, CT, MRI 등)가 필요한지 결정하게 되므로 어깨 진찰은 문진에 이어 매우 중요하다.

엑스레이 검사의 유용성

엑스레이 검사는 어깨 관절과 이를 구성하는 뼈의 구조를 볼 수 있다. 이를 통해 골절 확인은 물론, 뼈와 관절의 퇴행성 변화 및 석회의 유무와 정도를 확인할 수 있다. 또한, 견봉 아래에서 어깨 충돌 증후군을 유발할 수 있는 구조적 요인인 견봉acrmion의 모양이나 견봉 아래 공간을 확인하여 견봉하 충돌 증후군subacromial impingement syndrome을 예측해볼 수도 있다.

초음파 검사의 유용성

어깨 충돌 증후군과 관련된 힘줄의 변화 및 파열, 점액낭염은 초음파로 잘 보인다. 점액낭염은 초음파 검사에서 점액낭의 벽이 두꺼워져 있고, 물이 차 있는 경우도 있다. 충돌 증후군의 초기에 나타나는 힘줄의 변화는 특히, 극상근 힘줄이 두꺼워지는 것이다.

엑스레이, CT, MRI는 가만히 있는 상태에서 촬영하는 데 비해, 초음파는 움직이는 상태에서도 평가할 수 있다. 특히, 충돌 증후군의 경우 어깨 관절을 여러 방향으로 움직여보면서 충돌하는지를, 실시간 동적 초음파Real time dynamic US로 확인할 수 있는 것이 초음파의 특장점 중 하나다.

그림 5.7은 우측 어깨 회전근개 힘줄 중 하나인 극상근 힘줄을 보는 자세다. 파란색 사각형은 극상근 힘줄을 관찰하기 위해 초음파를 보는 위치다.

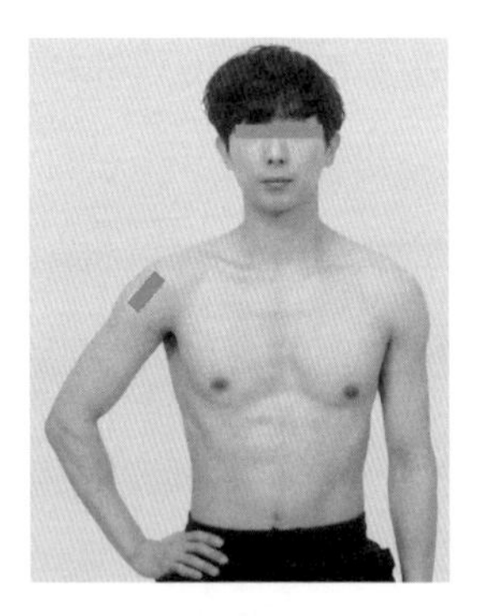

그림 5.7 초음파로 극상근 힘줄을 검사하는 자세고, 파란색 막대기 표시는 초음파 영상을 보기 위해 탐촉자를 놓는 위치다.

그림 5.8은 그림 5.7과 같은 자세에서 초음파로 봤을 때의 영상이다. 정상 형태의 극상근 힘줄이 우측에 보이는 견봉 아래로 들어가지 않은 상태로 극상근 힘줄 전체가 거의 다 보인다. 초음파 검사에서 정상 극상근 힘줄은 하얗고 밝게 보인다.

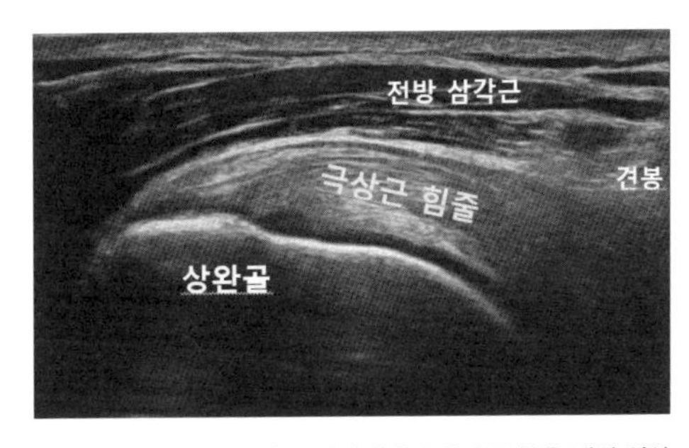

그림 5.8 그림 5.7과 같은 자세에서 초음파로 봤을 때의 영상

그림 5.9는 그림 5.7의 상태에서 팔을 옆으로 들어 올린 상태다. 팔을 옆으로 들어 올리면 극상근 힘줄이 견봉 밑으로 들어가면서 충돌하는지를 실시간 초음파로 확인할 수 있다.

그림 5.10은 그림 5.9 자세에서의 초음파 소견이다. 그림 5.8과 비교해 보면, 극상근 힘줄의 일부가 견봉 밑으로 들어갔음을 알 수 있다. 이렇게 동적 초음파를 활용하여 팔을 들어 올릴 때, 극상근 힘줄이 견봉 밑

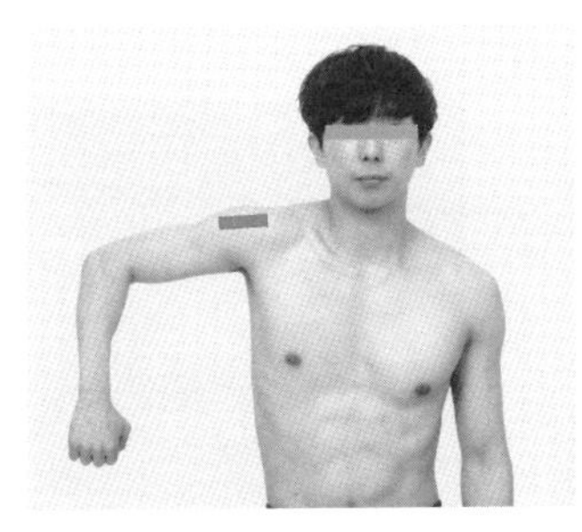

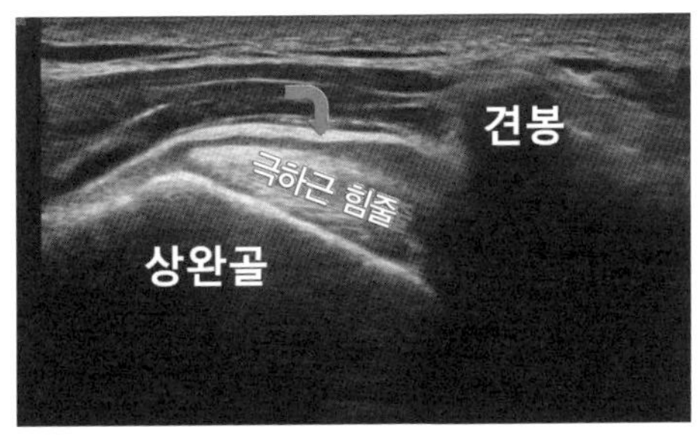

◀ 그림 5.9 그림 5.9는 그림 5.7의 상태에서 팔을 옆으로 들어 올린 상태이고 파란색 막대기 표시는 초음파 영상을 보기 위해 탐촉자를 놓는 위치다.

▶ 그림 5.10 그림 5.9 자세에서의 초음파 소견

으로 매끄럽게 들어가는지, 충돌을 일으키는지를 실시간으로 활용할 수 있다. 파란색 곡선 화살표는 극상근 힘줄을 덮고 있는 윤활층인 점액낭 주위 지방층이다.

그림 5.11은 삼각근과 극상근 힘줄, 상완골 사이에 있는 길죽하게 생긴 점액낭에 시커멓게 물이 차 있는(파란 삼각형 사이) 초음파 소견이다. 정상적인 점액낭은 초음파 검사에서 거의 보이지 않는다. 점액낭이 부어서 물이 차 있으면 팔을 들어 올릴 때, 극상근 힘줄, 점액낭이 견봉과 부딪히는 충돌 증후군이 발생할 가능성이 크다.

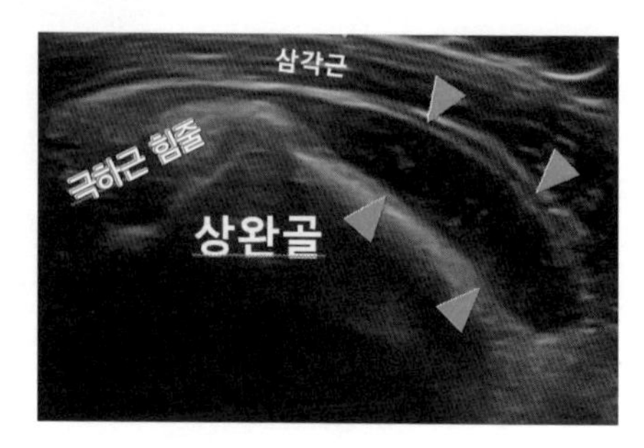

그림 5.11 점액낭에 시커멓게 물이 차 있는 초음파 소견

MRIMagnetic resonance imaging 검사의 유용성

충돌 증후군을 진단하기 위해 꼭 해야 하는 검사는 아니다. 어깨 관절을 구성하는 근육, 힘줄, 인대 등의 연부 조직 상태를 알아보기에는 MRI가 단연 으뜸이다. 특히, 근육이 말라서 쪼그라든 정도와 근육세포가 지방세포로 바뀐 정도를 평가할 수도 있고, 회전근개 힘줄 파열로 인해 근육이 떨어져 나간 정도도 잘 알 수 있다.

그림 5.12는 우측 어깨 MRI 검사로 극상근 힘줄이 파열된 부위(회색 삼각형 사이)

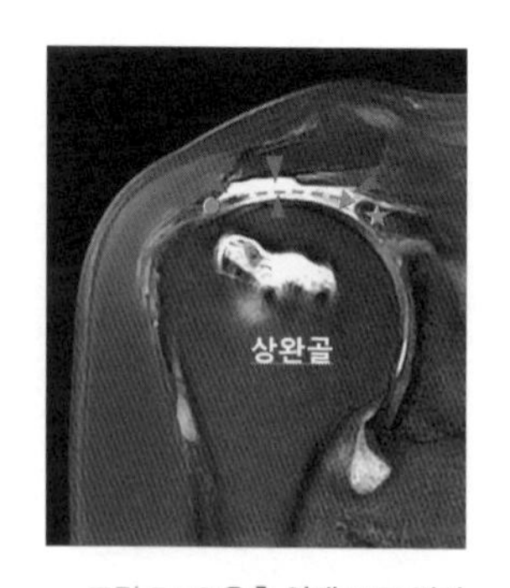

그림 5.12 우측 어깨 MRI 검사

가 하얗게 보인다. 정상적인 극상근 힘줄은 파란 원(●) 부위에 붙어 있어야 하는데, 파열되면서 파란 점선 화살표 방향으로 떨어지면서, 힘줄과 근육 덩어리가 파란 별표(★) 위치까지 멀리 딸려가 있다. 봉합수술을 하려면 파란 별표 위치에 있는 힘줄을 파란 원이 있는 곳까지 당겨서 봉합해야 한다.

진찰이 MRI보다 중요할 때가 있다. Back to the Basic(기본으로 돌아가라)!

어깨는 아픈데 MRI에 이상 없다면 뭐가 문제일까? 강 씨의 사례를 보자. 40대 초반의 강 씨는 테니스 매니아다. 날씨가 좋을 때는 야외에서, 비가 오면 실내테니스를 즐긴다. 그런데 약 6개월 전부터 서브나 스매쉬 할 때 오른쪽 어깨 뒤쪽이 아프기 시작했고 최근 1개월 전부터는 아파서 오른쪽으로 돌아눕는 것과 옷을 벗는 것도 힘든 상황이 되었다. 그래서 타 병원에서 엑스레이, 초음파, MRI 검사를 했음에도 이상 소견이 없어서 근막통증 증후군으로 진단받고 주사 맞고 나서 조금은 나았는데, 다시 아파져서 내 클리닉을 찾아왔다.

강 씨의 어깨 관절을 자세히 진찰해보니, 흔하지 않은 후상방 충돌 증후군이 의심되었다. 그래서 초음파를 보면서 극하근, 소원근과 삼각근 사이에 국소마취제 1ml와 생리 식염수 10ml를 1주 간격으로 3번 주사하였고, 환자에게 극하근과 소원근의 스트레칭을 수시로 하도록 했다. 그리고 2개월 뒤에 경과를 관찰 해보니 경미한 통증이 있었지만, 테니스 치는 데는 전혀 문제가 없었다.

석회성 건염, 회전근개 파열과 같이 구조적 이상은 엑스레이, 초음파, MRI에서 쉽게 확인하고 진단할 수 있으나, 강 씨처럼 MRI 검사에서 이상 소견이 없으면, 환자와 의사 모두에게 난감하다. 이때는 **의사와 환자가 소통하면서 진행하는 진찰이 매우 중요하다.** 강 씨의 경우에는 최첨단 검사보다 진찰이 더 중요한 경우였다. 역시 기본이 중요하다. Back to the Basic(기본으로 돌아가라)!

어깨 충돌 증후군, 비수술 치료법 4가지

치료 목표는 어깨 통증을 없애고 어깨 관절 기능을 정상으로 회복하는 것이다. 충돌 증후군으로 인해 염증이 생긴 힘줄과 윤활 주머니에 소염 치료를 하여 통증이 줄어들면, 올바른 자세와 함께 재활 운동치료를 통해서 정상적인 어깨 관절의 움직임을 만들어나가면 된다.

비수술적 치료나 수술적 치료를 받은 환자의 약 80%에서 좋은 결과가 있었다. 나의 경험으로는 비수술적 치료만으로도 환자의 만족도가 높은 경우가 많았기에 비수술적 치료를 위주로 설명하겠다.

참고로 수술적 치료는 3개월 이상의 보존적 치료에 증상의 호전이 없을 때 고려할 수 있다. 수술은 환자의 증상, 신체검사, 영상 검사 등에서 구조적 이상이 있을 때만 한다. 왜냐하면, 수술은 구조적인 이상 소견을 교정하는 치료법이기 때문이다. 수술은 다른 비수술적 치료를 해도 안 될 때 하는 최후의 선택임을 명심하자.

어깨 충돌 증후군 초기의 치료 방법

어깨 충돌 증후군의 초기에는 약한 충돌이 시작되면서 회전근개 염증과 삼각근 아래 점액낭 염증이 생기면서 아프기 시작한다. 자세가 좋지 않거나 무리한 운동을 하는 20~30대에서 주로 생긴다. 이런 상태가 40~50대까지 계속되면, 회전근개 힘줄에 염증이 심해지면서 부분파열이나 전층 파열까지 발생할 수 있다. 또, 여기서 적절한 치료가 되지 않고 60대 이상이 되면 완전 파열, 광범위 파열로 진행될 수 있다.

그래서 어깨 충돌 증후군으로 진단을 받으면, 어깨를 덜 움직이면서 적절한 진통소염제를 복용하거나 주사치료를 받으면서 염증을 가라앉히고 통증을 중점적으로 줄인다. 동시에 물리치료를 받고 환자 맞춤형 재활운동을 배워서 어깨 관절의 수동적 및 능동적 운동을 하며 마지막으로 근력 강화 운동과 어깨 관절 전체를 매끄럽게 움직이는 고유수용감각Proprioception 훈련을 한다. 힘줄 손상이 심하지 않으면 3~6개월 동안 비수술 치료를 한다. 특히, 어깨 통증의 급성기에는, 팔을 머리 위에서 움직이는 동작과 빠른 움직임, 어깨 관절에 과부하가 걸리는 동작을 피하는 것이 좋다.

어깨 충돌 증훈군의 비수술적 치료법 종류

충돌 증후군의 초기인 회전근개 염증이 있을 때부터 적극적인 치료를 받는 동시에 바른 자세를 생활화하고 무리한 운동을 하지 않는 예방을 함께하면 금상첨화다. 이를 위한 다양한 비수술적 치료법을 소개한다.

약물치료, 물리치료

1~2주간 진통소염제를 정기적으로 복용해 염증과 통증을 줄이는 것이 중요하고, 동네병원에서 간편하게 받을 수 있는 물리치료인, 온찜질, 전기치료, 이온치료는 근거 있는 표준치료다. 이 치료법으로 어깨 통증을 줄이고 어깨 관절의 운동 범위를 늘리자.

스테로이드 주사치료

스테로이드 주사가 무조건 나쁜 것은 아니다. 잘 쓰면 약, 못 쓰면 독이다. 그래서 여기서는 적절한 스테로이드 주사법을 설명한다. 스테로이드는 주사는 초음파를 보면서 견봉 아래 공간이나 어깨 관절에 안전하고 정확하게 주사할 수 있다. 반복되는 스테로이드 주사는 쿠싱 증후군과 같은 전신 부작용을 일으킬 수도 있고, 어깨 관절의 힘줄이 약해지고, 파열될 수도 있기에, 같은 부위에 연 3회 이상 주사하면 안 된다. 그래서 환자는 병원을 여러 군데 다니면서 주사를 맞지 않도록 하자. 한편, 당뇨병이 있는 환자는 스테로이드 주사로 혈당이 솟구칠 수 있으므로 주사 맞기 전에 내과 의사와 상의해 대응하면 된다.

위와 같은 주의사항을 잘 지키면서 맞는 스테로이드 주사는, 안전성이 확보된 상태에서 어깨 관절의 통증을 완화하고 운동 범위를 늘리기 위해 상당히 근거가 있는 표준 치료법이다.

체외충격파 치료Extracorporeal shockwave therapy, ESWT

회전근개 힘줄 중 하나인 극상근 힘줄에 석회가 있으면 석회성 건염이 된다. PART 4에서 설명했듯이, 석회성 건염이 있으면 충돌 증후군을 일으킬 가능성이 크다. 이 경우, 체외충격파 등을 이용해 석회를 치료하면 충돌 증후군도 좋아질 수 있다.

석회를 제거하기 위해 사용하는 충격파는, 높은 에너지의 충격파High-energy shock waves로 석회를 분해한다(레벨 I 증거:높은 수준의 근거). 낮은 에너지의 충격파는 통증을 완화하는 데 사용될 수 있다. 그래서 어깨 충돌 증후군 환자의 통증에는 낮은 에너지의 충격파를 사용한다.

재활 운동치료

급성 통증을 치료한 후에는 재활 운동치료에 중점을 둔다. 이를 통해 통증을 줄이고 어깨 움직임을 좋게 할 수 있다. 재활 운동치료의 초반에는 수동적 스트레칭과 스윙 운동을 함께한다. 통증이 줄어들면, 환자 스스로 하는 재활운동인 견갑골 안정화 운동과 바른 자세 연습을 한다. 이 운동의 핵심 포인트는 회전근개 힘줄을 강화, 척추를 곧게 세우고, 견갑골을 안정화하고 바른 자세를 만들어서 충돌증후군을 예방하는 것이다.

심한 통증은 아니었지만, 수술이 필요했던 어깨 통증

51세 남자 환자로 코 수술을 잘하기로 유명한 이비인후과 의사다. 수년 간 계속되는 우측 어깨 통증으로 여러 병원에서 석회성 건염, 동결견이 있어서 치료를 받았고 어깨 통증의 일부는 좋아졌으나 다시 통증이 지속되어 필자를 찾아온 경우다.

진찰을 해보니 어깨 충돌 증후군의 양상이어서 주사 치료와 견갑골 안정화 운동 및 업무 환경을 개선하는 방향으로 치료 방향을 정하고 치료를 했는데, 치료하면 좀 나아지는데 몇 주 못 가서 통증 악화가 반복되어서 MRI를 촬영한 결과, 관절와순관절 연골 주변에 생긴 물혹Paral-abral ganglion cyst으로 진단되었다. 이는 관절 연골 손상으로 인한 틈으로 물이 들어와서 생긴 물혹이었기에, 연골 봉합 및 물혹 제거술이 필요한 상황이었다.

이에 더하여 물혹으로 인해 우측 어깨 신경 눌려서 근육량이 줄어드는 상황이었다. 이를 압박성 신경병증이라고 한다. 즉, 신경이 오래 눌리게 되면 회복되기 어려운 근육량 감소 및 근력 약화가 발생하는 질환이다. 그래서 손상된 연골을 봉합하고, 물혹을 제거하여 물혹에 눌린 신경을 풀어주는 수술적 치료를 받아야 하는 상황이었다.

그림 5.13은 우측 어깨 MRI에서 하얀 물주머니(파란색 화살표들)가 보인다. 크기는 32mm×13mm다. 이 물주머니가 견갑 신경을 누르고 있어서 근육이 위축되어 마르게 되므로 신경을 풀어주는 수술이 필요한 상태다.

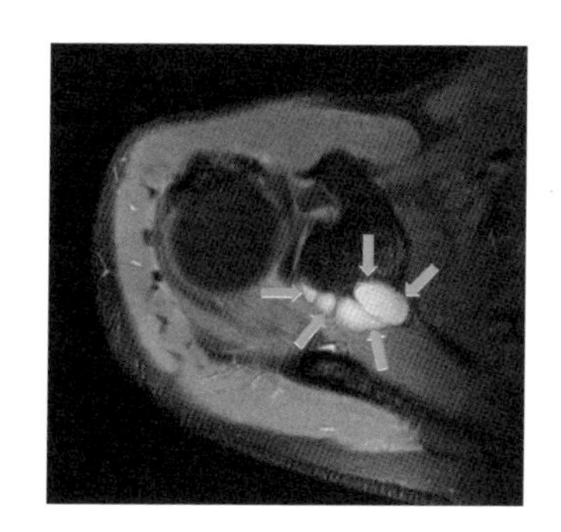

그림 5.13

기본적인 진찰이나 엑스레이, 초음파 검사로 어깨 질환의 상당부분을 진단할 수 있으나, 치료를 받아도 불편함이 계속된다면, 이 사례처럼 수술이 필요한 질환이 있을 수도 있으므로 MRI 촬영을 고려해야 한다.

이것으로 어깨 충돌증후군에 대한 설명을 마친다. 이어서 어깨 충돌증후군이 심해지면 발생할 수 있는 회전근개 힘줄 파열에 대해 PART 6에서 설명하겠다.

참고문헌

1. 박성진, 《우리가 몰랐던 어깨 통증 치료의 놀라운 기적》, 초판, 서울: 중앙생활사; 2018. p115~133.
2. 박성진, 《하룻밤에 끝내는 어깨 통증 완치법》, 초판, 서울: 한솔의학; 2019. p75~79.
3. Bigliani LU, Levine WN, 〈Subacromial impingement syndrome〉, 《J Bone Joint Surg Am 1997; 79: 1854~68.
4. Daghir AA, Sookur PA, Shah S, Watson M, 〈Dynamic ultrasound of the subacromial-subdeltoid bursa in patients with shoulder impingement: a comparison with normal volunteers〉, 《Skeletal radiology》, 2012; 41:1047~53.
5. de Jesus JO, Parker L, Frangos AJ, Nazarian LN, 〈Accuracy of MRI, MR arthrography, and ultrasound in the diagnosis of rotator cuff tears: a metaanalysis〉, 《Am J Roentgenol》, 2009; 192:1701~7.
6. Epstein RE, Schweitzer ME, Frieman BG, Fenlin JM, Mitchell DG, 〈Hooked acromion: prevalence on MR images of painful shoulders〉, 《Radiology》, 1993; 187: 479~81.
7. Garving C , Jakob S, Bauer I, Nadjar R, Brunner UH, 〈Impingement Syndrome of the Shoulder〉, 《Dtsch Arztebl Int.》, 2017 Nov 10;114(45):765~776.
8. Gaujoux-Viala C, Dougados M, Gossec L, 〈Efficacy and safety of steroid injections for shoulder and elbow tendonitis: a metaanalysis of randomised controlled trials〉, 《Ann Rheum Dis》, 2009; 68:1843~9.
9. Huisstede BM, Gebremariam L, van der Sande R, Hay EM, Koes BW, 〈Evidence for effectiveness of Extracorporal Shock-Wave Therapy (ESWT) to treat calcific and non-calcific rotator cuff tendinosis—a systematic review〉, 《Man Ther》, 2011; 16:419~33.
10. Katthagen JC, Marchetti DC, Tahal DS, Turnbull TL, Millett PJ, 〈The effects of arthroscopic lateral acromioplasty on the critical shoulder angle and the anterolateral deltoid origin: An anatomic cadaveric study〉, 《Arthroscopy》, 2016; 32: 569~75.
11. Kloth JK, Zeifang F, Weber MA, 〈Clinical or radiological diagnosis of impingement〉, 《Der Radiologe》, 2015; 55:203~10.
12. Moor BK, Bouaicha S, Rothenfluh DA, Sukthankar A, Gerber C, 〈Is there an

association between the individual anatomy of the scapula and the development of rotator cuff tears or osteoarthritis of the glenohumeral joint? A radiological study of the critical shoulder angle〉, 《Bone Joint J》, 2013; 95-B: 935~41.

13. Morrison DS, Frogameni AD, Woodworth P, 〈Non-operative treatment of subacromial impingement syndrome〉, 《J Bone Joint Surg Am》, 1997; 79:732~7.
14. Neer CS, 〈Shoulder reconstruction〉, 《Philadelphia: Saunders》, 1990:41~142.
15. Nyffeler RW, Werner CM, Sukthankar A, Schmid MR, Gerber C, 〈Association of a large lateral extension of the acromion with rotator cuff tears〉, 《J Bone Joint Surg Am》, 2006; 88:800~5.
16. Petri M, Hufman SL, Waser G, Cui H, Snabes MC, Verburg KM, 〈Celecoxib effectively treats patients with acute shoulder tendinitis/bursitis〉, 《J Rheumatol》, 2004; 31:1614~20.
17. Saupe N, Pfirrmann CW, Schmid MR, Jost B, Werner CM, Zanetti M, 〈Association between rotator cuff abnormalities and reduced acromiohumeral distance〉, 《Am J Roentgenol》, 2006; 187:376~82.
18. Yang JL, Chen SY, Hsieh CL, Lin JJ, 〈Effects and predictors of shoulder muscle massage for patients with posterior shoulder tightness〉, 《BMC Musculoskelet Disord》, 2012; 13:46.

PART 6

회전근개 힘줄 파열

가랑비에 옷 젖듯이
서서히 찢어지는 힘줄

회전근개 힘줄 파열이란?

회전근개 힘줄 파열은 어깨 관절을 둘러싸고 있는 4개의 근육과 힘줄인 회전근개가 끊어지는 것이다. 회전근개 힘줄은 팔과 어깨 관절이 잘 움직일 수 있도록 하면서 안정적으로 관절을 잡아주는 역할을 한다. 이러한 회전근개 힘줄이 끊어지면 어깨 통증이 생기고 근력이 약화되며 어깨 관절이 움직이는 범위가 줄어들면서 어깨 관절 장애가 발생하기도 한다. 회전근개 파열은 어깨 관절과 관련된 장애의 가장 흔한 원인이다. 그래서 회전근개 힘줄이 파열되면 일상생활은 물론, 직장생활, 사회생활에도 지장을 초래하여 삶의 질이 떨어진다. 또한, 환자 개인은 물론, 사회적으로도 의료비가 늘어나는 등 여러 가지 문제가 생긴다.

그림 6.1은 어깨 관절을 앞에서 본 모습이다. 4개의 회전근개 힘줄 중에서 앞에서 보이는 것은 2개다. 파란색 글자로 되어 있는 극상근 힘줄과 견갑하근 힘줄이다. 나머지 2개는 뒷면에서 볼 수 있다.

그림 6.2는 어깨 관절을 뒤에서 본 모습이다. 4개의 회전근개 힘줄 중에서 뒤에서 보이는 것은 파란색 글자로 되어 있는 극하근 힘줄과 소원근 힘줄이다. 우측 상단에 극상근 힘줄(파란색 삼각형)의 일부가 보인다.

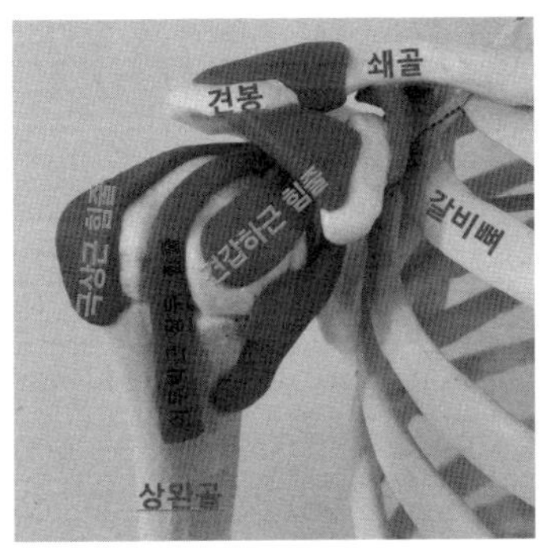

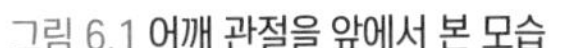
그림 6.1 어깨 관절을 앞에서 본 모습

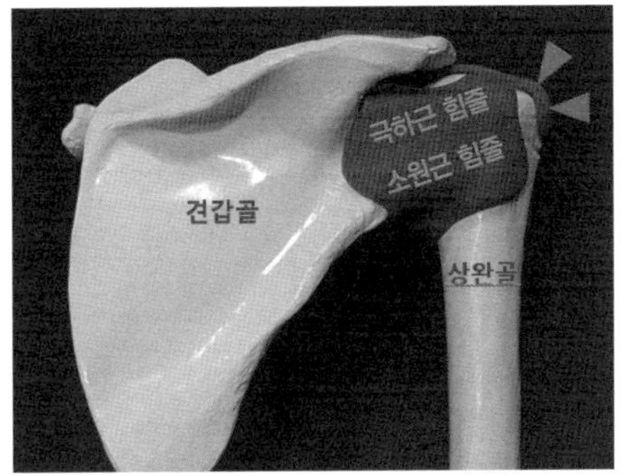

그림 6.2 어깨 관절을 뒤에서 본 모습

회전근개 파열은 어깨 통증을 일으키는 질환들(예, 오십견, 석회성 건염, 회전근개 파열 등) 중에서 약 30%를 차지할 정도로 흔하다. 그리고 나이가 들면서 점점 증가하는 흔한 퇴행성 질환이다.

가장 많이 파열되는 극상근 힘줄을 지키려면?

4개의 회전근개 힘줄 중에서 가장 많이 파열되는 힘줄은 극상근 힘줄이다. 극상근의 역할은 팔을 옆으로 들어 올리는 것이다. 극상근과 삼각근을 강화하기 위해 아령을 옆으로 들어 올리는 운동레터럴 레이즈, lateral raise을 할 수 있는데, 극상근 힘줄염이나 힘줄 파열이 있는 환자는 이 운동으로 오히려 악화될 수 있으므로 하지 말아야 한다. 그리고 극상근 이외의 다른 힘줄도 파열이 되지만 발생율은 적다. 그래서 앞으로 극상근 힘줄 손상에 대해서 주로 얘기하겠다.

힘줄 파열의 증상, 누구에게 잘 생기나? 4가지 원인

회전근개 힘줄 파열의 초기증상은 팔을 앞이나 옆으로 들어 올릴 때, 안팎으로 돌릴 때, 뒤로 뻗을 때 통증이 있으나 못할 정도는 아니다. 그러나 파열이 점차 진행되어서 힘줄이 끊어지게 되면 통증과 함께 힘이 들어가지 않아서 팔을 움직이는 게 어려워져서 일상생활에 지장이 생기고, 밤에 아파서 잠 못 이루기도 한다.

급성과 만성의 차이점

회전근개 힘줄 파열은 급성과 만성으로 나눌 수 있다.

급성 파열이나 외상성 파열은, 다치면서 어깨 통증과 어깨 관절 움직임에 이상이 생긴다. 주로 젊은 층에서 레저스포츠 활동을 하다가 많이 발생한다.

만성 파열은 급성, 외상성 파열보다 더 흔한데, 이는 나이가 들수록 증가하는 퇴행성 질환의 과정으로 중년, 노년 환자에서 어깨 통증이 서서히 발생한다. 충돌 증후군으로 힘줄이 조금씩 약해지고 가랑비에 옷 젖듯이 조금씩 찢어질 수 있다.

급성과 만성 파열이 동시에 발생할 수도 있다. 가끔 중년, 장년층에서 테니스, 클라이밍 등을 하다가 힘줄 파열이 되는 경우가 있는데, 이는 힘줄이 퇴행성 변화로 약해진 상태에서 충격이 가해지면서 급성 파열이 동반될 수도 있다.

셔Sher 등의 학자들이 어깨 통증이 없는 개인에게 MRI 검사를 해보니 파열이 있는 비율이 무려 34%나 되었다고 한다. 이 의미는 회전근개 파열이 있어도 통증이 없을 수 있다는 것이다. 당연하게도 나이가 많을수록 파열환자의 비율은 높았다. 40세 이하에서는 전층 파열은 없었고, 부분층 파열은 4%였다. 40세에서 60세 사이의 환자에서는 전층 파열이 4%, 부분층 파열이 24%였다. 60세 이상의 환자에서 전층 파열은 28%, 부분층 파열은 26%였다. 회전근개의 전층 파열은 80대의 50%에서 있다.

회전근개 파열의 4가지 원인

회전근개 파열의 원인은 크게 4가지다.

❶ 나이가 들면서 발생하는 퇴행성 변화인 노화가 가장 중요한 요인이다.

❷ 미세하게 다치거나, 크게 다치는 외상을 포함한다.

❸ 구부정한 자세, 흡연, 고지혈증과 같은 바람직하지 못한 생활습관이 있다.

❹ 그 밖에도 가족력이나 유전적 요인이 있다.

위의 4가지 원인 중, 해당사항이 많을수록, 회전근개 힘줄 파열에 취약하다. 가족력을 피할 수 있는 뾰족한 방법은 없지만, 그래도 무리하지 않고 다치지 않도록 주의하면 된다. 그리고 금연을 하고 고지혈증을 잘 관리하면 회전근개 파열의 위험을 줄일 수 있을 뿐 아니라 폐암을 비롯한 암과 심근경색이나 뇌졸중과 같은 뇌와 심장혈관질환의 위험도 낮출 수 있는 일석이조의 효과가 있으니 잘 챙겨야 할 이유는 충분하다.

힘줄 파열의 위험 요인 3가지

❶ 누구나 피할 수 없는 노화Aging가 가장 중요한 요인이다.

❷ 외상의 병력, 우세한 쪽의 회전근개(오른손잡이일 경우 오른쪽 회전근개)다.

❸ 흡연, 고지혈증, 유전적 요인이 있다.

노화와 외상에 대해서는 앞서 설명했기에 지금부터는 흡연, 고지혈증, 유전적 요인에 대해 설명하겠다.

흡연은 어떻게 회전근개 파열을 일으킬까?

니코틴은 잠재적으로 혈관을 수축하여 조직에 산소 공급을 줄인다고 한다. 회전근개 힘줄인 극상근과 극하근 힘줄이 상완골에 붙기 약 1cm 전인, 중요 부위critical zone에 혈액과 산소가 덜 공급되면서 회전근개 파열의 위험이 높아질 수 있다고 한다. 그림 6.3을 참조하라.

결론적으로 흡연은 회전근개 힘줄 파열의 위험을 높이고, 파열의 크기를 커지게 하며, 수술 후 회복에도 제한이 생기게 할 뿐만 아니라, 뇌와 심장혈관질환에도 위험 요인으로 익히 알려져 있다. 흡연은 백해무익하다.

그림 6.3은 우측 어깨 관절을 앞에서 본 모습으로 극상근 힘줄이 상완골에 부착하기 1cm 전에 중요 부위(critical zone, 파란색 점선 타원)가 있다. 이 부위는 혈액 및 산소 공급이 덜 돼서 극상근 힘줄 파열이 잘 발생하는 부위다. 극상근 힘줄이 뼈에 붙는 부위는 파란색 초승달 모양으로 표시되어 있다.

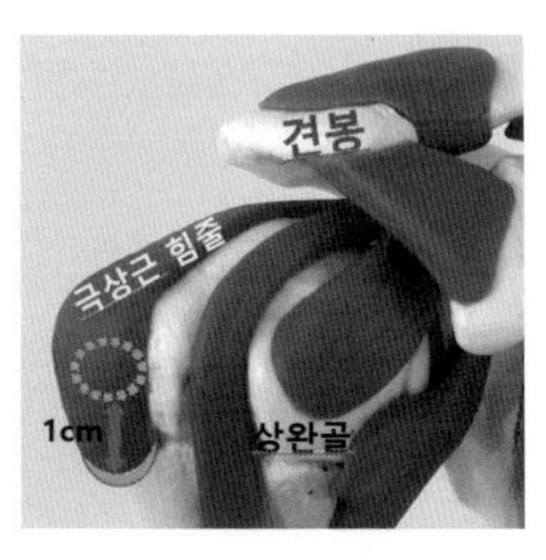

그림 6.3 우측 어깨 관절을 앞에서 본 모습

그림 6.4는 우측 어깨 관절을 앞에서 본 모습으로 팔을 옆으로 들어 올릴 때, 극상근 힘줄(흰색 별표)이 견봉의 아랫면에 충돌(파란색 번개 표시)하는 충돌 증후군의 모형이다. 어깨 충돌 증후군이 계속되면 결국 극상근 힘줄 파열이 발생할 가능성이 커진다.

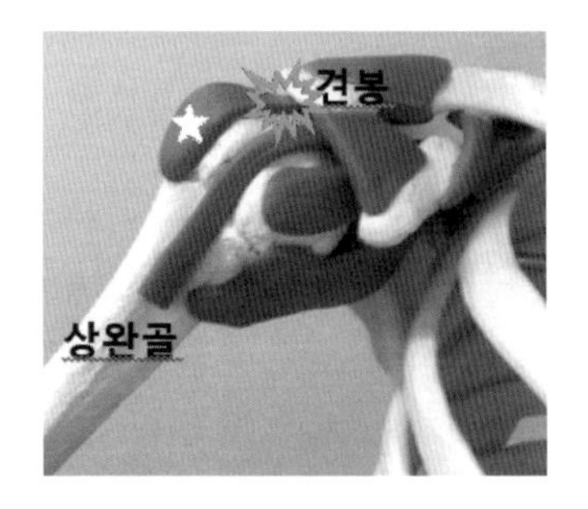

그림 6.4 극상근 힘줄이 견봉의 아랫면에 충돌하는 충돌 증후군의 모형

고지혈증이 회전근개 파열을 일으킨다고?

콜레스테롤 부산물이 축적되는 것은 힘줄 파열의 위험이 커지는 것과 연관이 있다고 한다. 압부드Abboud와 킴Kim은 MRI로 회전근개 전층 파열이 있는 환자그룹 80명과 어깨 통증은 있지만, 회전근개는 정상인

대조군 80명의 혈중 지질농도를 측정해 비교했다. 회전근개 파열이 있는 환자군에서는 혈중 콜레스테롤 수치가 240mg/dL 이상 넘는 비율이 64%로 높았던 반면, 대조군에서는 28%로 낮았다.

결과적으로 높은 혈중 콜레스테롤 수치는 회전근개 파열의 발생에 부가적인 역할을 할 수도 있으므로 고지혈증을 예방, 치료할 이유가 충분하다. 또한, 고지혈증은 흡연과 함께 뇌, 심장혈관질환의 위험 요인이므로 철저히 관리할 필요가 있다.

유전적 요인이 있으면, 파열 위험이 2.42배 높다.

나를 찾아온 70대 여자분은 어깨를 다친 적이 없고 집안일도 거의 안 하는 등, 무리하게 사용한 적도 없는데, 다른 병원에서 MRI를 촬영해보니, 회전근개 전층 파열이라고 해서, 도저히 이해할 수 없다는 표정이었다. 환자분이 가져온 MRI를 보니 회전근개 힘줄 중 하나인 극상근 힘줄의 전층 파열이 있었다.

이런 경우에는 유전적 요인의 가능성이 있다. 하비Harvie와 그윌림Gwilym 등의 학자들은 가족력이 있으면 회전근개 파열이 발생할 위험이 2.42배 높다고 했다.

힘줄 파열, 어떻게 진단할까? 파열의 종류는?

회전근개 파열은 의사의 진찰로 어느 정도 감을 잡을 수도 있다. 회전근개 근육과 힘줄에 대한 진찰에서 통증과 근력 약화가 있으면 파열이 의심되므로, 파열 유무와 파열의 정도를 확인하기 위해 초음파, MRI 검사를 한다. 초음파와 MRI 검사는 서로 부족한 부분을 채워주는 보완적인 검사다. 하나가 좋고 나머지가 나쁜 그런 검사가 아니다. 두 검사의 장점을 잘 활용하면 진단과 치료 방향 설정에 도움이 된다.

초음파의 장단점

초음파 검사의 장점은 MRI 검사에 비해 비용이 저렴하고 쉽게 할 수 있으며 검사 시간도 적게 걸리며, 어깨 관절을 움직여가면서 힘줄이나 근육을 관찰할 수 있는 동적 검사dynamic test를 실시간으로 할 수 있는 장점이 있다. 반면, 단점으로는 어깨 관절의 깊은 곳을 보는데 제한이 있고, 특히, 뼈를 투과할 수 없어서 견봉뼈 아래를 통과하는 극상근 힘줄과 근육을 볼 수 없으며, 검사하는 의사의 숙련도에도 영향을 받는 단점이 있다. 숙련된 의사가 할수록 정확도가 높다.

MRI의 장단점

MRI 검사의 장점으로는 초음파가 투과할 수 없는 어깨 관절의 깊은 부위를 볼 수 있으며, 특히, 끊어진 힘줄이나 근육이 벌어진 정도를 잘 볼 수 있는데, 이로써 수술 방법이나 예후를 가늠해볼 수도 있다. 특히, 끊어진 근육이나 힘줄이 얼마나 벌어지고, 당겨져 있는지를 판단할 수 있는 장점이 있다. 단점으로는 검사비가 비싸고 진료실에서 쉽게 하기 어려우며 초음파에서 가능한 실시간 동적 검사가 어렵다.

회전근개 힘줄 파열의 4가지 종류

회전근개 힘줄 파열은 몇 종류일까? 그림 6.5를 참고하라. 회전근개 힘줄 파열은 크게 4종류로 나눌 수 있다. ❶ 부분층 파열 ❷ 전층 파열 ❸ 완전 파열 ❹ 광범위 파열이다.

❶ 부분층 파열Partial thickness tear

회전근개 힘줄의 일부분이 찢어지는 것이다. 힘줄은 위아래(수직) 방향으로 찢어진다. 예를 들면, 바지가 해지는 것과 비슷한 정도로 아직 바지에 구멍이 나지는 않았다.

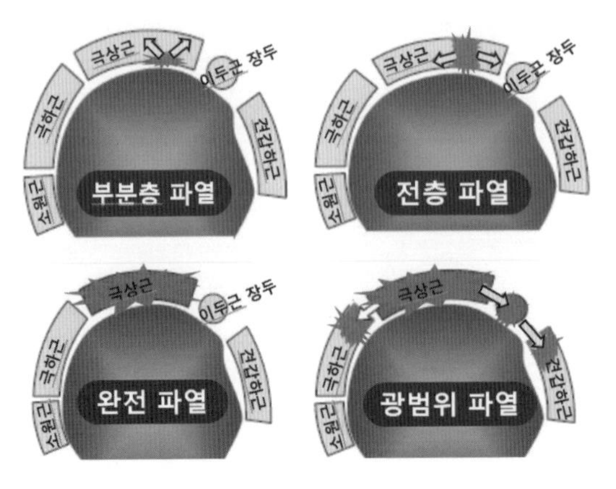

그림 6.5 회전근개 파열의 4종류

❷ 전층 파열Full thickness tear

회전근개 힘줄의 한 부분이 위아래가 뚫리는 것이다. 바지가 해져서 구멍이 뚫린 상황에 비유할 수 있다. 이때 힘줄은 양옆으로 당겨지면서 찢어진다.

❸ 완전 파열Complete tear

4개의 회전근개 힘줄 중 하나가 완전히 끊어지는 것이다. 바지에 뚫린 구멍이 커지면서 바지가 싹둑 잘리는 것과 비슷하다.

❹ 광범위 파열Massive tear

4개의 회전근개 힘줄 중 여러 개가 끊어지는 것이다. 극상근 힘줄 파열을 시작으로 옆에 있는 극하근, 견갑하근 힘줄도 끊어진다.

알아두면 쓸모 있는, 힘줄 파열의 초음파 소견

초음파 검사는 엑스레이와 함께 동네병원에서도 간단하게 할 수 있다. 예전과 달리, 요즘에는 여러 영상 매체를 통해 공부하고 오시는 분들이 많아서인지, 초음파 검사 소견까지 알아야겠다고 설명해달라고 하는 환자분들이 늘어나고 있다. 자신이 처한 상황을 정확하게 알고 싶은 마음일 것이다. 그래서 나도 환자분의 요구에 적극적으로 응하고 있다. 왜냐하면, 환자가 자신의 상황을 정확히 알수록 치료도 열심히 받아서 좋은 결과에 이르는 경험을 많이 했기 때문이다. 여기서는 회전근개 힘줄 중에서 극상근 힘줄의 파열이 가장 흔하므로 이를 위주로 설명하겠다.

극상근 힘줄의 정상 초음파 소견

정상 소견을 확실하게 알아두면, 정상이 아닌 것은 모두 이상 소견으로 보면 된다.

그림 6.6은 건강한 극상근 힘줄(파란색 삼각형들 사이에 있다)의 정상 초

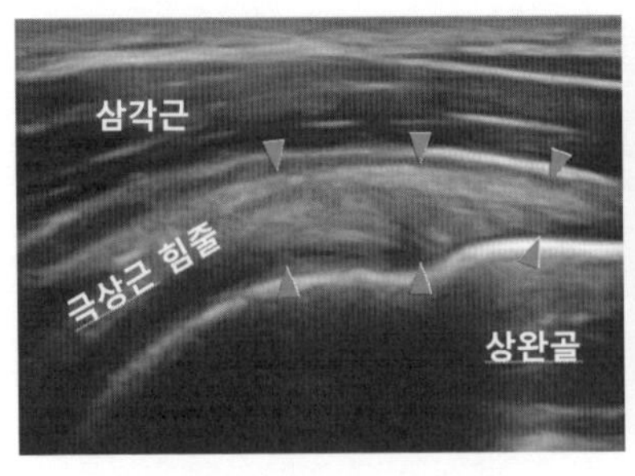

그림 6.6 건강한 극상근 힘줄의 정상 초음파 소견

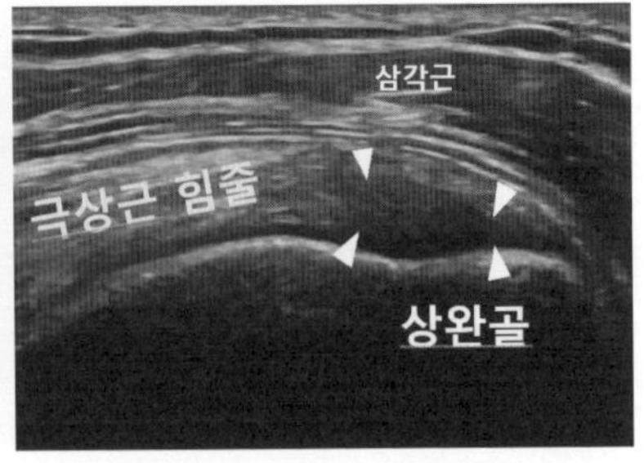

그림 6.7 극상근 힘줄의 부분층 파열의 초음파 소견

음파 소견이다. 정상 힘줄은 많은 하얀색 힘줄 섬유가 가득 차 있다. 극상근 힘줄의 모양은 약간 위로 볼록하고, 어둡게 보이는 삼각근보다 극상근 힘줄이 더 밝게 보이는 것이 특징이다.

극상근 힘줄 부분층 파열의 초음파 소견

그림 6.7은 극상근 힘줄의 부분층이 파열된 모습이다. 극상근 힘줄이 상완골에 붙는 부위가 시커멓게 보이는 부분층 파열(흰색 삼각형들 사이)이 있다.

극상근 힘줄 전층 파열의 초음파 소견

그림 6.8은 극상근 힘줄이 전층 파열된 모습이다. 극상근 힘줄이 상완골에 붙기 전에 파열되어 잘록하게 보인다(흰색 삼각형과 회색 삼각형 사이). 힘줄의 윗부분은 아래로 패여 있다(흰색 삼각형). 정상 힘줄(파란색 삼각형 사이)은 위로 볼록하다. 정상 힘줄인 그림 6.6과 비교해 보라.

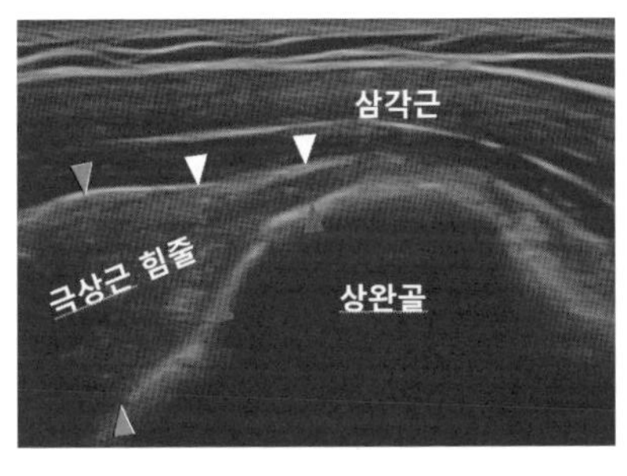

그림 6.8 극상근 힘줄의 전층 파열된 초음파 소견

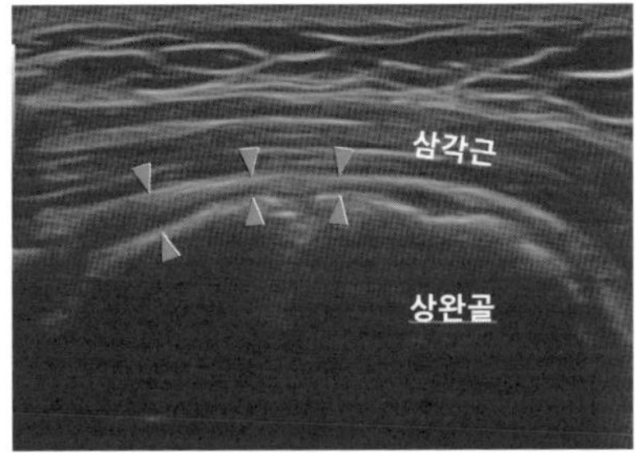

그림 6.9 회전근개 힘줄의 완전 파열 초음파 소견

극상근 힘줄 완전파열의 초음파 소견

그림 6.9는 회전근개 힘줄이 완전 파열된 모습이다. 극상근 힘줄(파란색 삼각형 사이)이 파열되고 당겨져서 힘줄이 있어야 할 부위에 힘줄이 거의 보이지 않는다. 특이할 점은 이 환자는 66세 여자분으로 예전에는 어깨가 꽤 아팠지만, 지금은 약간 아픈 정도고 일상생활도 거의 지장이 없다고 했다. 힘줄이 완전히 파열되었지만, 환자의 통증은 심하지 않은 다소 아이러니한 상황이다. 당연하게도 이 환자분은 파열된 회전근개 봉합수술을 전혀 원치 않았다.

힘줄 파열의 치료, 비수술 vs 수술

회전근개 파열의 치료에 관한 많은 문헌이 있다. 회전근개 파열로 진단된 경우, 상당수 수술적 치료를 하므로 수술에 관한 자료는 많다. 그러나 비수술적 치료를 했을 때 어떻게 되는지에 대한 정보는 많지 않다. 앞으로 비수술적 치료에 대한 자료도 많이 나와서, 의사와 환자가 수술적 치료와 비수술적 치료가 필요한 상황을 잘 선택할 수 있는 날을 기대해 본다.

수술적 치료와 비수술적 치료 선택시 고려할 사항

회전근개 힘줄 파열에 대한 치료는 하나로 정해진 것이 없다. 수술적 치료와 비수술적 치료의 적합성, 타이밍뿐만 아니라 환자 개인이 처한 상황까지도 맞춰야 한다. 그만큼 고려해야 할 요소들이 많다. 예를 들면, 환자의 나이, 전신 상태, 파열된 상태(부분층 또는 전층 파열, 파열의 크기 등), 봉합 가능 여부, 봉합한 힘줄이 잘 아물어서 회복될 가능성, 환자의 활동량 및 기대치 등을 충분히 고려해야 한다.

이것을 기준으로 득실을 따져서 수술적 치료를 하거나 비수술적 치료를 하면서 경과를 관찰할 수도 있다. 비수술적 치료를 하다가도 파열의 크기가 커지는 상황이 되면 수술적 치료를 할 수도 있는 등 회전근개 힘줄 파열의 치료에는 변수가 많다.

회전근개 힘줄 파열로 진단되었다 하더라도 찢어진 힘줄을 무조건 봉합하는 것은 아니다. 얼핏 봐서는 힘줄이 찢어져 너덜거리는 것을 그냥 보고만 있으라는 말로 들릴 수도 있겠지만, 전혀 그렇지 않다. 찢어진 힘줄을 봉합하지 않으면 점점 더 크게 찢어져서 돌이킬 수 없는 상황이 될 수 있는 경우와 찢어진 힘줄을 봉합했을 때 정상 힘줄처럼 튼튼하게 될 수 있는 상황이라면, 수술로 봉합하자는 뜻이다.

그러나 파열이 커서 봉합해도 힘줄이 잘 아물지 못하여 다시 파열될 가능성이 있는 힘줄은 인공관절 수술을 고려해야 한다. 한편, 힘줄 파열로 봉합을 해야 할 정도지만, 환자의 나이가 너무 많거나, 최소 6개월 걸리는 재활치료를 감당하기 어려운 경우, 기저 질환이 있어서 수술을 버티기 어렵다면 봉합하기 어렵다. 이때는 적절한 비수술적 치료법으로 통증을 줄이고 남아있는 기능을 최대한 잘 쓸 수 있도록 한다.

결국 환자의 의견도 중요하다

회전근개 파열이라 하더라도 파열의 정도, 근육이 오그라든 정도,

나이, 기저 질환 등 여러 가지 요인에 따라서 치료법은 달라질 수 있다. 그러므로 의사와 환자가 머리를 맞대고 여러 가지 상황을 고려하여 환자 맞춤형 치료법을 찾아가야 한다.

전문가인 의사의 의견 못지않게 환자의 의견도 중요하다. 제아무리 좋고 합리적인 치료라 하더라도 환자의 동의 없이는 어떤 치료도 할 수 없기 때문이다. 예를 들면, 환자가 수술이나 주사 맞는 것을 극도로 무서워한다면, 이를 제외한 다른 치료법을 선택할 수밖에 없다.

지금부터는 회전근개 힘줄 파열을 진단받은 환자가 비수술적 치료와 수술적 치료 중 어떤 치료를 고려해야 할지를 판단할 수 있도록 학자들의 문헌을 인용하여 설명하겠다. 회전근개 힘줄 파열로 진단받은 환자라면, 수술을 받아야 할지, 말지를 두 눈 부릅뜨고 집중하자.

부분층, 전층 파열을 비수술로 치료하는 경우

부분층 파열을 비수술로 치료하는 경우

회전근개 힘줄의 부분층 파열partial-thickness tear은 진행 경과가 다양하다. 증상이 좋아지는 경우도 꽤 있지만, 시간이 지나면서 파열이 더 커질 수도 있다. 그렇다고 모든 부분층 파열이 항상 전층 파열로 진행되는 것은 아니다.

회전근개 힘줄 파열의 크기가 50% 미만인 부분층 파열 환자는, 앞으로 힘줄이 크게 파열되어 비가역적으로 망가질 위험이 적고 전층 파열보다 파열이 커지는 속도가 느리고, 파열이 진행되는 위험이 낮기에 이런 경우에는 비수술적 치료를 먼저 한다.

회전근개 힘줄이 부분 파열된 부위를 재생, 재활치료를 잘해서 파열이 커지는 것을 예방하고 나아가 파열의 크기를 줄이는 것이다. 재생 치료법 중 하나를 예로 들면, 힘줄의 부분층 파열이 있는 부위를 초음파로 보면서 콜라겐Collagen과 같은 재생 주사치료제를 투여하는 것이다.

전층 파열을 비수술로 치료하는 경우

회전근개 전층 파열이라고 진단되었다고 무조건 봉합수술을 해야 하는 것은 아니다. 당장 수술해야 할 정도가 아니거나, 봉합이 불가능할 정도로 파열이 큰 환자는 비수술적 치료를 우선적으로 고려해볼 수 있다. 한편, 수술해야 할 상황인데, 여러 가지 사정으로 비수술로 치료할 때는 파열이 커질 위험이 따르니, 주기적으로 매우 세밀한 경과 관찰이 필요하다.

통증이 없는 회전근개 파열 환자의 상당수는 시간이 흐르면서 통증이 발생할 위험이 있다. 야마구치Yamaguchi 등의 학자들은 통증이 없던 파열 환자의 51%는 평균 2.8년이 지나면서 통증이 발생했다고 했다. 한번 파열된 회전근개 힘줄은 봉합하지 않으면, 저절로 치유되는 데 한계가 있다고 했다. 그러나 전층 파열의 크기가 1~1.5cm 이하로 작고, 젊은 환자는 파열이 커질 위험이 25% 정도로 낮기에, 우선 비수술적 치료를 하면서 경과를 관찰 하는 것이 합리적으로 보인다고도 했다.

또 다른 문헌에 따르면 전층 파열의 경우 비수술적 치료로 통증을 줄이고 어깨 관절 기능을 회복할 확률은 62~74%로 알려져 있다. 그래서 파열된 힘줄이 정상으로 회복되지 않더라도, 일상생활은 어느 정도 할 수 있을 것으로 기대해볼 수 있다고도 하였다.

아래 2가지 경우의 전층 파열 환자는 비수술적 치료를 고려해 볼 수 있다.

- 전층 파열 환자라도 파열의 크기가 1.5cm 이하로 작고, 팔을 머리 위로 올리는 동작을 덜 하며, 일상생활에 필요한 어깨 관절 운동

범위를 원하면서 통증을 줄이기를 원하는 환자

- 고령으로 만성 전층 파열이 있거나 비가역적인 광범위 회전근개 파열로 힘줄과 근육의 질이 좋지 않아서 완전 봉합이 불가능하고 봉합하더라도 치유를 기대하기 어렵고 수술과 수술 후 재활치료 또한 감당하기 어려워 어깨 통증을 줄이고 기능을 좋게 하는 방향으로 초점을 맞춰야 하는 환자.

최적화된 환자 맞춤형 치료가 필요하다

그런데 두 번째의 경우에는, 혹시 환자의 여러 조건이 따라준다면, 인공관절 수술로 어깨 기능을 살릴 수도 있으니 여러 가지 가능성을 열어두고 최적화된 환자 맞춤형 치료가 필요하다. 전층 파열을 비수술로 치료하면, 시간이 흐르면서 파열이 커지면서 통증이 심해지거나 근력이 떨어질 가능성이 크므로 주의해야 한다. 그래서 증상이 악화될 경우 적절한 대처가 필요하다. 혹시 수술의 예후가 더 좋을 것으로 판단되면 수술을 피하는 것이 능사가 아님을 명심하자.

비수술적 약물치료, 소염 주사치료, 재생 주사치료

회전근개 파열 치료의 궁극적인 목적은 어깨 관절을 통증 없이 자유롭게 움직이는 것이다. 이를 위해 어깨 관절의 염증과 통증을 줄이는 약물치료, 소염 주사치료와 찢어진 힘줄을 회복시키는 재생 주사치료법을 설명하겠다.

비스테로이드성 소염진통제

심하지 않은 경우, 먹는 약만으로도 염증과 통증을 상당히 줄일 수 있다.

스테로이드 주사치료, 잘 쓰면 약, 과용하면 독

염증을 줄이는 강력한 방법으로 스테로이드 주사가 있다. 그런데 이 주사는 염증을 줄이는 역할은 탁월하나, 파열된 회전근개 힘줄에 주사하면 힘줄의 퇴행성 변화를 유발해 오히려 힘줄이 약해질 위험이 있다. 그러므로 같은 부위에 1년에 3번 이상 맞지 않도록 하자. 병원에서는 이런 부작용과 위험성을 익히 알고 있기에 주사할 때마다 신경 쓰고 있으므로 큰 문제가 생길 위험은 거의 없다. 그러나 회전근개 파열로 고생하는 일부 환자는, 한 병원에서 안전성을 고려해 주사를 여러 번 놔주지 않는다면서, 병원을 여러 군데 다니면서 주사를 맞는 경우가 있는데, 이는 위험할 수 있으니 주의해야 한다.

나는 주사의 정확성과 안전성을 위해, 주사할 때는 초음파로 주삿바늘을 보면서 한다. 이렇게 해야 주사약이 정확하게 들어가는지 확인할 수 있고 주사 효과도 좋으며, 혹시 주사약이 다른 곳으로 새어나가 부작용을 일으킬 위험도 적다.

그림 6.10은 내가 정확한 부위에 주사하기 위해 초음파를 보면서 환자의 좌측 어깨에 주사하는 모습이다.

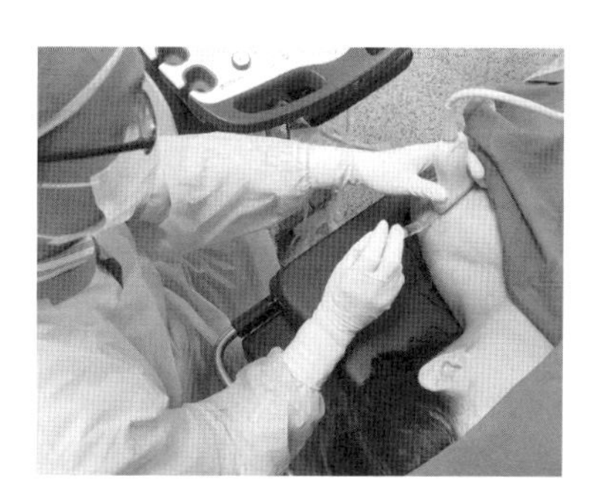

그림 6.10 초음파를 보면서 주사하는 모습

콜라겐Collagen 재생 주사치료법

이 치료법은 회전근개 힘줄의 부분층 파열이 있을 때 주로 사용한다. 사례를 보자.

60대 초반의 여성 조 씨는 1년 이상 계속된 어깨 통증으로 필자를 찾아왔다. 처음에는 조금 아팠는데, 최근에는 밤에 잘 때 아프고, 뒤에 있는 물건을 잡기 위해 팔을 뒤로 뻗기 힘들다고 했다. 오랫동안 아팠기에 지친 나머지 우울하다고도 했다.

진찰해보니 전형적인 오십견이 있었고, 엑스레이 검사에서 석회는 보이지 않았다. 이어서 초음파검사를 해보니 회전근개극상근 힘줄의 부분층 파열이 있었다. 그래서 우선 〈PART 3 오십견〉에서 설명한 MSR매직 어깨 재활치료를 통해 약 한 달만에 어깨 운동범위는 정상으로 되었다.

회전근개 부분층 파열의 해결 방법

한편 회전근개 부분층 파열의 해결은 쉽지 않다. 어깨는 일상생활을 하면서 계속 사용하기 때문에, 한번 파열된 어깨 힘줄은 재생 주사치료만으로 완치가 어려울 수 있고 시간 또한 오래 걸릴 수 있다. 그러나 지금 당장 수술하기에는 이르다고 판단되어 콜라겐 재생 주사치료를 시작했다. 힘줄의 부분층 파열이 있는 부위를 초음파로 보면서 콜라겐 주사를 했다. 1개월 간격으로 총 2번의 콜라겐 주사 후, 어깨 통증은 서서히 줄어들면서 회전근개 부분층 파열에서 회복하는 중이다. 이렇듯 콜라겐 재생 주사치료는 힘줄의 부분층 파열이 있을 때 고려해볼 수 있는 치료법이다.

그림 6.11은 콜라겐 주사치료하는 초음파 사진이다. 회전근개 극상근 힘줄(파란색 삼각형 사이)이 부어 있고 부분층 파열 부위(파란색 점선 타원)를 초음파로 보면서 콜라겐 주사치료 하는 장면이다. 주삿바늘(흰색 삼각형)이 보인다.

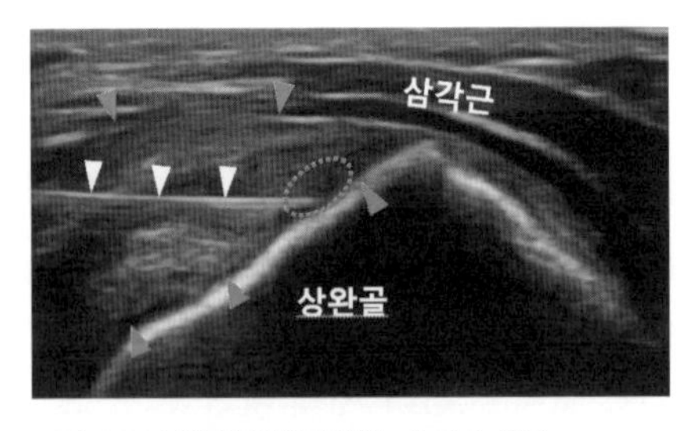

그림 6.11 콜라겐 주사치료하는 초음파 사진

회전근개를 살리는 재활운동법 3가지

회전근개 힘줄 파열의 치료는 약물치료로 통증과 염증을 줄이고 재생 주사 치료로 찢어진 힘줄을 재생하며, 이와 함께 회전근개 근육을 재활운동 하는 것이다. 재활운동의 목표는 어깨 통증을 줄이고 회전근개 힘줄을 보호하면서 정상적인 어깨 관절의 움직임을 되찾아서 운동성과 안정성을 회복하는 것이다.

회전근개를 위한 재활 운동치료법 3가지를 소개한다. 첫 번째는 스트레칭이고 두 번째는 견갑골 안정화 운동이며 세 번째는 회전근개 근력 강화 운동이다. 하나씩 설명하겠다.

어깨 관절과 근육의 스트레칭 운동

어깨 관절을 둘러싸고 있는 근육, 힘줄을 늘려서 관절운동 범위를 정상화하는 방법이다. 회전근개 파열로 인한 통증이 있을 때, 잘 안 움직이게 되면 어깨 관절이 굳어져서 통증이 생기고 움직임이 더 작아지게 된다. 때로는 오십견까지 동반되어 더 많이 아프게 되기도 한다. 그래서 부드러운 스트레칭은 필수다.

스트레칭하는 요령은, 관절을 움직일 수 있는 범위에서 너무 무리하지 않게(약간 빡빡한 정도) 힘을 주고 10초 정도 유지한다. 그리고 잠시 쉬었다가 다시 스트레칭을 할 때는 처음보다 범위를 좀 더 크게 하여 10~15회 정도 반복한다. 스트레칭은 느린 속도로 한다.

빨리하게 되면 힘줄 손상이 더 진행되어 통증이 심해지면, 아파서 관절을 안 움직이게 되므로 관절이 더 굳을 수 있으므로 주의해야 한다. 한편, 파열되지 않는 정상 회전근개 근육은 자유롭게 스트레칭해도 좋다.

막대기stick를 이용한 스트레칭 운동법 3가지

스트레칭은 의사나 물리치료사가 해줄 수도 있고 환자 혼자서도 할 수 있다. 환자 스스로 할 때는 T자형 막대나 수건 등을 이용할 수도 있고 머리 위 도르래overhead pulley, 벽 계단wall ladder 등을 이용하기도 한다. 여기서는 막대기stick를 이용한 스트레칭 운동법 3가지를 소개한다.

그림 6.12는 우측 어깨를 바깥쪽으로 돌리는 외회전 동작을 해서, 어깨 앞쪽 근육, 힘줄, 관절막(파란색 타원 실선 부위)을 스트레칭하는 모습이다. 왼쪽 사진은 스트레칭을 시작하는 자세, 오른쪽 사진은 스트레칭을 마친 자세. 양손으로 막대기를 잡고, 우측 팔을 몸에 붙인 채, 왼손으로 막대기를 오른쪽으로 끝까지 민다. 이어서 10초 정도 유지한다. 이때 우측 어깨의 앞쪽 부분이 스트레칭 되면서 빡빡함이 느껴지면, 재활운동이 정상적으로 되고 있다고 보면 된다.

그림 6.13은 양쪽 어깨 겨드랑이 부위에 있는 근육, 힘줄, 관절막을

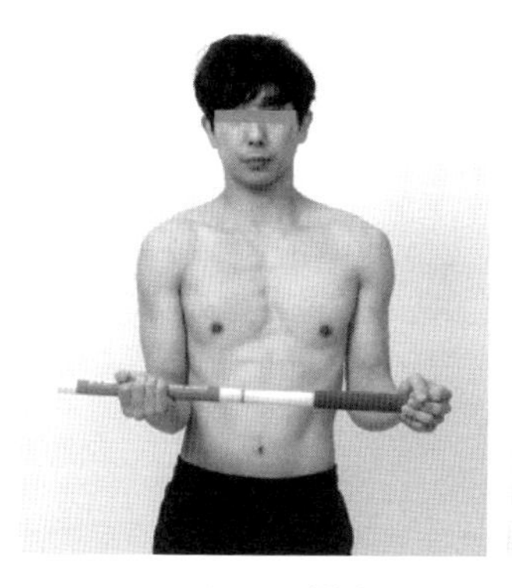
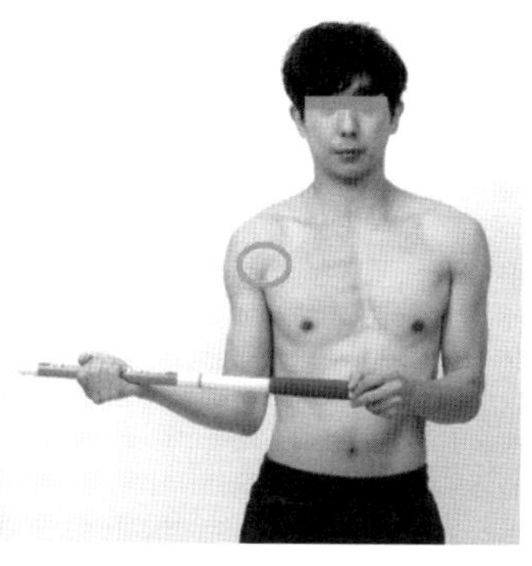

그림 6.12 외회전 동작을 해서 우측 어깨를 스트레칭하는 모습

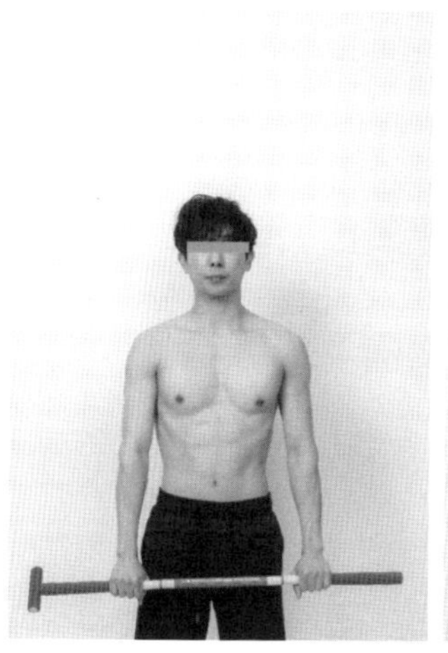
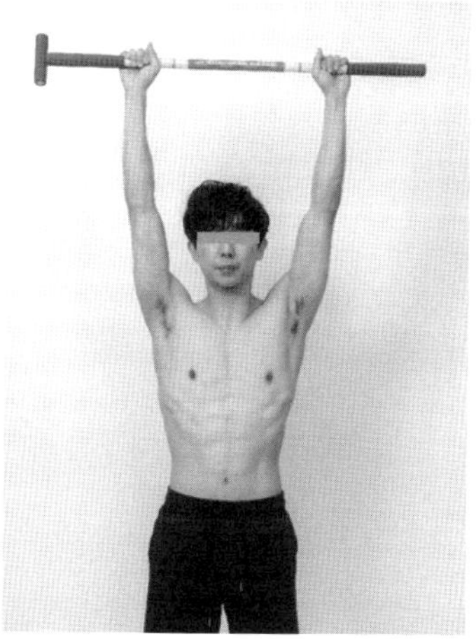

그림 6.13 양쪽 어깨 겨드랑이 부위를 스트레칭하는 모습

스트레칭하는 모습이다. 먼저 양손으로 막대기를 몸 앞에서 잡고, 앞으로 천천히 들어 올린 후 10초간 유지한다. 그리고 회전근개 힘줄 중 특히, 극상근 힘줄이 파열된 경우에는 이 스트레칭을 천천히 조심스럽게 해야 한다. 왜냐하면, 막대기를 앞으로 90° 이상 들어 올릴 때는 극상근 힘줄이 견봉 아래에 부딪히는 충돌 증후군이 발생해 힘줄이 더 찢어질

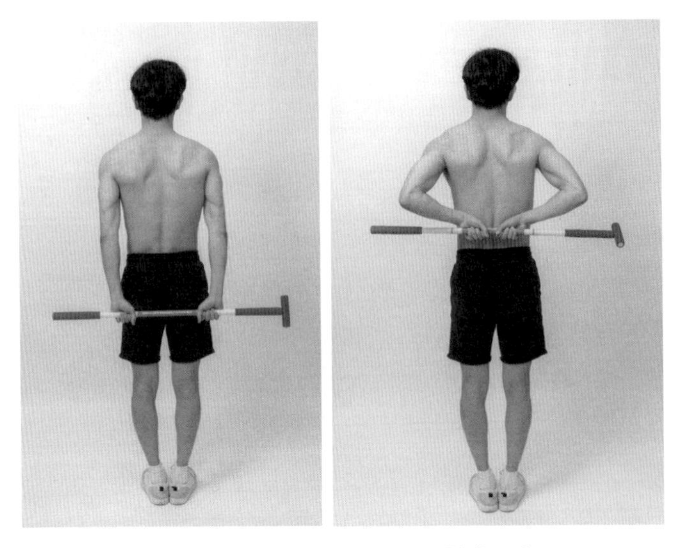

그림 6.14 양쪽 어깨 앞쪽 부위를 스트레칭하는 모습

위험이 있기에 주의해야 한다.

그림 6.14는 양쪽 어깨 앞쪽에 있는 근육, 힘줄, 관절막을 스트레칭하는 모습이다. 양손으로 막대기를 엉덩이 뒤에서 잡고, '열중쉬어' 하듯이 허리 쪽으로 들어 올려서 10초간 유지한다. 그리고 회전근개 힘줄 중 특히, 극상근 힘줄이 파열된 경우에는 이 스트레칭을 조심스럽게 해야 한다. 막대기를 무리해서 등까지 들어 올리지 말자. 너무 많이 들어 올리면 극상근 힘줄에 부하가 걸리게 되어 찢어질 위험이 있으므로 주의해야 한다.

견갑골 안정화 운동Scapular Stabilization Exercise

어깨 관절의 움직임은 견갑골의 움직임과 밀접한 관련이 있다. 어깨 관절이 360° 자유롭게 움직이려면 견갑골의 움직임은 필수다. 한 개의 견갑골에는 무려 18개의 근육이 붙어 있다. 어깨 관절의 움직임을 매끄럽고 정교하게 하려면, 2개의 양쪽 견갑골이 갈비뼈 뒤에서 중심을 잘 잡고 그 주변 근육들이 조화를 이루어야 가능하다. 이를 위한 것이 바로 견갑골 안정화 운동이다.

이 운동은 양쪽 견갑골을 가운데로 모았다가 옆으로 벌렸다 하는 동작을 반복한다. 어깨 관절 운동의 중심부인 견갑골을 세팅하여 재활 운동을 할 수 있는 기반을 마련하는 운동이다. 또한, 등과 어깨 근육을 유연하게 하는 동시에, 중부 및 하부 승모근과 견갑골 주위 근육을 강화할 수 있다.

그림 6.15는 좌측 뒤에서 본 견갑골(흰색 세모로 표시)의 모습이다. 갈비뼈 뒤에 삼각형 모양의 견갑골이 붙어 있다. 견갑골에 파랗고 남색인 곳은 근육이 붙는 자리다. 1개의 견갑골에 18개의 근육이 붙어 있다. 2개의 견갑골에는 총 36개의 근육이 붙어 있다.

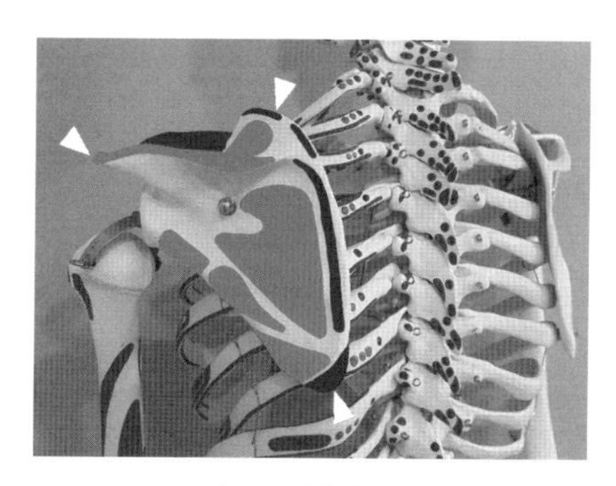

그림 6.15 좌측 뒤에서 본 견갑골의 모습

그림 6.16은 견갑골 안정화 운동을 하는 모습이다. 구체적인 운동방법은 좌측 그림처럼 양발을 어깨 넓이로 벌리서 서고, 양팔을 벌리고 팔꿈치를 완전히 펴고 양손으로 벽을 짚고 준비 자세를 한다. 이어서 우측 그림처럼 양쪽 견갑골을 가운데로 서서히 모은 채 5초간 유지한다. 이어서 좌측 그림처럼 양쪽 견갑골을 양옆으로 벌린다. 이처럼 견갑골을 가운데로 모으고, 양옆으로 벌리기를 10회 반복, 2세트 한다. 이 운동 중

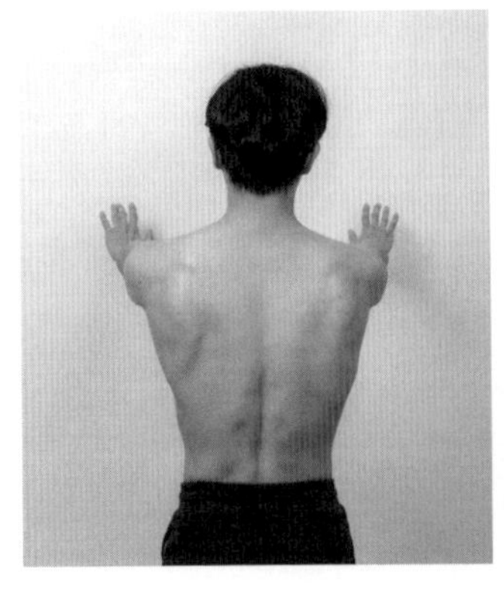
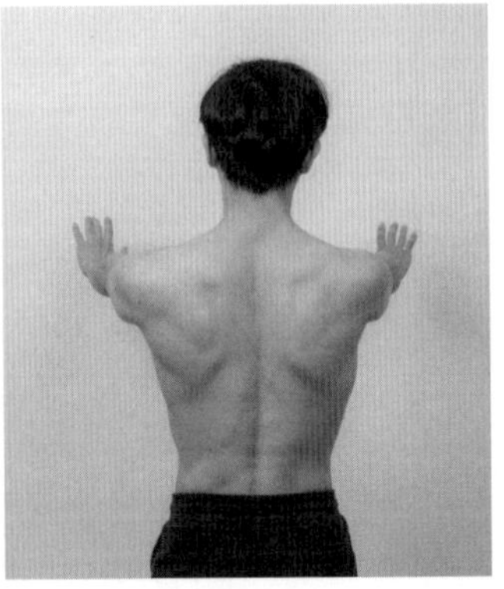

그림 6.16 견갑골 안정화 운동을 하는 모습.
좌측 사진은 견갑골을 양옆으로 벌린 모습이고 우측 사진은 견갑골을 가운데로 모은 모습이다.

에 팔꿈치는 항상 편 상태로 유지해야 한다.

한편, 견갑골의 움직임에 이상이 있는 것이 바로 견갑골 이상운동증이다. 이러한 상황에서는 어깨 충돌 증후군, 회전근개 파열과 같은 질환이 생길 가능성이 커진다. 그래서 견갑골에 붙는 근육과 몸통에 붙는 근육들은 견갑골이 정상적인 위치와 움직임을 유지하도록 재활훈련을 해야 한다.

회전근개 근력 강화 운동

회전근개 근력 강화 운동은 어깨 관절 스트레칭으로 관절운동 범위가 정상화되고, 견갑골 안정화 운동으로 양쪽 견갑골이 중심을 잘 잡게 되면 시작한다. 이 운동의 목적은 어깨 관절의 안정성을 높이고 회전근개 근육과 힘줄을 보호하는 것이다. 예를 들어, 극상근 힘줄이 찢어졌으면, 극상근과 그 힘줄은 자극되지 않도록 보호하고 나머지 근육과 힘줄을 강화하면 된다.

회전근개 근력 강화 운동의 2가지 순서

회전근개 근력 강화 운동은 2가지 순서로 하면 된다.

첫째, 등척성 운동isometric exercise**으로 시작한다.**

등척성 운동은 근육의 길이가 일정한 운동이다. 그래서 어깨 관절의 움직임이 없이 힘만 주고 있는 상태다. 팔씨름 할 때 상대와 힘이 같을 경우, 서로 힘을 주고 있지만, 힘이 균형을 이뤄서 마주 잡은 두 손이 가운데서 부들부들 떨리기만 한다. 이것이 바로 등척성 운동이다.

그림 6.17은 우측 어깨 관절을 등척성 운동하는 모습이다. 운동방법은 우측 팔을 옆으로 10° 정도 들어서 벽을 밀면서 힘주고 10초를 버틴다. 극상근4개의 회전근개 근육 중 하나의 등척성 운동을 하는 모습이다. 너무 세게 하면 극상근 힘줄 파열이 가속화될 수 있으므로 중등도의 강도로 한다.

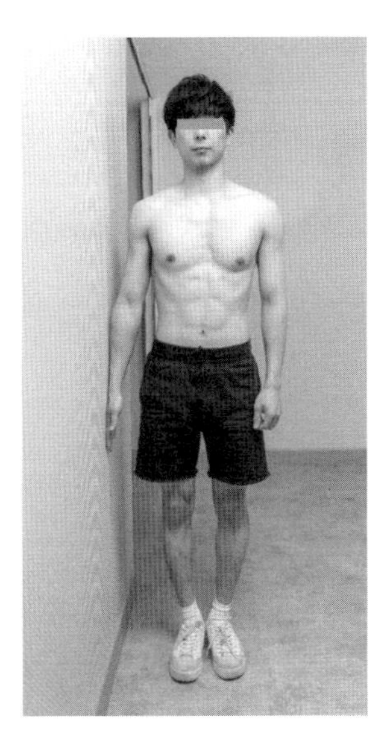

그림 6.17 등척성 운동하는 모습

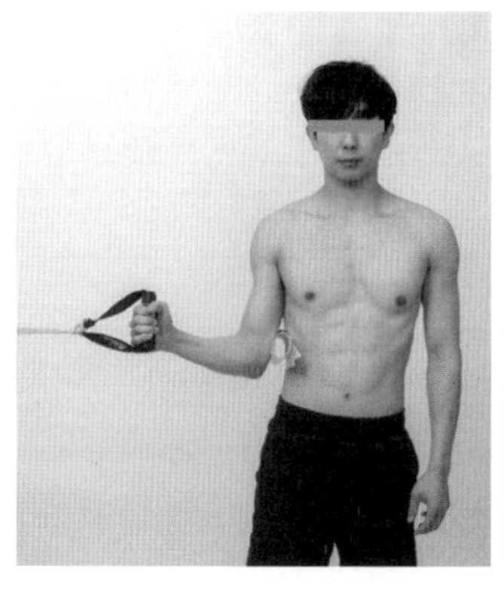
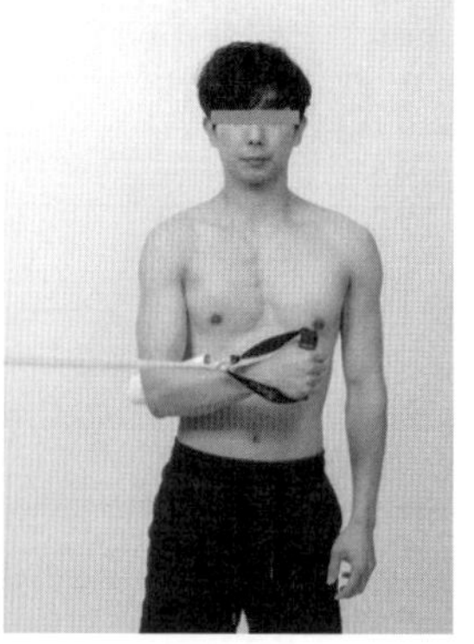

그림 6.18 등장성(저항)운동 하는 모습

둘째, 등장성 (저항)운동 Isotonic exercise**이다.**

이렇게 등척성 운동으로 근력이 강화되면 저항 없이 어깨 관절운동 범위 전체를 자유롭게 운동하고, 이어서 점차 무게나 저항을 늘려가는 등장성 운동인 저항운동Resistance exercise을 한다.

그림 6.18은 우측 어깨 관절을 등장성(저항)운동 하는 모습이다. 운동 방법은 우측 팔과 몸통 사이에 쿠션을 넣고, 팔을 옆으로 돌려서 탄력 밴드 손잡이를 잡는다. 이어서 팔을 안쪽으로 돌리는 내회전 동작을 한다. 견갑하근, 대흉근 등을 강화할 수 있다.

극상근 힘줄 파열이 있을 때 하지 말아야 할 운동

그림 6.19과 같은 팔을 옆으로 드는 운동은 극상근 힘줄 파열이 있을 때 하면 안 된다. 힘줄이 더 찢어질 수 있기 때문이다. 아령을 옆으로 드는 것도 안 된다. 이 운동은 극상근 힘줄이 정상일 때 근력 강화 목적으로 할 수 있다.

그밖에 온열치료hot pack, 전기자극치료electrical stimulation therapy, 저출력 재활레이저 치료laser therapy 등과 같은 물리치료는, 어깨 관절의 재활운동 치료를 잘하기 위한 보조적인 치료로 할 수 있다.

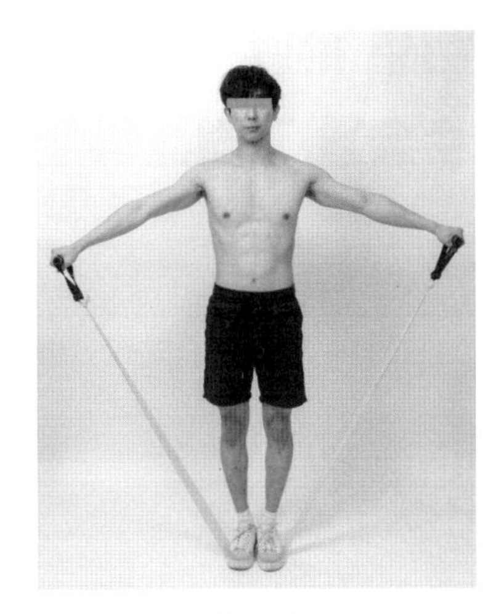

그림 6.19 팔을 옆으로 드는 운동

힘줄 파열,
수술을 고려해야 할 6가지 상황

회전근개 힘줄 파열은 처음 진단을 받았을 때부터, 힘줄 파열의 정도, 주변 근육 상태, 기저 질환 유무 등 전신 상태, 향후 치료 과정, 예후 등에 대해 의료진으로부터 설명들 듣고 환자 개인의 사정까지 고려하여 비수술 또는 수술적 치료를 결정하게 된다.

당장 수술을 해야 할 상황이 아니라면, 비수술적 재활치료를 시작한다. 재활치료로 좋아지는 경우가 꽤 있으나 아쉽게도 모두 좋아지는 것은 아니다. 심지어 더 악화되거나 나빠질 것으로 예측이 되는 상황이라면, 수술적 치료를 고려해야 할 수도 있다. 이렇듯 회전근개 힘줄 파열의 치료는 간단치 않고 변수가 있을 수 있으므로 긴장의 끈을 늦추면 안 된다.

한편, 수술적 치료가 당장 필요하고 예후가 좋을 것으로 예측이 되면, 막연히 수술을 미루거나 피하기보다는 적극적으로 하는 것이 낫다. 자칫 수술 시기를 놓치면 더 큰 수술을 받아야 할 수도 있기 때문이다. 예를 들면, 봉합 가능한 회전근개 전층 파열이었는데, 시기를 놓쳐서 봉합이 불가능할 정도로 파열이 되면 인공관절을 해야 할 수도 있기 때문이다.

회전근개 힘줄 파열로 수술을 권유받았다면, 대개 시간을 다투는 응급수술이 아니므로 상황이 된다면, 어깨를 수술하는 의사 2~3명의 의견을 들어보고 결정하면 좋다. 여러 치료법에 대해 충분한 정보를 가지고 장단점을 비교해보면, 최선의 선택을 하는 데 어려움이 적을 것이다.

회전근개 힘줄 파열의 수술을 고려해야 하는 상황

지금부터 회전근개 힘줄 파열의 수술을 고려해야 하는 상황이다. 학자들의 말을 들어보자.

마만Maman 등의 학자들은 통증이 있는 회전근개 전층 파열 환자 33명을 평균 24개월간 추적 관찰했더니, 약 52%에서 파열의 크기가 커졌다. 그래서 회전근개 힘줄은 파열되고 시간이 지나면서 만성화되면, 근육의 수축력이 떨어지는 등 근육과 힘줄의 질이 좋지 않기에 봉합을 해도 잘 치유되기 어렵고, 설령 봉합되었다고 하더라도 다시 끊어질 가능성이 크므로, 경과를 관찰하면서 수술 시기를 놓치지 않도록 해야 한다. 또한, 맨톤Mantone 등의 학자들은 50세 이하의 급성 회전근개 힘줄 파열이 있는 환자는, 조기에 수술받는 것이 적합하다고 했다.

아래는 회전근개 힘줄 파열이 있을 때, 수술적 치료를 고려해야 하는 6가지 경우다.

① 비수술적 치료를 6개월 정도 해도 증상의 호전이 없을 때

② 수술하지 않으면 돌이킬 수 없는 힘줄의 변화가 발생할 위험이 클 때

③ 파열된 힘줄이 잘 봉합될 수 있고, 봉합된 힘줄이 회복, 치유되어 수술로 어깨 관절 기능이 좋아질 가능성이 클 때. 예를 들면, 아래 4가지 상황이다.

- 부분층 파열이지만, 힘줄 두께의 50% 이상이 파열되었을 때
- 65세 이하의 만성 전층 파열이 있으나, 근육의 질이 좋아 봉합이 가능할 때.
- 모든 연령에서 힘줄 파열의 크기가 1.5cm 이상인 급성 외상성 전층 파열환자.
- 점액낭 표면의 파열bursal side tear, 활동적인 환자가 근력 약화가 있을 때

이 4가지는 수술로 회복될 가능성이 크기 때문에 조기에 수술적 치료가 도움될 수 있다.

④ 회전근개 힘줄 파열의 수술 결과가 좋을 것으로 예측하는 5가지 상황

아래 조건에 잘 맞을수록 수술 결과가 좋을 가능성이 크므로, 환자가 노력할 수 있는 부분은 찾아서 하자. 예를 들어, 비흡연자는 노력으로 바꿀 수 있으다.

- 65세 미만의 젊은 연령대
- 파열의 크기가 작을수록

- 파열된 힘줄과 근육이 오그라들거나 지방으로 바뀌지 않은 경우
- 외상 등의 급성 파열인 경우
- 비흡연자

⑤ 파열된 회전근개 힘줄이 봉합이 불가능할 정도로 클 때, 이때는 어깨 관절 기능을 살리기 위해 인공관절 수술을 할 수 있다. 정확한 이름은 역행성 어깨 관절 전 치환술Reverse total shoulder arthroplasty이다.

⑥ 어깨 인공관절 수술을 고려해 볼 수 있는 상황 7가지

- 회전근개, 염증성 관절병증(관절이 망가진 경우)
- 광범위 회전근개 파열이 있는 관절와 상완관절의 관절염
- 고정된 탈구 및 아탈구(관절이 빠지거나 거의 빠진 경우)
- 불유합 및 부정 유합 등의 골절 후유증
- 고령의 환자에서 급성 상완골 근위부 골절(관절 근처 골절)
- 종양
- 관절의 재치환술(인공관절을 다시 하는 경우)

회전근개 힘줄 봉합시기를 놓친 80대 중반의 정 할머니

정 할머니는 젊은 나이에 혼자되어 갖은 고생을 하며 자녀들을 번듯하게 키웠고 경제적으로도 여유가 있는 편이다. 할머니는 수년 전 모 대학병원에서 양쪽 어깨 회전근개 극상근 힘줄의 전층 파열로 진단되어 수술을 권유받았으나, 수술 자체가 겁나고 수술 후에도 6개월 가량 재활치료를 받아야 한다는 말에 수술을 안 하기로 했다. 지금까지 살면서 고혈압, 당뇨병과 같은 내과적 질환이 없었고 허리와 무릎과 같은 척추와 관절로 고생한 적이 없었기에, 어깨 수술을 받으라는 말에 겁났고, 점차 조금씩 나아질 것이라는 막연한 기대를 가지고 있었다고 한다. 그러나 시간이 흐를수록 어깨 통증이 점점 심해지고 어깨 관절 운동범위가 매우 줄어들어서 식사하기, 옷 입고 벗기, 머리 감기 등이 힘들 지경이 되어서야 필자를 찾아와서 엑스레이 촬영을 해보니 그림 6.20처럼 어깨 관절이 일부 망가져 있었다.

그림 6.20은 80대 중반 정 할머니의 좌측 어깨 엑스레이 사진으로 어깨 관절(파란색 점선 타원)이 일부 망가져 있다. 관절 공간이 울퉁불퉁하고 관절면은 딱딱하게 되어 있으며, 관절 주위에는 뼈가 덧자라 있다. 이러한 경우 치료는 인공관절로 갈아끼우는 수술을 고려해야 할 상황이다. 힘줄을 봉합하기도 어렵고, 설령 봉합한다 해도 재파열의 위험이 크기 때문이다. 정상 어깨 관절인 그림 6.21과 비교해 보면 차이를 확실히 알 수 있다.

그림 6.21은 좌측 어깨의 정상 엑스레이 소견이다. 그림 6.20과 달리 관절면(파란색 점선 타원)이 매끄럽다.

그림 6.22는 수년 전에 촬영했던 정 할머니의 좌측 어깨 MRI 사진으로 힘줄이 끊어져서 하얗게 보인다.(파란색 점선 부분).

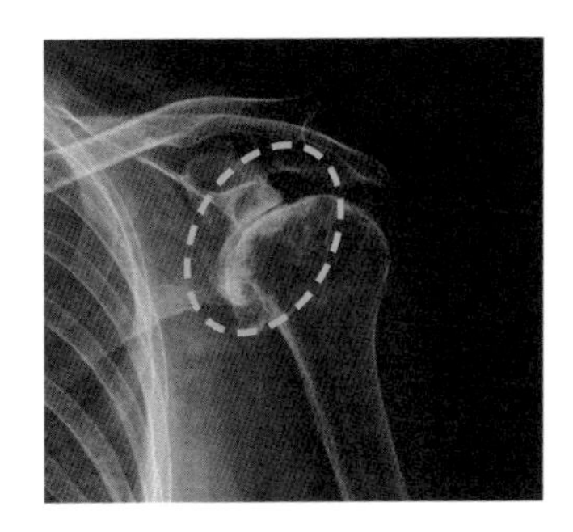

그림 6.20

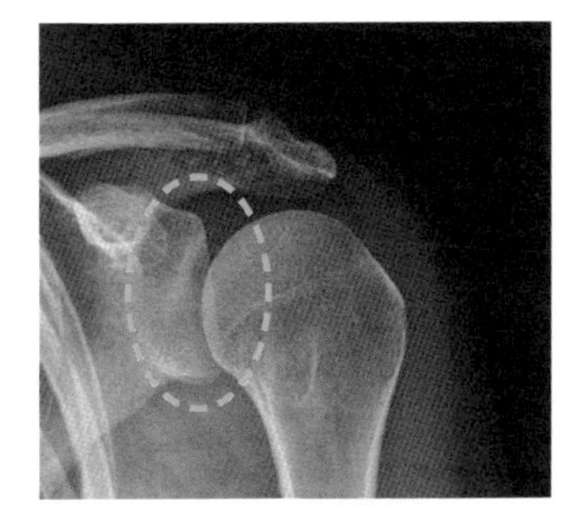

그림 6.21

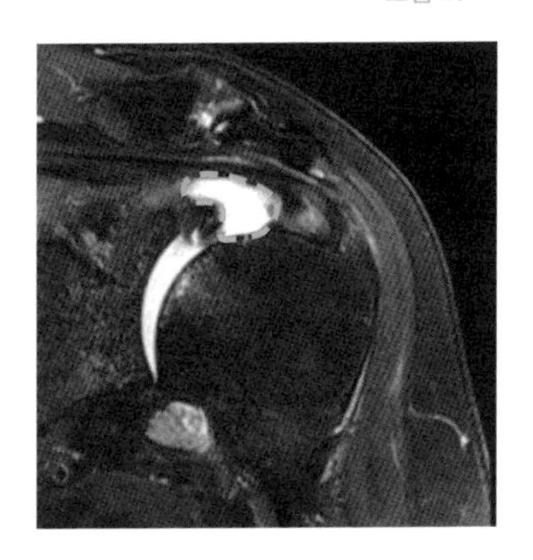

그림 6.22

오랜기간 아프고 고생한 나머지 기운 빠진 목소리로 말하는 할머니의 얘기를 들어보자.

> "처음에는 이 정도로 아프지는 않았는데, 점점 아파서 움직이기 힘들어서 혼자서 밥 먹기 어렵고, 머리감고 씻는 것 등, 일상생활도 힘들어서 간병인이 밥을 떠먹여 주고 씻겨주고 있어요. 나이가 많아서 수술하기가 겁나서 안 했는데, 이 지경이 될 줄을 몰랐어요."

필자도 답답하고 안타깝다. 지금은 처음 수술을 권유받았을 때보다 나이가 더 많고 더 큰 수술을 감당해야 하는 상황이다. 이 할머니와 같이 회전근개 힘줄의 전층 파열이 큰 경우에 봉합 수술을 받았더라면, 지금처럼 힘든 상황을 피할 수 있지 않았을까 하는 아쉬움이 남는다. 그런데 팔을 거의 못 쓰고 있는 할머니는 지금도 수술을 받고 싶어 하지 않기에 필자의 안타까움은 더해만 간다.

힘줄 파열 치료법, 요약정리

회전근개 힘줄 파열의 치료법은 파열 정도, 주변 근육 상태, 기저 질환 유무 등 전신 상태, 향후 치료 및 재활 회복 과정, 예후 및 환자 개인의 상황을 고려하여 수술 또는 비수술적 치료를 결정한다. 이때 환자의 의지도 매우 중요한 부분이다.

비수술적 치료를 고려해야 하는 2가지 경우

- 파열된 힘줄이 힘줄 두께의 50% 미만인 부분층 파열, 파열된 힘줄의 크기가 1cm 이하로 작고 통증이 있는 전층 파열은 파열의 진행속도가 느린 것으로 되어있다. 그래서 파열이 급격히 진행될 위험이 낮으므로 비수술적 치료를 먼저 고려해야 한다. 그러나 전층 파열을 비수술적으로 치료할 경우, 파열이 점차 더 커지게 되면 수술적 치료를 해야 할 위험성이 있으므로 세밀하게 경과관찰해야 한다.
- 만성 파열이 있는 70세 이상의 노인 환자, 심각하게 근육이 오그

라들어서 근육의 수축력 약화 등 근육의 질이 좋지 않은 경우, 관절염을 포함한 돌이킬 수 없는 변화가 있는 봉합 불가능한 회전근개 파열환자는 비수술적 치료를 먼저 고려해야 한다.

한편, 회전근개 힘줄의 봉합이 불가능하거나 심한 관절염이 있을 때, 어깨 기능을 살리려면 인공관절 수술을 고려해야 할 수도 있으므로, 환자의 전반적인 상태를 고려하여 치료 방향을 결정해야 한다.

수술적 치료를 고려해야 하는 2가지 경우

- 회전근개 전층 파열로 통증이 있고 파열의 크기가 1~1.5cm 이상이면, 시간이 지나면서 파열이 커지고 근육의 퇴행성 변화가 진행되어 회전근개를 봉합할 수 없는 위험성이 큰 환자, 65세 이하의 젊은 환자로서 힘줄의 완전봉합이 가능하고 치유가 잘 되어 정상 어깨 기능을 회복할 수 있는 환자는 조기에 봉합수술을 고려해야 한다.
- 급성, 외상성 파열로 인해, 파열의 크기가 1~1.5cm 이상인 환자는 봉합수술의 예후가 좋기에 조기에 수술적 치료가 필요하다.

1. 박성진, 《우리가 몰랐던 어깨 통증 치료의 놀라운 기적》, 초판, 서울: 중앙생활사; 2018. p134~155.
2. 박성진, 《하룻밤에 끝내는 어깨 통증 완치법》, 초판, 서울: 한솔의학; 2019. p83~85.
3. 정선근, 〈회전근개 파열과 석회성 건염의 보존적 치료>, 《대한임상통증학회지》, 2012 Jun; 11(01) 1~4.
4. 김준엽, 오주한, 〈회전근개 파열과 관절막 질환의 수술적 치료>, 《대한임상통증학회지》, 2012 Jun;11(01) 10~19.
5. Abboud JA, Kim JS, 〈The effect of hypercholesterolemia on rotator cuff disease〉, 《Clin Orthop Relat Res》, 2010;468:1493~7.
6. Baumgarten KM, Gerlack D, Galatz LM, et al., 〈Cigarette smoking increases the risk for rotator cuff tears〉, 《Clin Orthop Relat Res》, 2010;468:1534~41.
7. Bennell K, Coburn S, Wee E, et al., 〈Efficacy and cost-effectiveness of a physiotherapy program for chronic rotator cuff pathology: a protocol for a randomised, double-blind, placebo-controlled trial〉, 《BMC Musculoskelet Disord》, 2007;8:86.
8. Blevins F, Djurasovic M, Flatow E, et al., 〈Biology of the rotator cuff〉, 《Orthop Clin North Am》, 1997;28:1~15.
9. Boileau P, Gonzalez JF, Chuinard C, Bicknell R, Walch G, 〈Reverse total shoulder arthroplasty after failed rotator cuff surgery〉, 《J Shoulder Elbow Surg》, 2009; 18: 600~606
10. Drake GN, O'Connor DP, Edwards TB, 〈Indications for reverse total shoulder arthroplasty in rotator cuff disease〉, 《Clin Orthop Relat Res》, 2010; 468: 1526~1533.
11. Bokor DJ, Hawkins RJ, Huckell GH, Angelo RL, 〈Schickendantz MS. Results of nonoperative management of full-thickness tears of the rotator cuff〉, 《Clin Orthop Relat Res》, 1993; 294: 103~110.
12. Burkhart SS, Morgan CD, Ben Kibler W, 〈The disabled throwing shoulder: spectrum of pathology part III: the SICK scapula, scapular dyskinesis, the kinetic chain, and rehabilitation〉, 《Arthroscopy》. 2003; 19: 641~661.
13. Carbone S, Gumina S, Arceri V, et al., 〈The impact of preoperative smoking

habit on rotator cuff tear: cigarette smoking influences rotator cuff tear sizes〉, 《J Shoulder Elbow Surg》, 2012;21:56~60.

14. Chaudhury S, Gwilym SE, Moser J, Carr AJ, 〈Surgical options for patients with shoulder pain〉, 《Nat Rev Rheumatol》, 2010; 6: 217~226.
15. Fucentese SF, von Roll AL, Pfirrmann CW, et al., 〈Evolution of nonoperatively treated symptomatic isolated full-thickness supraspinatus tears〉, 《J Bone Joint Surg》, 2012;94:801~8.
16. Galatz LM, Silva JM, Rothermich SY, et al., 〈Nicotine delays tendon-to-bone healing in a rat shoulder model〉, 《J Bone Joint Surg Am》, 2006;88(9):2027~34.
17. Gartsman GM, Brinker MR, Khan M, et al., 〈Self-assessment of general health status in patients with five common shoulder conditions〉, 《J Shoulder Elbow Surg》, 1998;7(3):228~237.
18. Gerber C, Pennington SD, Nyffeler RW, 〈Reverse total shoulder arthroplasty>, 《J Am Acad Orthop Surg》, 2009; 17: 284~295.
19. Goldberg BA, Nowinski RJ, Matsen FA 3rd, 〈Outcome of nonoperative management of full-thickness rotator cuff tears〉, 《Clin Orthop Relat Res》, 2001; 382: 99~107.
20. Gomoll AH, Katz JN, Warner JJ, Millett PJ, 〈Rotator cuff disorders: recognition and management among patients with shoulder pain〉, 《Arthritis Rheum》, 2004; 50: 3751~3761.
21. Katzer A, Wening JV, Becker-Mannich HU, et al., 〈Rotator cuff rupture. Vascular supply and collagen fiber processes as pathogenetic factors〉, 《Unfallchirurgie》, 1997;23:52~9.
22. Kim JH, Kim DJ, Lee HJ, Kim BK, Kim YS, 〈Atelocollagen Injection Improves Tendon Integrity in Partial-Thickness Rotator Cuff Tears: A Prospective Comparative Study〉, 《Orthop J Sports Med》, 2020 Feb 21;8(2)
23. Liem D, Lichtenberg S, Magosch P, et al., 〈Magnetic resonance imaging of arthroscopic supraspinatus tendon repair〉, 《J Bone Joint Surg Am》, 2007;89:1770~6.
24. Mall NA, Kim HM, Keener JD, et al., 〈Symptomatic progression of asymptomatic rotator cuff tears: a prospective study of clinical and sonographic variables〉, 《J Bone Joint Surg Am》, 2010;92(16):2623~33.

25. Mallon WJ, Misamore G, Snead DS, et al., 〈The impact of preoperative smoking habits on the results of rotator cuff repair〉, 《J Shoulder Elbow Surg》, 2004;13(2): 129~32.
26. Maman E, Harris C, White L, et al., 〈Outcome of nonoperative treatment of symptomatic rotator cuff tears monitored by magnetic resonance imaging〉, 《J Bone Joint Surg Am》, 2009;91(8):1898~906.
27. Mantone JK, Burkhead WZ, Noonan J, 〈Nonoperative treatment of rotator cuff tears〉, 《Orthop Clin North Am》, 2000;31:295~311.
28. Mosley LH, Finseth F, 〈Cigarette smoking: impairment of digital blood flow and wound healing in the hand〉, 《Hand》, 1977;9:97~101.
29. Osborne JD, Gowda AL, Wiater B, Wiater JM, 〈Rotator cuff rehabilitation: current theories and practice〉, 《Phys Sportsmed》, 2016;44(1):85~92.
30. Safran O, Schroeder J, Bloom R, et al, 〈Natural history of nonoperatively treated symptomatic rotator cuff tears in patients 60 years old or younger〉, 《Am J Sports Med》, 2011;39(4):710~4.
31. Sher JS, Uribe JW, Posada A, et al., 〈Abnormal findings on magnetic resonance images of asymptomatic shoulders〉, 《J Bone Joint Surg Am》, 1995;77:10~5.
32. Smith KL, Harryman DT 2nd, Antoniou J, et al., 〈A prospective, multipractice study of shoulder function and health status in patients with documented rotator cuff tears〉, 《J Shoulder Elbow Surg》, 2000;9(5):395~402.
33. Tashjian RZ, 〈Epidemiology, natural history, and indications for treatment of rotator cuff tears〉, 《Clin Sports Med》, 2012;31(4):589~604.
34. Thomazeau H, Boukobza E, Morcet N, et al., 〈Prediction of rotator cuff repair results by magnetic resonance imaging〉, 《Clin Orthop Relat Res》, 1997;344:275~83.
35. White JJ, Titchener AG, Fakis A, et al., 〈An epidemiological study of rotator cuff pathology using The Health Improvement Network database〉, 《Bone Joint J》, 2014;96-B(3):350~353.
36. Wirth MA, Basamania C, Rockwood CA Jr, 〈Nonoperative management of full-thickness tears of the rotator cuff〉, 《Orthop Clin North Am》, 1997; 28: 59~67.
37. Wright SA, Cofield RH, 〈Management of partial-thickness rotator cuff tears〉,

《J Shoulder Elbow Surg》, 1996; 5: 458~-466.

38. Yamaguchi K, Ditsios K, Middleton WD, Hildebolt CF, Galatz LM, Teefey SA, 〈The demographic and morphological features of rotator cuff disease. A comparison of asymptomatic and symptomatic shoulders〉, 《J Bone Joint Surg Am》, 2006; 88:1699~1704.

39. Yamaguchi K, Tetro AM, Blam O, Evanoff BA, Teefey SA, Middleton WD, 〈Natural history of asymptomatic rotator cuff tears: a longitudinal analysis of asymptomatic tears detected sonographically〉, 《J Shoulder Elbow Surg》. 2001; 10: 199~203.

40. Yamanaka K, Matsumoto T, 〈The joint side tear of the rotator cuff. A followup study by arthrography〉, 《Clin Orthop Relat Res》, 1994; 304: 68~73.

나는 스키를 사랑한다

재활에 필요한 요소를 기를 수 있는 스키

나는 스포츠를 매우 좋아한다. 그래서 내가 하는 스포츠 종목에 재활의학을 적용해 보곤 하는데, 효과가 있고 재미도 있다. 골프, 스키 등 운동을 잘하려면 훌륭한 지도자에게 잘 배우고, 스스로 컨디션 관리도 잘해야 하지만, 개인 맞춤형 재활훈련이 중요하다. 이때 필요한 것이 현재 상태를 평가하고 그에 따른 개인 맞춤형 재활운동 처방을 해서, 부상 없이 기량이 향상될 수 있도록 주기적으로 또는 실시간으로 확인하는 것이다. 이 일의 전문가가 바로 재활의학과 의사다.

부상당한 선수가 경기장으로 복귀하기 위해서는 재활운동 치료를 받아야 함은 물론이고, 아마추어 동호인과 같은 일반 사람들도 부상 후 복귀하는데 재활치료를 받아야 하는 것은 당연한 분위기가 되었다.

한편, 부상을 예방하는 데에도 재활훈련을 하면 좋다. 예를 들면, 필자가 매우 좋아하는 골프나 스키를 안전하게 잘하려면 근력, 지구력, 민첩성, 신체의 대칭성, 균형감각, 고유수용감각proprioception 등 갖춰야 할 부분이 많다. 그래서 필자는 혼자 연습하거나 훈련받을 때 위의 사항을 적용하려고 한다. 접목하다 보면 알아가는 재미가 있기에 계속하게 된다.

스키는 내가 가장 사랑하는 운동이다. 재미있는 골프보다 좀 더 좋은 것 같다. 다른 종목도 마찬가지겠지만, 스키도 좀 더 잘 타려고 노력하고 배우다 보면 발전하는 맛을 느끼게 될 때 엔돌핀이 나오면서 매니아가 된다.

나에게 스키는 큰 즐거움, 힐링, 탈출구 등 여러 좋은 의미로 자리하고 있다. 뿐만 아니라, 골다공증과 함께 세계적인 핫이슈인 근감소증으로부터 멀어지게 하는데 스키가 도움된다고 생각한다. 스키의 특성상 앞서 얘기한 근력, 지구력, 민첩성, 신체의 대칭성, 균형감각, 고유수용감각proprioception 등을 기를 수 있고 건강까지 챙길 수 있어서 매력적이다. 안전한 스키를 위한 안전 교육과 스키 기술을 철저히 익혀야 함은 물론이다.

참, 그리고 스키에 나이 제한이 없지만, 스스로 포기하는 경향이 있어서 한마디 하겠다. 99세에 매일 2시간 스킹하는 스키어로 설해장학재단 이근호 이사장이 있다. 더 놀라운 것은 60세에 스키를 처음 배웠다고 하니 "이 나이에 스키는 무슨" 대신 "내 나이가 어때서"라고 바꿔보면 어떨까?

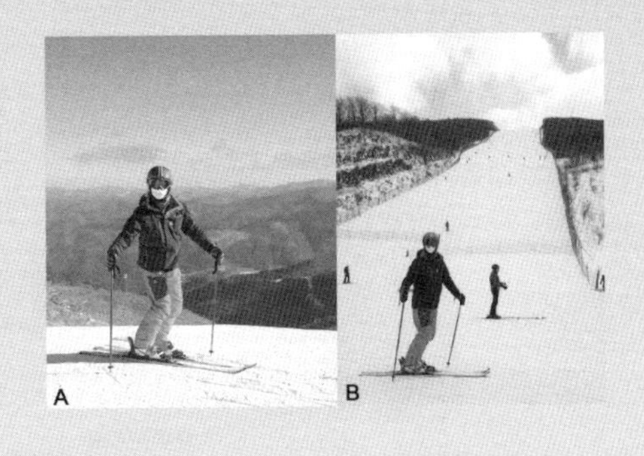

A는 백두대간 강원도 정선 하이원 리조트의 마운튼탑인 해발 1,340m에 올라선 모습이다. 상쾌한 공기, 파란 하늘, 운치 있는 구름, 겹겹이 쌓인 산세와 탁 트인 전망이 일품이다. B는 국가대표 선수들이 훈련하곤 하는 하이원 리조트의 빅토리아 코스로 넓고 길면서 직선으로 쭉 뻗은 멋진 슬로프다. 다가오는 겨울 시즌에도 이곳에서 스킹 할 생각을 하니 벌써 설렌다.

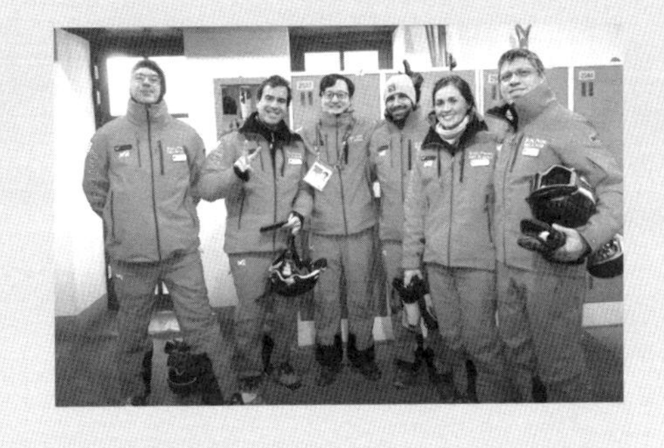

이 사진은 용평 스키학교 외국인 강사팀과 함께한 모습이다. 나는 우리나라 스키지도자 중에서 손꼽히는 용평 스키학교 최준희 교장 선생님과 스키 꿈나무를 키워내는 최용희 감독님과 전석환 감독님께 스키를 배우고 연습하면서 외국인 강사들과도 교류하고 있다. 미국이나 유럽에서 온 친구들도 있었지만, 칠레 등 남미에서 온 친구들이 있었다. 모두가 스키지도자인 나보다 스키를 잘 타기에 강습이 없을 때는 귀한 원포인트 레슨을 받곤 했는데 큰 도움이 되었다. 물론, 밥은 내가 샀다.

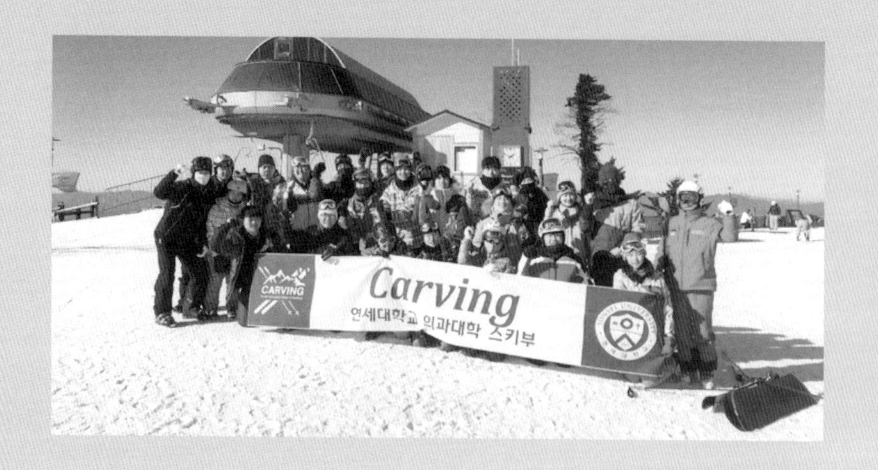

다음 사진은 연세의대 스키팀 'Carving(카빙)'의 스키 캠프 중 용평리조트 레인보우 정상에서 함께한 모습이다. 발왕산 정상의 푸른 하늘, 하얀 설원, 쾌적한 공기와 함께하는 스키는 짜릿함 그 자체다. 그리고 학생들과 함께하는 시간은 늘 즐겁다. 오른쪽 끝에 서 있는 나다.

2018 평창 동계올림픽 스키 경기장 닥터로 참여하다

나는 스키를 매우 좋아한다. 어릴 때부터 50대 중반인 지금까지 했고 앞으로도 계속할 것이다. 스키지도자 자격을 가지고 있기에 때로는 강습을 하고, 스키 패트롤 자격을 갖고 있기에 각종 대회에서 사고 발생 시 환자 후송과 같은 의무지원을 하기도 했다.

이러한 나를 잘 알고 있던, 나의 후배이자 평창동계올림픽 메디컬 디렉터medical director를 맡고 있던 내과 의사의 권유와 추천으로, 필자는 2018 평창동계올림픽에서 알파인 스키 경기가 열렸던 강원도 평창군 용평 알파인센터에서 의무실이 아닌 경기장 내에서 근무하는 닥터로 참여했다.

의무실을 벗어나 스키 경기장 닥터를 하다

의무실 근무는 평소에 하는 진료의 연장인 것처럼 느껴져서 그다지 매력적이지 않았다. 그래서 가운이 아닌 스키복을 입고 헬멧을 쓰고 답답한 의무실을 벗어나서, 응급처치를 할 수 있는 장비를 등에 메고 다른 의사들, 패트롤, 응급구조사 등 여러 직역들과 실시간 소통할 수 있는 무전기를 갖고 눈 덮힌 스키 경기장 내에서 근무하는 외근 형태인 닥터를 하게 되었다. 올림픽이 열리는 동안 스키 경기장에서, 연일 영하 20°를 밑도는 강추위를 견디며 바깥에서 근무하는 것이 쉽진 않았지만, 그래도 공기 좋은 곳에서 성공적인 올림픽 대회가 되는데, 미력이나마 보탤 수 있어서 감사한 마음으로 임했다.

스키 경기장 안에서 닥터의 임무는 경기 중 사고 발생 시 환자의 현장 응급처치와 필요시 의무실로 후송하는 일이었다. 필자는 스키지도자와 패트롤 자격이 있고, 예전부터 스키를 타고 환자를 후송하는 업무를 해왔기에 익숙했다. 그러나 올림픽 경기와 같은 스키 경기가 열리는 스키장은 우리가 일반적으로 잘 정비된 눈 위에서 타는 스키장과는 완전히 다르다. 스키 경기장은 한마디로 아이스링크와 같은 얼음판을 기울여 놓은 곳과 비슷하다. 그래서 설상이 아니라 빙상에 가깝기에 스키 타기가 쉽지 않은 데다, 환자 후송까지 해야 하니 필자 또한 긴장할 수밖에 없었다. 다행히 올림픽 기간 중 용평 알파인센터에서는 큰 사고 없이 마칠 수 있었기에 감사한 마음이다.

이 사진은 미국에서 온 의무팀원들과 용평 알파인 센터에서 훈련을 마치고 함께한 모습이다. 두 주먹을 불끈 쥐고 파이팅 하는 모습이다. 뒤쪽 멀리 병풍 같은 태백산맥이 대관령 마을을 감싸고 있다.

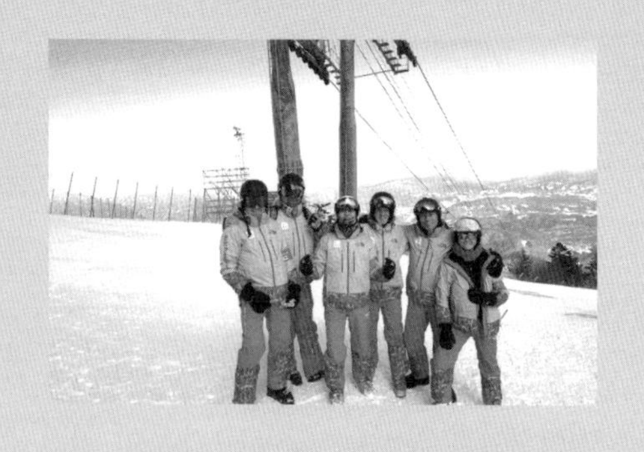

불가능에 도전하는 2018 평창 패럴림픽

나는 2010년 밴쿠버 동계올림픽 직후부터 약 2년 동안 대한장애인체육회 의무위원을 했다. 이는 대한장애인올림픽위원회KPC 의무위원장이자 국제장애인올림픽위원회IPC 상임위원이며 세브란스의 은사님이기도 한 배하석 선생님의 추천이 있었다. 그래서 패럴림픽에도 관심이 많았다. 평창 동계올림픽이 끝나고 뒤이어 패럴림픽이 시작되었다. 나는 사정상 공식적으로 평창 동계 패럴림픽에는 참여하지 못했지만, 테스트 이벤트에 참여하거나, 또 다른 방법으로 일부 참관할 수 있었다.

불가능에 가까운 도전을 하는 패럴림픽

내가 생각하는 패럴림픽은 신기록을 깨는 것보다는, 불가능에 가까운 도전을 하는 것이라고 본다. 예를 들면, 한쪽 다리가 절단된 선수나 양쪽 다리가 마비된 선수가 특수 제작된 스키와 보조도구를 이용해 질주하는 것이다. 두 다리 멀쩡한 나도 잘 못 타는데, 불편한 몸임에도 불구하고 남들이 말이 안 된다고 여기는 상황에 대한 도전이 이뤄지는 곳이 바로 패럴림픽이다.

남들이 보기에 불가능해 보이는 도전을 보는 것만으로도 필자는 동기부여가 많이 된다. 필자는 전공의 시절에, 뇌졸중으로 인한 편마비 환자가 각고의 노력 끝에 지팡이 집고 혼자서 걷기 시작하는 모습을 봤을 때, 팔과 다리가 마비된 환자가 혼자서 식사를 못 하였는데, 포기하지 않고 꾸준히 재활치료를 받아서 보조 숟가락으로 식사를 하게 되는 모습을 볼 때면, 피곤하다고 귀찮다고 나태해지거나 게을러진 자신을 뉘우치고 삶의 활력소와 자신감을 얻기도 했기에 지금도 가끔 그 환자분들을 떠올리며 흐트러진 마음을 다잡곤 한다.

아래 사진의 선수들을 보고 내가 큰 힘을 얻었던 만큼, 여러분들도 자신감과 용기를 얻기 바란다.

이 사진은 한쪽 다리 절단으로 나머지에 발에 스키를 착용하고 보조도구를 들고 유유히 앞으로 나아가는 입식 스키 종목에 출전하는 외발 스키어인 미국 선수의 모습이다. 이런 상황을 보고 있노라면, '두 다리 멀쩡한 나는 이 나이에 스키를 탈 수 있을까?'라는 의문은 자연스레 사라질 것이다. 필자는 패럴림픽이라는 도전의 무대에 출전하는 선수들을 보면서, 도대체 인간의 한계는 어디까지인지 궁금해진다.

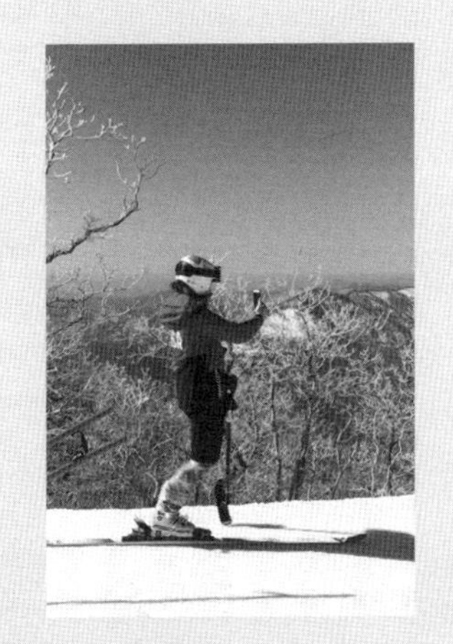

PART 7

회전근개 수술 후 재활치료

"재활이 6개월이나
걸린다고요?"

배보다 배꼽이 크다

회전근개 파열로 봉합수술을 받은 김 씨는 수술을 받은 지 2주 후에 실밥을 풀고 나면, 바로 어깨를 정상적으로 쓸 수 있을까? 아니다. 그렇게 될 수 없다. 회전근개 봉합수술 시간은 길어도 하루를 넘기지 않지만, 회전근개 수술 후 어깨 관절이 정상화되기까지 걸리는 재활치료 기간은 최소 6개월이다. 이를 두고 배보다 배꼽이 크다고 한다. 그것도 6개월간 재활 운동치료를 체계적으로 열심히 하고 봉합한 힘줄이 잘 아물어서 다시 파열되지 않았을 때 가능한 기간이다. 실제로는 이보다 더 오랫동안 고생하는 환자들도 꽤 있다.

환자와 의사와 재활치료팀이 하나가 되어야 성공한다

그래서 파열된 회전근개 봉합수술을 받은 환자는, 환자 맞춤형 재활치료를 받으면서 동시에 스스로 노력하겠다는 마음을 단단히 먹어야 한다. 환자 본인의 굳은 의지와 함께 재활의학과 의사를 중심으로 하는 재활치료팀이 혼연일체가 되어, 재활운동치료가 순조롭게 진행되면 어깨 관절 기능의 정상화에 성큼 다가설 수 있게 된다.

봉합수술 후 재활치료의 목표와 원칙

회전근개 봉합수술 후 재활운동치료의 목표는 2가지다. 첫째, 봉합한 힘줄이 파열되지 않고 잘 아물어서 정상 힘줄의 강도를 회복하는 것. 둘째, 봉합수술 후 어깨 관절이 굳지 않고 운동 범위와 근력이 정상화되어 어깨 관절 기능을 회복하고 나아가 인접한 척추, 관절과 조화로운 움직임을 만드는 것이다.

재활운동치료는 환자의 개인적 특성을 반드시 고려해야 한다

위의 2가지 목표가 순조롭게 되기 위한 재활운동치료의 원칙은, 수술받은 환자의 개인적 특성을 고려한 재활운동치료가 되어야 한다. 환자 맞춤형 재활치료가 필요하다. 재활운동치료에 대한 의욕이 너무 앞선 나머지, 수술 직후부터 무리한 재활운동을 하면 아직 채 아물지 않는 힘줄이 파열될 위험이 있고, 재파열의 위험에 너무 집착한 나머지 지나치게 소극적인 재활운동이 되면 어깨 관절이 굳어버리는 강직이 나타나서 고생할 수도 있으니, 환자 개인의 상태(나이, 근육량, 힘줄 파열의 정도 등)에 따라서 적절한 재활운동의 시기, 종류, 강도, 횟수 등 여러 가지를 종합적으로 고려하여 재활운동처방이 내려진다.

환자가 하는 재활 운동치료의 구체적인 내용은, 환자의 전반적인 상황을 반영해 의료진 팀미팅을 통해 만들어진다. 환자는 이렇게 만들어진 개인 맞춤형 재활운동치료 프로그램에 대해 설명을 듣고, 질문과 답변으로 소통한다. 재활운동치료에 포함되는 내용은, 기본적인 재활운동법과 환자 맞춤형 재활운동의 종류, 타이밍, 운동범위, 강도, 횟수, 주의사항 등에 관한 것이다.

이처럼 환자도 전체적인 로드맵을 잘 알아두면 더 적극적으로 치료에 참여하게 되어 단계적으로 재활치료가 진행됨에 따라, 조금씩 발전해가는 자신을 보며 동기부여가 되어서 힘든 재활운동 프로그램을 잘 마무리 지어서 건강하게 회복할 가능성이 크므로 매우 중요하다.

수술 후 재활치료의 타이밍은?
조기 재활 vs 지연 재활

일반적으로 재활치료는 가능한 빨리 시작하는 것이 좋다. 그런데 회전근개 파열로 봉합 수술 후에 이어지는 재활은 좀 다르다. 수술 후 4~6주 동안은 어깨 관절 보조기를 착용해 능동적인 움직임을 제한하고 수동적인 움직임을 주로 하게 된다. 왜냐하면, 봉합한 힘줄이 잘 아물 때까지 시간이 걸리고, 힘줄이 덜 아물어서 약해진 상태에서 무리한 재활운동을 하면 봉합한 힘줄이 파열되는 낭패를 볼 수 있기 때문이다.

그렇다고 힘줄이 아물 때까지 어깨 관절을 고정만 시키는 것이 아니라, 수동적인 어깨 관절운동은 하되 능동운동을 제한하는 것이다. 어깨 관절이 고정된 채로 있을수록 어깨 관절이 굳어버리는 '강직'이라는 합병증이 올 가능성이 커지기 때문에, 본격적인 능동적 재활운동 치료를, 빠르지도 느리지도 않은 적절한 시작 타이밍이 중요하다.

지금도 논쟁 중인 조기 재활과 지연 재활의 장단점

그래서 재활치료를 언제 시작하느냐에 따라서 학자들간에도 팽팽하게 맞서고 있는 2가지 견해가 있다. 이름하여 '조기 재활'과 '지연 재활'이다. 각각의 장단점을 설명하겠다.

첫 번째 조기 재활치료는 수술 후 보조기로 고정하는 기간을 적게 하기에 어깨 관절이 굳어서 '강직'이라는 수술 후 합병증을 줄이는 장점이 있으나, 봉합된 회전근개 힘줄이 덜 아물어서 강도가 약한 상태에서 다시 파열될 위험이 있다.

두 번째 지연 재활치료는 봉합한 회전근개 힘줄이 잘 아물 수 있는 시간이 있어서 힘줄이 잘 치유될 수 있는 장점은 있으나, 어깨 관절을 4~6주간 보조기로 고정하면서 애꿎게 관절이 굳어버리는 강직이 생길 위험이 있다.

수술 후 회전근개의 재파열과 수술 후 강직이라는 2가지가 상충되는 수술 합병증을 어떻게 지혜롭게 피할 수 있을지는, 재활의학과 전문의가 이끄는 재활치료팀에서 환자의 상태를 면밀히 분석하여 결정하겠지만, 환자도 이러한 상황에 대한 전체적인 흐름을 잘 알고 있으면 6개월 이상 이어지는 힘겨운 재활치료 과정을 잘 이겨낼 수 있는 원동력이 되므로 잘 알아두면 도움된다.

회전근개 파열로 수술한 환자의 컨디션이 비슷해 보이지만, 엄밀히 살펴보면 다른 면도 많다. 파열된 힘줄의 크기, 근육과 힘줄의 상태, 나이, 수술 방법에서도 차이가 있기에 환자 개인의 상태와 주어진 상황에 맞춰서, 안전하게 회복하는 데 도움될 수 있도록, 나는 '조기 재활'과 '지연 재활'의 절충형태를 선택한다.

봉합수술 후 불청객, 재파열 vs 강직

파열된 회전근개 힘줄을 봉합했다 하더라도 힘줄의 치유가 충분하지 않으면 재파열이 발생할 수 있다. 관절경으로 힘줄을 봉합 후 재파열이 발생한 확률은 25%에서 90%까지 다양하다. 또한, 수술 후 4~6주간 어깨에 보조기를 채워서 움직이지 않게 되면, 힘줄은 잘 아물 수 있으나 관절이 굳는 강직이 생길 위험이 크다. 그래서 재활운동 치료 프로그램도 이러한 상황을 충분히 반영해 안전하게 잘 회복하는 데 목표를 두고 있다.

재파열과 강직의 위험성과 대처법

운동 재활치료 프로그램에서, 재파열과 강직을 줄이는 방법은, 수술 후 4~6주까지는 수술받은 힘줄에 힘이 걸리지 않게 하기 위해 보조기를 착용함과 동시에, 의사나 치료사의 도움을 받아서 어깨 관절이 굳지 않도록 수동적으로 운동을 받게 된다.

수술 후 재파열될 위험이 큰 경우 3가지

❶ 힘줄 파열의 크기가 클수록

❷ 환자 나이가 많을수록

❸ 회전근개 근육이 오그라들거나 근육이 지방으로 변성된 정도가 클수록

회전근개 수술 후 재파열은 나이가 들수록 증가하는 힘줄과 근육의 퇴행성 변화로 발생하는 경우가 많기에, 봉합한 힘줄이 충분히 잘 아물 때까지 보조기 고정을 한 후 본격적인 재활에 들어가는 '지연재활'에 좀 더 무게를 둘 필요가 있다.

수술 후 어깨 관절이 뻣뻣하게 굳어버리는 강직

허버티Huberty 등의 학자들은 관절경으로 회전근개 힘줄 봉합술을 받은 489명의 환자 중 4.8%에서 수술 후 강직이 발생했다고 했다. 강직이 발생한 환자의 대부분은 관절경으로 어깨 관절막을 풀어주는 수술관절낭 유리술을 받은 후, 어깨 관절의 강직이 풀려서 정상 운동 범위를 되찾았다고 했다. 그런데 안타깝게도 수술을 2번 받은 셈이다.

그래서 수술 직후부터 체계적인 재활운동 치료 프로그램으로, 어깨 관절의 통증을 줄이고, 봉합한 힘줄이 잘 아물어서 어깨 관절 운동 범위가 정상으로 회복하게 하는 세심한 재활치료는 매우 중요하다.

수술 후 강직을 유발하는 위험요인 4가지

❶ 석회성 건염이 동반된 경우

❷ 유착성 관절낭염동결견, 오십견이 동반된 경우

❸ 단일 힘줄 봉합술을 받은 경우

❹ 극상근 힘줄의 관절면 쪽 부분파열에 대해 봉합술을 받은 경우

위의 4가지 요인 중 환자가 적극적으로 대응할 수 있는 것은 두 번째인 동결견이다. 이는 지속적인 수동적 스트레칭 운동을 하여 어느 정도 예방하거나 설령, 오십견이 찾아와도 치료를 잘 받으면 대부분 이겨낼 수 있다. 그리고 나머지 3가지 요인은 재활치료 중에 의료진이 신경써서 챙기기는 하지만, 환자도 수술받은 어깨에 이상한 느낌이 있으면 바로 의료진에게 얘기해 문제가 커지지 않도록 주의하자.

봉합수술 후 스테로이드 주사 맞아도 될까?

스테로이드 주사는 앞서 설명한 대로 잘 쓰면 약, 못 쓰면 독이라고 했다. 이는 회전근개 봉합술을 받은 환자에게도 동일하게 적용될 수 있다. 회전근개 봉합수술을 받은 환자는 재활치료 프로그램에 집중해야 하는데, 재활치료 과정에서 어깨 통증이 계속되면 재활운동을 하기 쉽지 않다. 이때 여러 상황을 고려하여 어깨 관절에 스테로이드 주사를 맞는 것이 도움될 수도 있다. 물론, 스테로이드 주사의 효과에 대한 찬반 양론이 있는데, 학자들의 논문을 소개한다.

하Ha 등은 회전근개 봉합술을 받은 환자가 수술 후 4~6주 사이에 스테로이드 주사를 맞으면, 수술 후 3개월째 수술 부위 통증과 어깨 관절 운동범위가 주사하지 않았을 때보다 양호했다고 했다. 또, 김Kim과 정Jung도 수술 후 6주에 관절 내 스테로이드 주사를 맞은 환자들에게서 수술 후 강직이 발생할 확률이 낮았음을 보고했다.

반면, 스테로이드를 주사맞는 것은 감염, 연골 독성을 일으킬 수 있고, 힘줄의 치유 과정에서 일어나는 정상적인 염증 반응을 방해할 수 있는 등의 부작용도 함께 보고되고 있다. 바버럴Baverel 등의 연구에 따르면 스테로이드 제제에 노출된 경우에 힘줄 치유의 실패율 및 재파열 발생률이 증가함을 보고했다.

스테로이드 주사는 제한적으로 사용해야 한다

그래서 수술 후 스테로이드 주사의 사용은 수술 후 초기 통증 및 관절운동 범위의 개선에는 도움이 되나, 그 부작용을 고려했을 때, 적정 용량, 투여 시점, 용법에 대한 추가 연구가 필요하다.

결론적으로 필자는 수술 후 어깨 관절의 통증과 강직이 심한 환자에게, 매우 제한적으로 소량의 스테로이드를 사용하곤 한다. 이렇게 하면 회복에 지장이 없고 통증과 염증이 효과적으로 줄어들어서, 환자분들이 재활운동을 하기에 좀 더 나은 상황이 되는 것을 보고 있기에 앞으로도 필요시 조심스럽게 활용할 예정이다.

회전근개 수술 후 어깨 관절의 회복기 재활 운동치료 5단계(6개월 과정)

파열된 회전근개 힘줄 봉합 후 이어지는 재활치료는 환자마다 조금씩 다르지만, 일반적인 치료 기준을 위주로 설명하려고 한다. 환자의 나이가 많고 파열된 힘줄의 크기가 크고 근육의 수축력 등의 기능이 감소된 상태라면, 다시 파열될 위험이 크므로 앞서 설명한 '지연 재활치료'에 가깝게 하는 것이 좋을 것이다. 반대로 젊고 건강하고 근육량이 많고 근력이 좋은 환자가, 외상으로 발생한 힘줄 파열로 봉합수술을 받았다면 '조기 재활치료'에 가깝게 하는 것이 좋을 것이다.

회전근개 힘줄 봉합술 이후 힘줄이 치유되는 과정은 염증기, 증식기, 재형성기의 3단계가 서로 겹치면서 진행된다. 힘줄의 치유가 정상적으로 진행되면 수술 후 12주에서 16주 사이에 힘줄은 최대의 장력을 얻게 된다. 이러한 특징을 잘 이용하면 안전하고 효과적인 재활운동치료를 기대해볼 수 있겠다.

회전근개 수술 후 재활 운동치료 프로그램

다음은 내가 실제로 진행하는 회전근개 수술 후 재활 운동치료 프로그램이다. 약 6개월(26주)간의 재활훈련 과정이다. 이 과정은 밀레트Millett 등의 학자가 제안한 회전근개 수술 후 재활 운동치료의 4단계(약 5개월 과정)를 참고해, 좀 더 안전한 회복을 위해 약간의 변화를 준 일종의 '안전한 회복기 재활운동치료 프로그램'이다.

이렇게 하는 이유는 앞에서도 설명했듯이, 수술 직후에 회전근개 힘줄이 덜 아문 상태에서 무리하게 재활운동을 하게 되면 힘줄에 과부하가 걸려서 힘줄이 파열되는 불상사가 생길 수 있다. 이를 방지하기 위해 안전하게 회복할 수 있도록 세분화한 6개월 프로그램으로 만들었다. 약 6개월 과정으로 만든 5단계 재활운동 치료 과정은 물 흐르듯이 유기적으로 연결되어 있다. 그래서 일부 단계의 기간이 겹치기도 한다. 각 단계별 기간은 아래와 같다.

1단계	수술 직후 회복기(수술 직후~6주까지)
2단계	힘줄 보호 및 능동적 관절 운동 시기(6~12주까지)
3단계	근력 강화를 시작하는 시기(10~16주까지)
4단계	왕성한 근력 강화 시기(16~22주까지)
5단계	일상 및 스포츠 활동으로 복귀하는 시기(20~ 26주까지)

이제부터 회전근개 봉합수술 후 5단계 재활운동 치료법에 대해 설명하겠다.

1단계: 수술 직후 회복기(수술 직후 ~ 6주까지)

수술 직후 2주간은 수술로 인한 피부의 상처를 깨끗하게 잘 말리고 감염되지 않도록 가까운 병원에서 소독과 함께 상처 관리를 받아서 잘 아물도록 한다. 또한, 봉합한 회전근개 힘줄이 잘 아물어서 튼튼한 힘줄로 거듭날 수 있도록 보호하고 유지해야 하므로, 수술 후 4~6주까지 의사나 물리치료사가 직접 해주는 운동(환자 입장에서는 수동적 운동)시간 외에는 항상 보조기를 착용해야 한다.

수술받은 부위의 통증, 염증, 부기을 줄이기 위해 수술 직후에 냉각 치료를 한다. 이 시기에 재활운동은 어깨 관절을 천천히 움직여주는 장비CPM, Continuous Passive Motion의 도움을 받거나, 의사나 물리치료사의 도움을 받아서 수동적인 어깨 관절 운동만 해서, 어깨 관절이 굳지 않도록 운동 범위를 늘려나간다. 이 시기에 능동적인 운동은 힘줄이 다시 파열될 위험이 크므로 금물이다.

그림 7.1은 관절경으로 우측 어깨 회전근개 힘줄 봉합수술에 따른 상처가 보인다. 피부에 있는 수술 후 상처가 감염되지 않고 잘 아물 수 있도록 관리해야 하는 시기다.

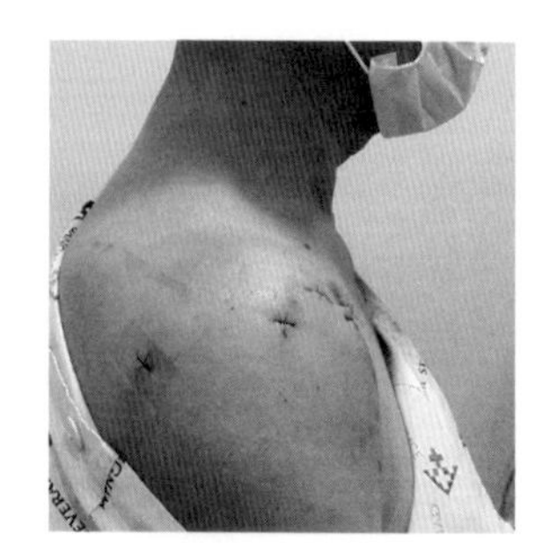

그림 7.1 힘줄 봉합수술에 따른 상처

1단계의 4주차까지는 수동적으로 움직일 수 있는 어깨 관절 운동 범위를 늘려야 한다. 천정 보고 누운 상태에서, 앞으로 들어 올리는 것은 90°, 바깥으로 돌리는 외회전은 35°, 안쪽으로 돌리는 내회전은 손이 배에 닿도록 한다. 이 시기에 이 3가지 동작 모두를 어깨 통증 없이 할 수 있어야 한다.

그밖에 양쪽 견갑골을 으쓱 올리는 정도는 해도 된다. 경추목 운동과 함께 팔꿈치, 손목, 손가락의 운동은 적극적으로 하자. 전신 컨디션을 올리기 위해 걷기, 실내 자전거 타기를 해도 된다. 아쿠아 치료는 수술 후 3주쯤에 시작할 수 있다.

1단계의 5~6주차에 해야 할 것은, 보조기를 부분적으로 벗을 수 있고 6주가 끝날 때는 보조기를 완전히 벗는다. 수동적으로 움직일 수 있는 어깨 관절 운동범위를 늘려간다. 누워서 양손 깍지끼고 팔을 앞으로 드는 운동을 시작하라. 건강한 어깨와 수술받은 어깨를 함께 들게 되면 수술받은 어깨의 부담이 적어진다. 일명 '능동보조운동' 이다. 물속에서 부력을 이용해 가벼운 능동운동을 할 수 있다.

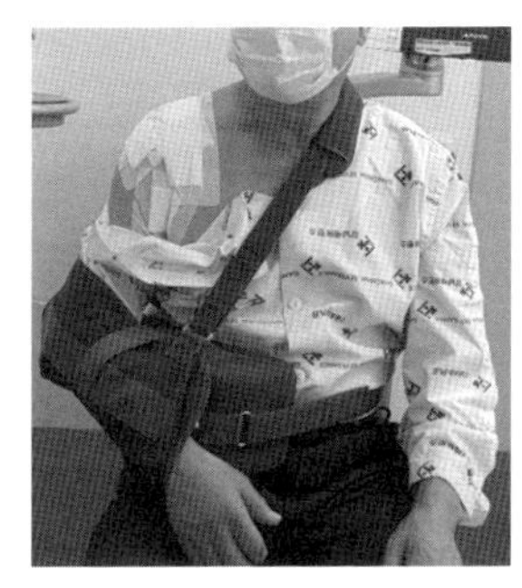

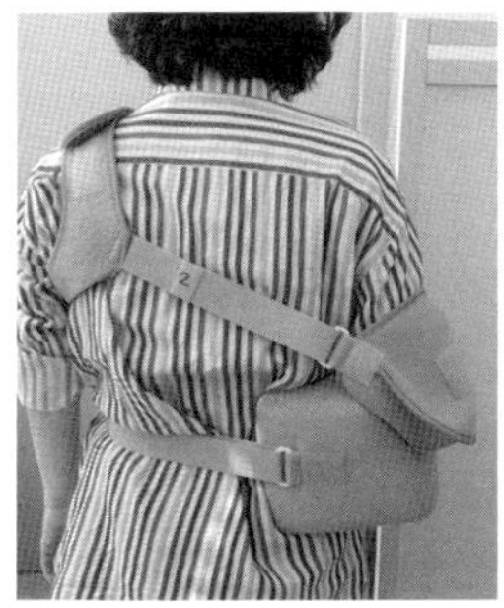

그림 7.2 수술 직후 보조기를 착용하고 있는 모습

그림 7.2는 수술 직후 보조기를 착용하고 있는 모습이다. 좌측 사진은 앞모습, 우측 사진은 뒷모습이다. 팔이 옆으로 30° 정도 들려진 상태다. 이 자세에서 수술받은 회전근개 힘줄(특히, 극상근)의 부담이 최소화된다. 이 자세를 유지하기 위해 몸통과 오른팔 사이에 쿠션이 놓여 있다.

❶ 1단계 재활운동 목표

- 수술로 봉합한 힘줄을 온전하게 유지/보호
- 점차 수동적 관절 운동 범위 늘리기
- 통증, 염증, 부기 줄이기

❷ 1단계 재활운동 시 주의사항

- 수술 부위의 피부는 청결하고 건조하게 유지하기
- 재활운동 할 때를 제외하고는, 항상 보조기를 착용한다.
- 하지 말아야 할 동작 5가지
  - 어깨 관절의 능동적 동작
  - 물건 들기
  - 등 뒤에서 팔을 움직이기
  - 과도한 스트레칭이나 갑작스럽게 움직이기
  - 어깨로 체중 지탱하기

❸ 일상생활이나 운동할 때 주의사항

- 일상생활 동작(식사, 옷(보조기) 입고 벗기, 샤워, 화장실 이용) 시 수술받은 팔은 도움을 받아서 움직이자.

- 밤에 잘 때도 반드시 보조기를 착용하고 아픈 어깨가 눌리지 않도록 주의해야 한다.
- 손, 손목, 아래팔의 운동은 보조기를 착용한 채 적극적으로 하자(고무공 쥐기 등). 이때 팔꿈치 관절은 90°로 유지한 채 운동하자.

❹ 자동화 프로그램으로 움직이는 어깨 관절운동Automatic programmable CPM system

그림 7.3은 어깨 관절을 움직여 주는 장비CPM, Continuous Passive Motion다. 수술 후 6주간 빌리면 된다. 어깨 관절의 운동 범위, 움직이는 속도, 운동시간을 입력하고, 앉아서 수술받은 팔을 넣고 작동하면 된다.

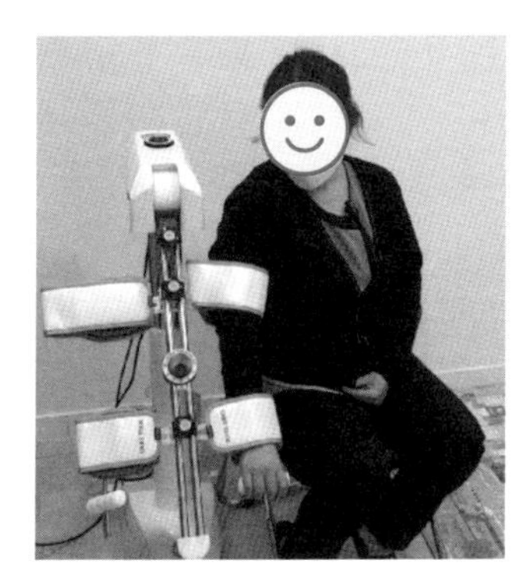

그림 7.3 어깨 관절을 움직여주는 장비CPM

❺ 2단계로 진행하기 위한 조건 4가지(모두 수동적 움직임이다)

- 팔을 앞으로 125° 이상 들어 올릴 수 있을 때
- 팔을 바깥쪽으로 75° 이상 돌릴 수 있을 때
- 팔을 안쪽으로 75° 이상 돌릴 수 있을 때
- 팔을 옆으로 90° 이상 들어 올릴 수 있을 때

2단계: 힘줄 보호 및 능동적 관절 운동 시기(수술 후 6~12주까지)

– 주로 도르래 운동, 진자운동, 막대기 운동을 한다.

이 시기에도 1단계와 마찬가지로 봉합한 회전근개 힘줄이 치유되는 중이어서 파열될 위험이 있기에, 힘줄에 과부하를 주지 말고, 수동적인 어깨 관절 운동범위는 완전히 정상으로 회복하고, 능동적인 어깨 관절 운동범위도 거의 정상범위에 도달하는 것을 목표로 한다. 무리하지 말고 서두르지도 말자. 항상 조급함이 문제다. 느려도 꾸준히 하자.

2단계의 6~8주차에 할 일들

1. **수술받은 팔을 능동운동 및 능동보조운동, 스트레칭하기**

   예 맨손으로 수술받은 팔을 능동적으로 앞으로 들기, 옆으로 들기, 내회전, 외회전 하기

2. **회전근개 힘줄의 등척성**isometric **운동*** **시작하기**

   예 팔을 들어서 특정 각도에 멈춰서 유지하기

* 등척성 운동은 근육의 길이가 일정한 운동으로 한 자세로 힘주면서 버티는 운동이라고 보면 된다.

❶ **2단계 재활운동 목표**

- 회복되는 힘줄에 과부하가 걸리지 않게
- 수동적 재활운동 범위를 점차 회복하여 어깨 관절 운동범위의 정상화
- 통증과 염증을 줄이자.

❷ 2단계 재활운동 시 주의사항

- 물건을 들지 말자.
- 양손과 양팔로 체중을 지탱하지 말자.
- 갑작스럽게 움직이지 말자.
- 손을 등 뒤에서 지나치게 움직이지 말자.
- 양측 팔로 손 자전거를 타지 말자.

❸ 수술받은 팔과 손을 늘어뜨려 빙빙 돌리기Pendulum exercise

그림 7.4는 코드만 운동Codman's exercise을 하는 모습이다. 운동방법은 건강한 팔로 테이블을 잡고 상체를 약간 숙이고, 수술받은 팔의 힘을 완전히 빼고 아래로 늘어뜨린다. 통증이 거의 없는 상태에서 탄력을 이용하여 천천히 팔을 움직인다. 방향은 앞뒤로, 양옆으로 흔들고, 시계방향과 반시계 방향으로 돌린다. 30~40초간 지속하고 10회 반복, 2세트 한다.

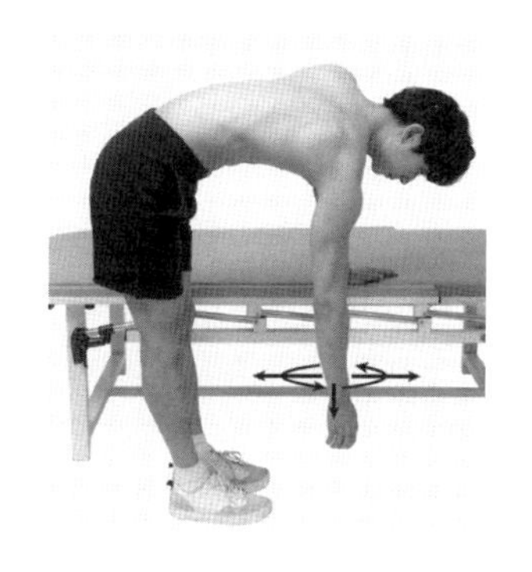

그림 7.4 코드만 운동

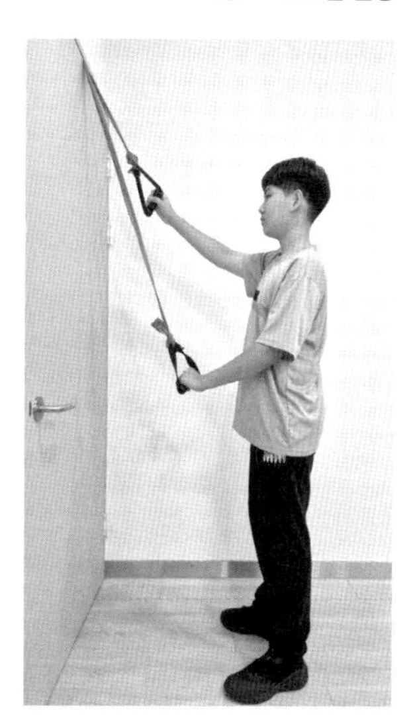

그림 7.5 도르래 운동

❹ 도르래 운동Pulley exercise

그림 7.5는 도르래 운동Pulley exercise을 하는 모습이다. 건강한 오른쪽 어깨

로 위쪽 손잡이를 잡고 수술받은 왼쪽 어깨는 아래쪽 손잡이를 잡는다. 건강한 오른팔을 아래로 당기면 수술받은 왼팔이 위로 올라가게 하는 수동적 운동부터 시작한다. 이 동작이 잘되면, 건강한 오른팔로 당기는 힘을 줄이고 수술받은 왼팔의 힘을 늘려간다.

❺ 수술받은 팔을 바깥쪽으로 돌려주기Passive External Rotation

그림 7.6은 수술받은 팔을 바깥쪽으로 돌려주기Passive External Rotation를 하는 모습이다. 양손으로 막대기의 양 끝을 잡는다. 오른쪽 어깨를 수술받았을 경우, 오른쪽 팔꿈치를 몸에 붙인다. 이어서 왼손으로 막대기를 오른쪽으로 밀어서 오른쪽 어깨가 바깥쪽으로 회전하도록 스트레칭시킨다. 이때 스트레칭 되는 부위가 오른쪽 사진에서 오른쪽 어깨 앞쪽에 있는 파란 실선 타원으로 견갑하근과 관절막이다.

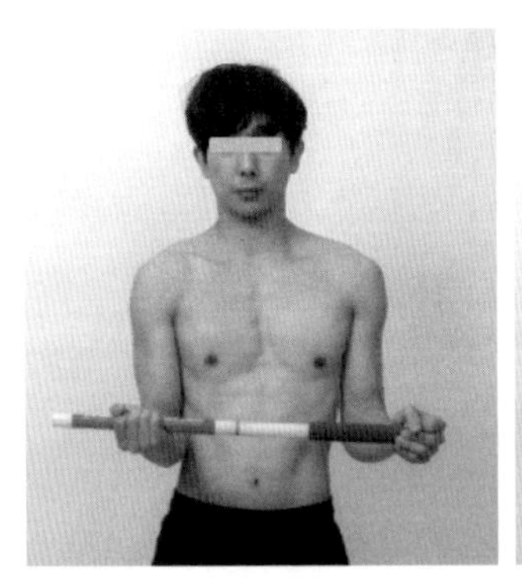
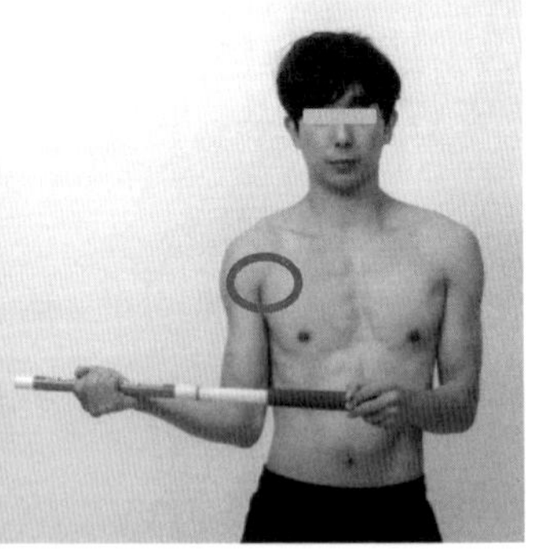

그림 7.6 수술받은 팔을 바깥쪽으로 돌려주기

❻ 수술받은 팔을 뒤쪽으로 보내기Passive Extension

그림 7.7은 수술받은 팔을 뒤쪽으로 보내기Passive Extension를 하는 모습이다. 양손으로 막대기를 잡고 건강한 팔을 앞으로 들고 수술받은 팔이 몸 옆에 오게 한다. 이어서 건강한 팔을 뒤로 밀면, 수술받은 팔이 뒤로 밀려가면서 스트레칭 된다. 이때 수술받은 팔이 지나치게 뒤로 밀리지 않도록 주의하자.

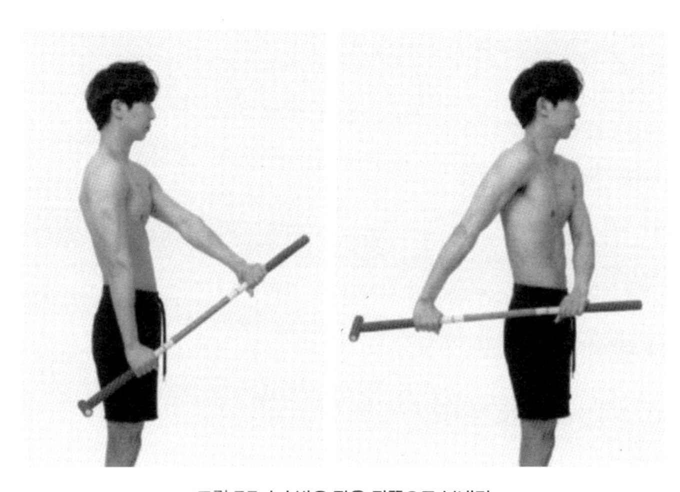

그림 7.7 수술받은 팔을 뒤쪽으로 보내기

❼ 수술받은 팔을 옆으로 들어 올려주기Passive Abduction

그림 7.8은 수술받은 팔을 옆으로 들어 올려주기Passive Abduction를 하는 모습이다. 양손으로 막대기를 잡고 건강한 팔(왼쪽)을 오른쪽으로 밀면, 수술받은 오른팔이 오른쪽으로 밀려가면서 스트레칭 된다. 이때 수술받은 팔이 지나치게 오른쪽으로 밀리지 않도록 주의하자.

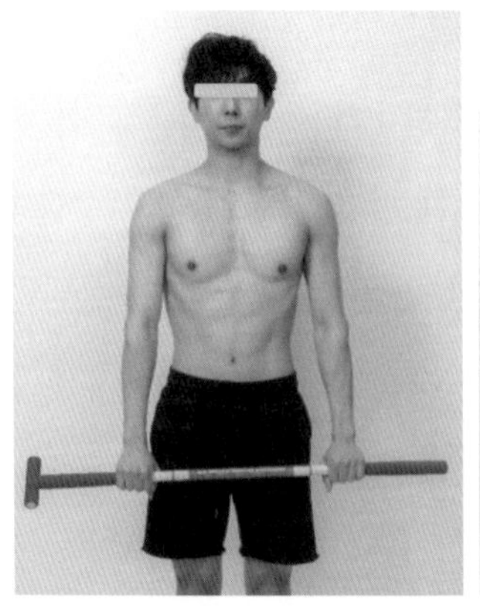

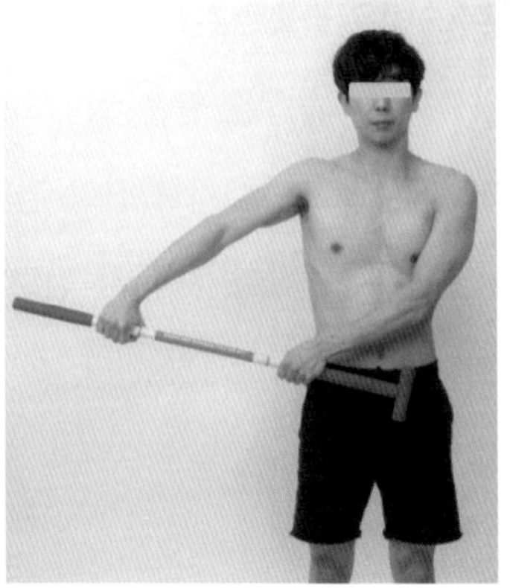

그림 7.8 수술받은 팔을 옆으로 들어 올려주기

⑧ 열린 사슬 고유수용 감각운동Open chain proprioceptive exercise

그림 7.9는 환자가 허공에 손을 올려놓고 위치감각을 느끼고 훈련하는 것이다. 허공에서 손가락으로 원을 그리거나 알파벳 등의 글씨를 쓰는 것과 같이 작고 섬세한 운동을 한다. 고유수용감각은 일종의 위치감각이다. 예를 들면, 눈을 감고도 손가락으로 귀를 만질 수 있는 것은 고유수용감각이 살아있기에 가능하다.

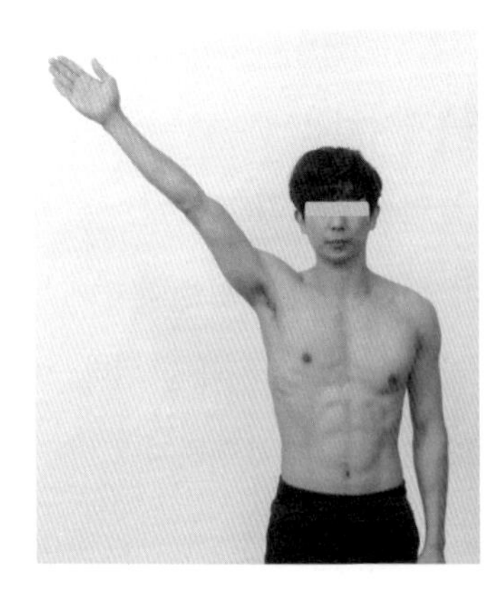

그림 7.9 허공에 손을 올려놓고 위치감각을 느끼는 훈련

⑨ 막대기를 위로 잡아당기는 스트레칭

그림 7.10은 막대기를 위로 잡아당기는 스트레칭을 하는 모습니다. 건강한 팔로 막대기의 윗부분을 잡고 수술받은 팔로 막대기의 아랫부분을 잡는다. 건강한 팔을 위로 당겨서 수술받은 팔이 위로 딸려 올라가면서 스트레칭 되도록 한다. 이때 수술받은 팔이 지나치게 위로 딸려가지 않도록 주의하자.

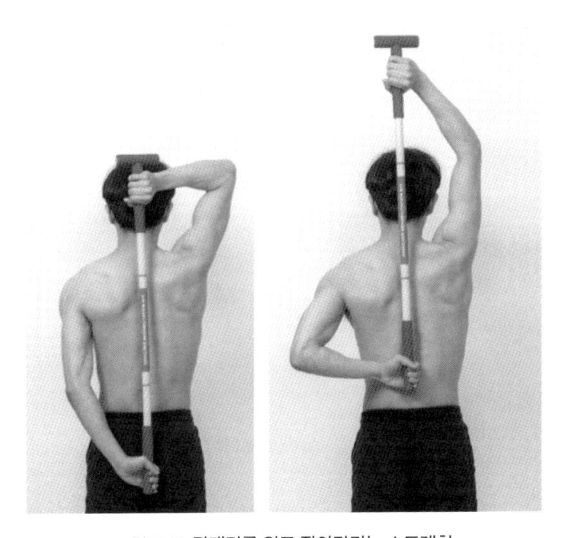

그림 7.10 막대기를 위로 잡아당기는 스트레칭

⑩ 양쪽 견갑골날개뼈를 가운데로 모으는 견갑골 안정화 운동Scapular stabilization exercise

어깨 관절의 움직임에 크게 관여하는 것이 등의 양쪽으로 있는 견갑골이다. 그래서 어깨 관절이 매끄럽게 움직이려면 양쪽 견갑골의 대칭, 균형적 움직임이 매우 중요하다. 그래서 어깨 관절 재활운동 프로그램은 견갑골을 정상적으로 움직이기 위한 재활운동법인 '견갑골 안정화 운동'을 중시하고 있다. 수술 직후에는 보조기를 착용해야 하기에 바로 하기는 어렵지만, 힘줄이 서서히 아물어 감에 따라 반드시 해야 할 운동법이다.

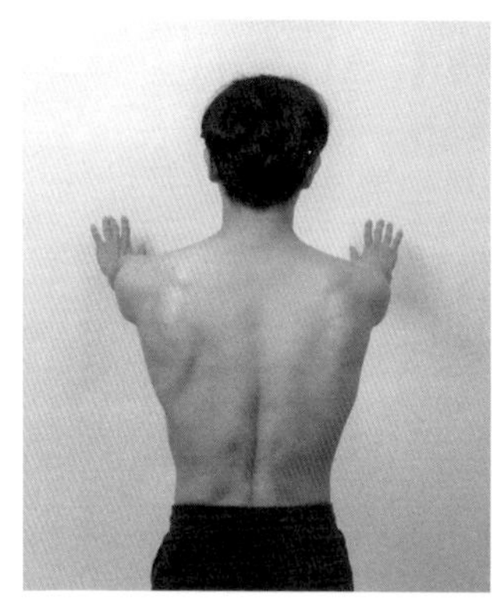
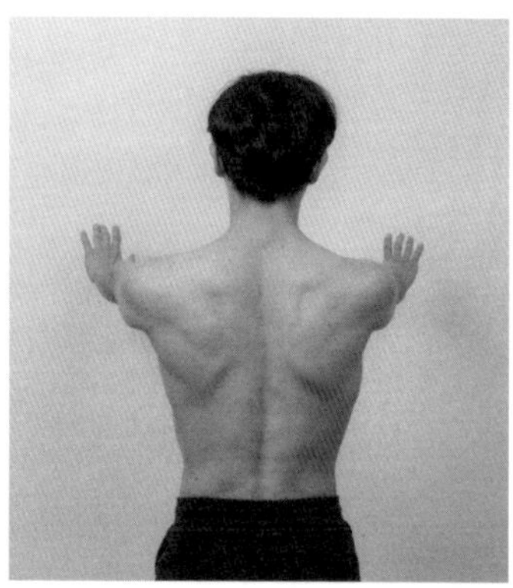

그림 7.11 견갑골 안정화 운동

그림 7.11은 견갑골 안정화 운동Scapular Stabilization Exercise을 하는 모습이다. 좌측 사진은 양쪽 견갑골을 옆으로 벌렸을 때이고, 우측 사진은 양쪽 견갑골을 가운데로 모은 모습이다.

이렇듯 어깨 관절 운동의 중심부인 견갑골을 세팅해 재활운동을 할 수 있는 기반을 마련하는 운동이다. 또한, 등과 어깨 근육을 유연하게 하는 동시에, 중부와 하부 승모근middle & lower trapezius muscle과 전거근serratus anterior muscle과 견갑골 주위 근력을 강화할 수 있다.

운동방법은 양발을 어깨 넓이로 벌려서 서고, 양팔은 앞으로 나란하게 뻗어서 준비 자세를 한 다음, 양쪽 견갑골을 가운데로 서서히 모은 채 5초간 유지한다. 이처럼 견갑골을 가운데로 모으고, 양옆으로 벌리기를 10회 반복, 2세트 한다.

⑪ 3단계로 진행하기 위한 조건: 수동적, 능동적으로 어깨 관절 운동 범위가 정상화되었을 때.

3단계: 근력 강화를 시작하는 시기(수술 후 10~16주까지)

– 등척성 운동, 탄력밴드 운동, 아령(2kg 이하) 운동

어깨 관절의 능동적, 수동적 운동 범위가 모두 정상화되고, 어깨 관절의 안정성이 확보되며, 어깨 관절을 둘러싸고 있는 근력 및 지구력을 점차 회복하여 서서히 운동 강도를 높여가는 시도를 한다. 하지만, 2kg 이상의 무거운 물건 들기, 갑작스럽게 들거나 당기는 동작, 양손으로 돌려서 타는 자전거 등은 하지 말자.

❶ 3단계의 10~16주차에 해야 할 재활운동

수술받은 어깨 관절을 수동적으로 스트레칭해서 완전한 어깨 관절 운동범위를 유지한다. 근력강화 운동을 시작한다. 탄력 밴드나 아령을 이용하여 외회전, 내회전, 앞, 뒤로 들기를 연습하자.

❷ 3단계 재활운동의 목표

- 수술 후 10주에서 12주 사이에 능동적 어깨 관절운동범위의 정상화
- 수동적으로 어깨 관절 운동범위의 정상화를 유지

- 어깨 관절을 움직일 때 안정성 확보
- 어깨 관절의 근력, 지구력을 점차 회복
- 어깨 관절의 기능적 운동성 점차 회복

③ 3단계 재활운동 시 주의사항

- 2kg5파운드 이상의 물건을 들지 말자.
- 갑자기 들거나 미는 동작을 하지 말자.
- 갑자기 움직이거나 머리 위로 드는 동작을 하지 말자.
- 양손을 돌려서 타는 자전거를 타지 말자.

④ 일상생활 및 재활운동 방법

- 혼자서 일상생활이 가능하도록 하자.
- 2단계 재활운동+근력, 지구력 강화 운동을 집중적으로 하자.
- 하루 3회 이상, 1회에 30분 정도

⑤ 수술받은 팔로 벽을 밀고 있기등척성 외전, Isometric abduction

그림 7.12는 수술받은 어깨의 등척성 운동을 하는 모습이다. 수술받은 어깨는 벽에서 10cm 떨어진다. 이어서 어깨부터 손끝까지 팔 전체를 곧게 펴고 손등으로 벽을 힘차고 밀고 유지한다. 팔을 옆으로 들어 올리는 극상근의 등척성

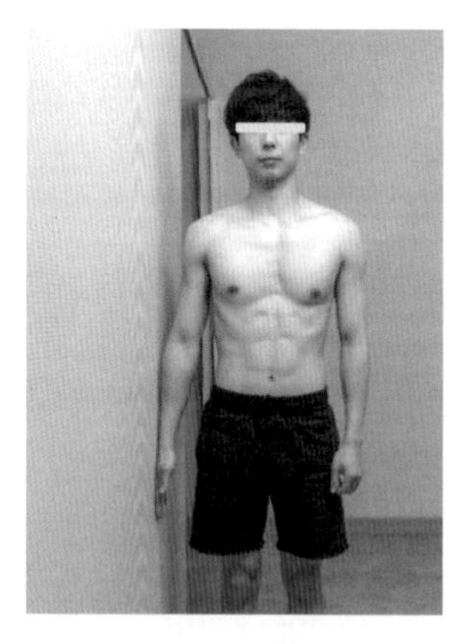

그림 7.12 수술받은 어깨의 등척성 운동을 하는 모습

운동을 하는 모습이다.

⑥ 수술받은 팔을 바깥쪽으로 돌려서 유지하기 등척성 외회전, Isometric External Rotation

그림 7.13은 수술받은 팔을 바깥쪽으로 돌려서 유지하기를 하는 모습이다. 수술받은 팔꿈치를 몸에 붙이고, 팔꿈치를 90° 구부린다. 이어서 환자가 수술받은 왼팔을 바깥쪽으로 돌리려고 하고 필자는 이를 막고 있다. 그래서 돌리려는 힘과 막는 힘이 같아져서 움직임은 없지만, 환자는 힘을 주고 있는 외회전 근육의 등척성 운동을 하는 모습이다. 환자 혼자 하려면 벽이나 문고리를 잡고 할 수도 있다.

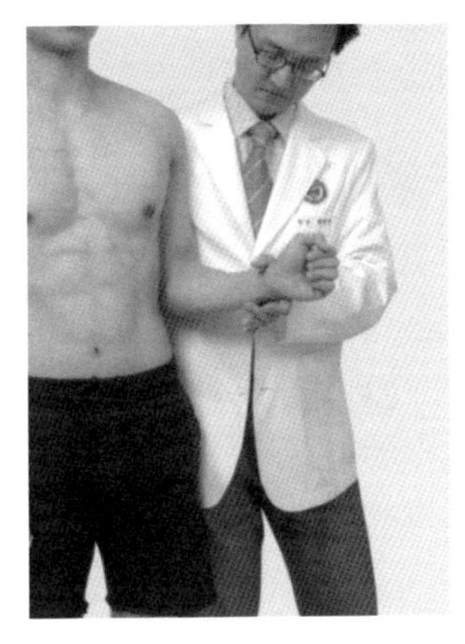

그림 7.13 수술받은 팔을 바깥쪽으로 돌려서 유지하기

⑦ 고무밴드를 잡고 옆으로 늘리기 등장성 외회전, Isotonic External Rotation

그림 7.14는 고무밴드를 잡고 옆으로 늘리기를 하는 모습니다. 고무밴드의 양 끝을 잡고 양 팔꿈치를 몸에 붙이고, 팔꿈치를 90° 구부린다. 이어서 양팔을 외회전한다.

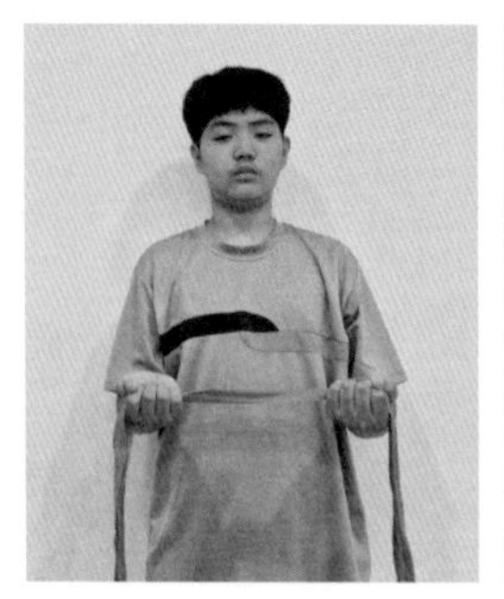
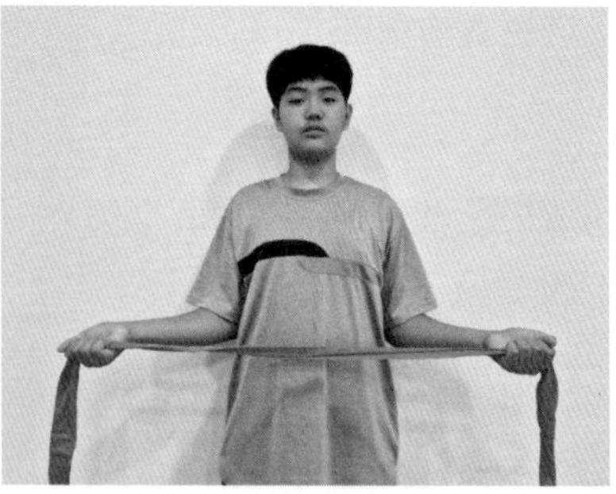

그림 7.14 고무밴드를 잡고 옆으로 늘리기

❽ 수술받은 팔로 고무밴드를 안쪽으로 돌리기등장성 내회전, Isotonic Internal Rotation

그림 7.15는 수술받은 팔로 고무밴드를 안쪽으로 돌리기를 하는 모습이다. 수술받은 오른팔로 손잡이를 잡고 팔꿈치를 몸에 붙이고 90° 구부려서 수술받은 팔을 외회전 상태에서 시작해 내회전한다.

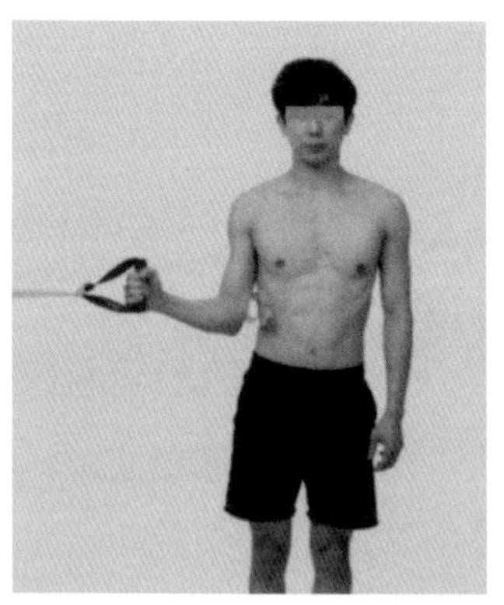
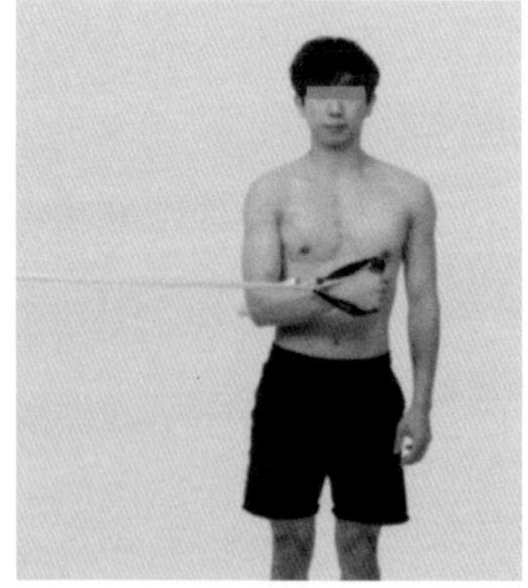

그림 7.15 수술받은 팔로 고무밴드를 안쪽으로 돌리기

⑨ 양손으로 고무밴드를 앞으로 들어 올리기저항 굴곡, Resisted Flexion

그림 7.16은 양손으로 고무밴드를 앞으로 들어 올리기를 하는 모습이다. 고무밴드를 양발로 밟고 선다. 양손으로 고무밴드의 양쪽 손잡이를 잡는다. 양손을 앞으로 천천히 들어 올렸다 내렸다 한다.

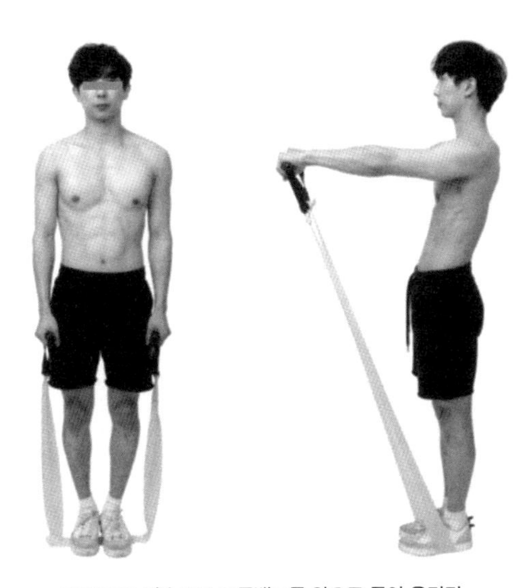

그림 7.16 양손으로 고무밴드를 앞으로 들어 올리기

⑩ 수술받은 팔로 고무밴드를 몸에 붙이기등장성 내전, Isotonic adduction Resisted adduction

그림 7.17은 수술받은 팔로 고무밴드를 몸에 붙이기를 하는 모습이다. 수술받은 팔로 고무밴드 손잡이를 잡는다. 밴드의 탄력에 의해 수술받은 팔이 옆으로 들려진다. 이때 고무밴드를 몸쪽으로 당기는 등장성 내전 운동이다.

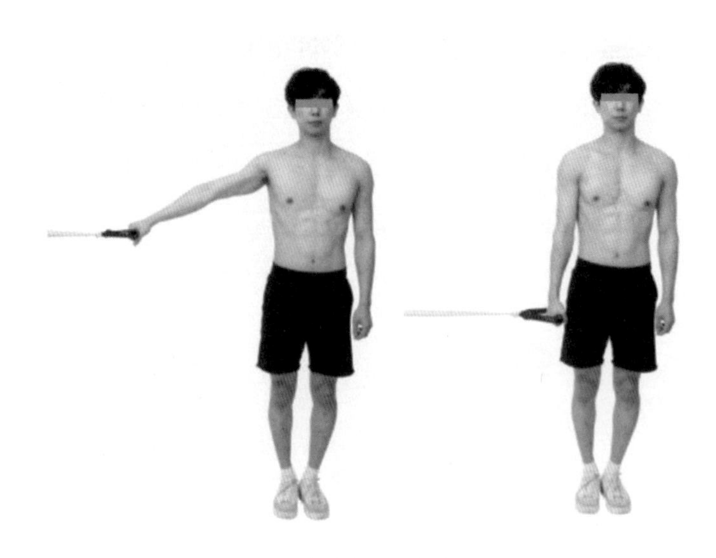

그림 7.17 수술받은 팔로 고무밴드를 몸에 붙이기

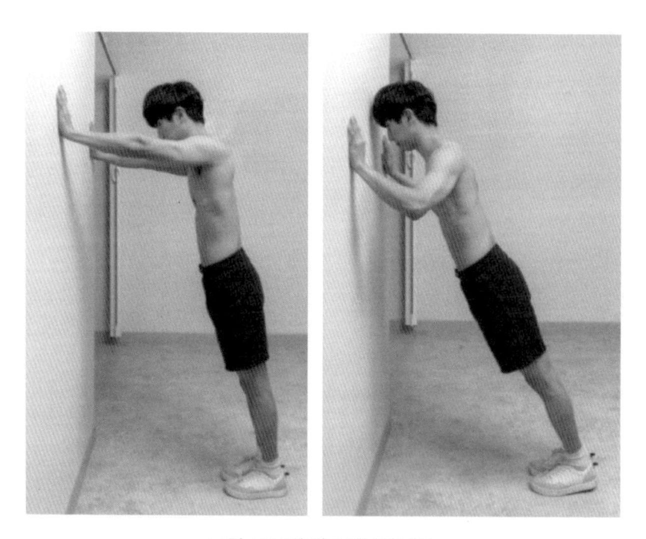

그림 7.18 벽 짚고 팔굽혀 펴기

⑪ 벽 짚고 팔굽혀 펴기Wall Pushups

그림 7.18은 벽 짚고 팔굽혀 펴기Wall Pushups를 하는 모습이다. 양손

으로 벽을 집고 팔을 완전히 편다. 그리고 천천히 팔꿈치를 구부렸다 폈다 한다. 바닥 짚고 하는 것보다 어깨 관절에 부담이 덜 하므로 상대적으로 안전하다.

※ 아래 두 가지 운동(그림 7.19와 7.20)은 하기 전에 담당의사와 상의해야 한다.
무리하게 운동하면 힘줄이 파열될 위험이 있기 때문이다.

⑫ 양손으로 고무밴드를 옆으로 벌리기 등장성 외전, Isotonic abduction Resisted abduction

그림 7.19는 양손으로 고무밴드를 옆으로 벌리기를 하는 모습니다. 고무밴드를 양발로 밟고 선다. 양손으로 고무밴드의 양쪽 손잡이를 잡는다. 양손을 옆으로 천천히 들어 올렸다 내렸다 하는 등장성 외전 운동

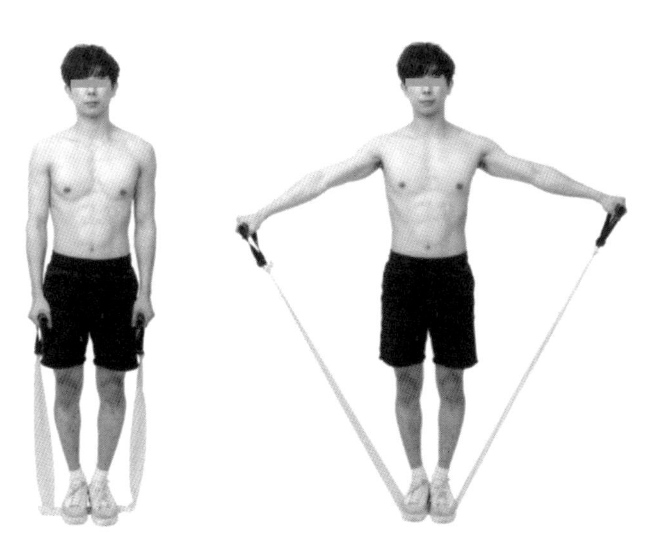

그림 7.19 양손으로 고무밴드를 옆으로 벌리기

이다. 회전근개 힘줄 중에서 극상근 힘줄 봉합술을 받은 환자는, 옆으로 들어 올릴 때 너무 빨리, 세게 하면 봉합한 힘줄이 파열될 우려가 있기에 이 운동을 하기에 앞서 담당 의사와 상의해야 한다.

⑬ 아령을 앞쪽 대각선 방향으로 들어 올리기Scaption

그림 7.20은 아령을 앞쪽 대각선 방향으로 들어 올리기Scaption를 하는 모습이다. 양손에 아령을 들고 선다. 양손을 옆으로 천천히 들어 올렸다 내렸다 하는 등장성 외전 운동이다. 그림 7.19와 함께 주의해야 할 운동이다. 무리하면 봉합한 힘줄이 파열될 위험이 있기 때문이므로, 이 운동을 하기 전에 담당 의사와 상의해야 한다.

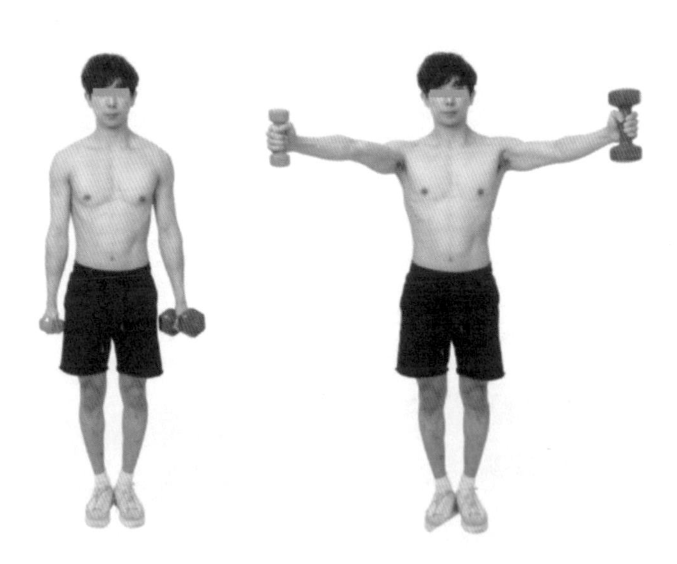

그림 7.20 아령을 앞쪽 대각선 방향으로 들어 올리기

⑭ 4단계로 진행하기 위한 조건

- 어깨 관절이 낮은 강도의 활동을 할 수 있을 때
- 어깨 관절의 근력이 회복되고 움직일 때 안정성이 있을 때

4) 4단계: 왕성한 근력 강화 시기(수술 후 16~22주까지)

– 어깨 관절에 통증 없이 근력과 지구력을 집중적으로 강화하여 기능적 활동까지 완성하는 시기다.

❶ 4단계의 16~20주차에 해야 할 재활운동

- 어깨 관절 운동범위를 유지하기 위한 관절막 스트레칭
- 고무밴드, 아령 등으로 근력 및 지구력 강화하기
- 가벼운 스포츠 해보기

  예 골프 퍼팅, 테니스 그라운드 스트로크(공이 바닥에서 튀어 오를 때 치는 것)

❷ 4단계의 20~22주차에 할 재활운동

- 스트레칭과 근력 및 지구력 강화 계속하기
- 가능하다면, 테니스 복식, 골프 아이언, 드라이버 연습하기

❸ 4단계 재활운동의 목표

- 통증 없이 어깨 관절의 능동적 운동을 유지
- 근력, 지구력을 강화
- 어깨 관절의 모든 움직임을 강화

④ 열린 사슬 운동Open chain exercise

열린 사슬 운동은 손과 발 등 신체의 끝부분이 자유롭게 움직이는 운동으로, 어깨 관절 운동범위를 넓게 사용하는 다이내믹한 운동을 할 수 있으나, 근력이나 안정성이 떨어지는 상태에서는 다칠 위험이 있다. 재활운동의 후반기에 주로 한다. 반면, 닫힌 사슬 운동closed chain exercise은 손과 발 등 신체의 끝부분이 고정되어 움직이는 운동으로 움직임은 적지만 안정성은 높아서 재활운동의 초반에 주로 한다.

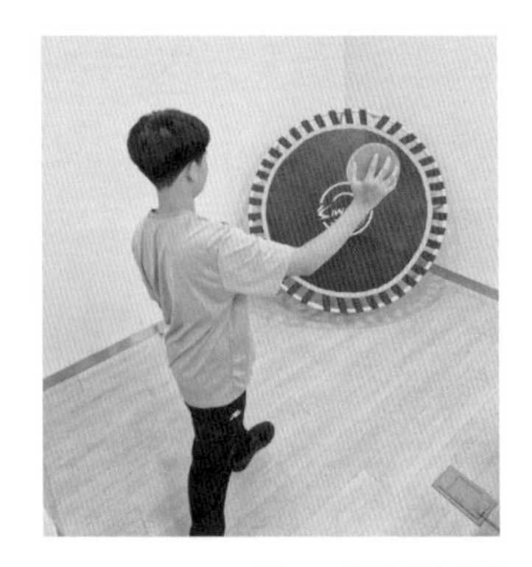

그림 7.21 열린 사슬 운동

그림 7.21은 열린 사슬 운동으로 공을 탄력판rebounder에 던지는 모습이다. 처음에는 어깨높이shoulder height에서 시작하고 점차 공을 던지는 높이를 머리 위까지overhead position 올린다.

5단계: 일상 및 스포츠 활동으로 복귀하는 시기

(수술 후 20~26주까지)

노동, 레크리에이션, 골프를 포함한 스포츠 활동을 자유롭게 할 수 있도록 훈련하는 시기로 어깨 관절 재활을 완성, 마무리하는 단계다.

이것으로 회전근개 수술 후에 '어깨 관절의 안전한 회복기 재활운동 치료법'에 대한 설명을 마친다. 어깨 관절의 재활운동 치료 기간이 6개월이라는 다소 길고 쉽지 않은 시간이지만, 의료진과 긴밀히 소통하고 본인의 관절 상태를 고려하면서 꾸준히 재활운동에 임해 강한 어깨로 거듭나길 바란다.

참고문헌

1. 박성진, 《우리가 몰랐던 어깨 통증 치료의 놀라운 기적》, 초판, 서울: 중앙생활사; 2018. p192~215.
2 박성진, 《하룻밤에 끝내는 어깨 통증 완치법》, 초판, 서울: 한솔의학; 2019. p129~144.
3. 이인식, 〈회전근개 봉합술 후 재활치료의 최신 지견〉, 《대한임상통증학회지》, 2013 Dec; 12(02) 59~65.
4. 김정한, 서영재, 〈어깨 통증의 수술 후 재활〉, 《대한의사협회지》 2022 Nov; 65(11): 717~726.
5. Baverel L, Boutsiadis A, Reynolds RJ, Saffarini M, Barthelemy R, Barth J, 〈Do corticosteroid injections compromise rotator cuff tendon healing after arthroscopic repair?〉, 《JSES Open Access》 2018;2:54~59.
6. Choi S, 〈Does steroid injection help patient rehabilitation after arthroscopic rotator cuff repair?〉, 《Clin Shoulder Elb》, 2021;24:123~124.
7. Choi S, Seo KB, Shim S, Shin JY, Kang H, 〈Early and delayed postoperative rehabilitation after arthroscopic rotator cuff repair: a comparative study of clinical outcomes〉, 《Clin Shoulder Elb》, 2019;22:190~194.
8. Craig E, 〈Continuous passive motion in the rehabilitation of the surgically reconstructed shoulder. A preliminary report〉, 《Orthop Trans》, 1986;10:219.
9. Ellenbecker TS, Cools A, 〈Rehabilitation of shoulder impingement syndrome and rotator cuff injuries: an evidence-based review〉, 《Br J Sports Med》, 2010; 44:319~ 327.
10. Ha JW, Kim H, Kim SH, 〈Effects of steroid injection during rehabilitation after arthroscopic rotator cuff repair〉, 《Clin Shoulder Elb》, 2021;24:166~171.
11. Huberty DP, Schoolfield JD, Brady PC, Vadala AP, Arrigoni P, Burkhart SS, 〈Incidence and treatment of postoperative stiffness following arthroscopic rotator cuff repair〉, 《Arthroscopy》, 2009; 25:880~890.
12. Kibler WB, McMullen J, Uhl T, 〈Shoulder rehabilitation strategies, guidelines, and practice〉, 《Orthop Clin North Am》, 2001; 32:527~538.
13. Kim IB, Jung DW, 〈An Intra-articular Steroid injection at 6 weeks postoperatively for shoulder stiffness after arthroscopic rotator cuff repair does not affect repair integrity〉, 《Am J Sports Med》, 2018;46:2192~2202.

14. Millett PJ, Wilcox RB 3rd, O'Holleran JD, Warner JJ, 〈Rehabilitation of the rotator cuff: an evaluation-based approach〉, 《J Am Acad Orthop Surg》, 2006; 14:599~609.
15. Oh JH, Yoon JY, 〈Various regimens for the functional recovery after arthroscopic shoulder surgery〉, 《J Korean Orthop Assoc》, 2020;55:103~116.
16. Puzzitiello RN, Patel BH, Forlenza EM, Nwachukwu BU, Allen AA, Forsythe B, Salzler MJ, 〈Adverse impact of corticosteroids on rotator cuff tendon health and repair: a systematic review of basic science studies〉, 《Arthrosc Sports Med Rehabil》, 2020;2:e161~e169.
17. Raab MG, Rzeszutko D, O'Connor W, Greatting MD, 〈Early results of continuous passive motion after rotator cuff repair: a prospective, randomized, blinded, controlled study〉, 《Am J Orthop (Belle Mead NJ)》, 1996;25:214~220.
18. Sgroi TA, Cilenti M, 〈Rotator cuff repair: post-operative rehabilitation concepts〉, 《Curr Rev Musculoskelet Med》, 2018;11:86~91.
19. Sonnabend DH, Howlett CR, Young AA, 〈Histological evaluation of repair of the rotator cuff in a primate model〉, 《J Bone Joint Surg Br》, 2010;92:586~594.
20. Thigpen CA, Shaffer MA, Gaunt BW, Leggin BG, Williams GR, Wilcox RB 3rd, 〈The American Society of Shoulder and Elbow Therapists' consensus statement on rehabilitation following arthroscopic rotator cuff repair〉, 《J Shoulder Elbow Surg》, 2016;25:521~535.

PART 8

뇌졸중 후에 찾아오는 어깨 통증

"뇌졸중인데
생뚱맞게 어깨는
왜 아픈 거죠?"

뇌졸중이란?

뇌혈관 질환으로서 영어로는 Stroke, Cerebrovascular accidentCVA라고 하고, 중풍中風이라고도 한다. 뇌Brain에 혈액을 공급하는 뇌혈관이 막히는 뇌경색, 뇌혈관이 터지는 뇌출혈로 뇌가 망가지면서 후유증으로 팔과 다리의 마비로 인한 보행장애, 언어장애, 삼킴장애 등의 신경학적 이상이 나타나는 질환이다.

혈액순환은 심장, 대동맥을 통해서 나온 혈액이 전신으로 퍼져 나간다. 그중에서 뇌로 가는 뇌혈관이 막히는 뇌경색, 뇌혈관이 터지는 뇌출혈과 같은 뇌졸중으로 인해 뇌에 혈액이 공급되지 않으면 불과 몇 분 만에 뇌는 돌이킬 수 없는 상태로 망가지고 심각한 후유증이 남을 수 있는 무서운 질환이다.

뇌경색으로 마비된 팔과 다리의 재활치료 사례

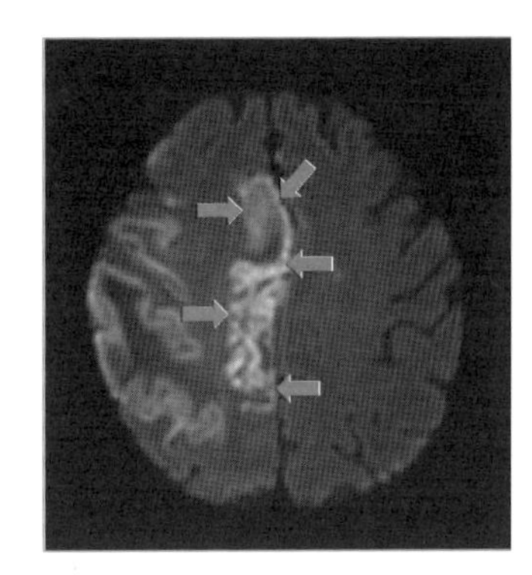

그림 8.1 뇌경색 소견이 있는 뇌 MRI 사진

70대 후반의 이 씨는 평소에 고혈압이 있었지만, 약을 꾸준히 먹고 운동도 열심히 하여 나름대로 관리를 잘하고 있었다. 그런데 지난밤에 머리가 좀 아팠지만 견딜 만했기에, 자고 나면 괜찮아질 거라고 생각했는데, 이튿날 아침에 일어나 화장실에 가려고 했는데, 왼쪽 다리가 말을 듣지 않아서 일어서기도 힘들었다. 심상치 않음을 느낀 이 씨는 119에 연락해 구급대의 도움으로 병원에 도착하여 뇌경색 진단을 받았다. 그림 8.1을 보라.

이 씨는 신경과에서 며칠간 치료받으면서 혈압 등은 안정되었는데, 뇌경색의 후유증인 왼쪽 팔과 다리의 마비로 혼자서 걷는 것과 일상생활이 어려워 재활의학과로 전과하였다. 이곳에서 마비된 팔과 다리를 회복하기 위해 집중적인 재활치료를 받는 동시에, 늦은 저녁 시간까지 개인훈련으로 구슬땀을 흘리고 있다. 참고로 우측 뇌에 뇌경색이 생기면 좌측 팔, 다리에 마비가 생길 수 있다. 반대로, 좌측 뇌경색이 있으면 우측 팔, 다리에 마비가 올 수 있다.

그림 8.1은 우측 중뇌동맥 부위의 뇌경색 소견(하얗게 보이는 파란색 화살표)이 있는 뇌 MRI 사진이다. 이로 인해 이 씨는 왼쪽 다리에 마비가 왔다. 참고로 우측 뇌경색이 있으면 좌측 팔이나 다리에 마비가 온다.

뇌졸중의 위험요인과 예방법

건강보험심사평가원이 2023년 9월에 공개한 〈뇌혈관 질환 진료 현황〉 자료에 따르면, 뇌졸중 환자 수가 2018년에 59만 1,946명이었고 2022년에 뇌졸중 환자 수는 63만 4,177명으로 7.1% 증가했다. 이에 따라 진료비도 2018년에 1조 8,953억 원에서 2022년 2조 4,457원으로 29.0% 증가했다. 고령화 사회가 되면서 뇌혈관 질환도 증가추세에 있다.

뇌졸중이 발생하는 이유: 뇌혈관 질환

뇌졸중의 위험요인으로 비만, 고지혈증, 당뇨병, 고혈압, 심방세동 등의 질환이 있고, 이러한 질환은 스트레스, 음주, 흡연, 과식 등과 같은 생활습관이 잘못되었을 때 발생한다.

이러한 질환들은 하루아침에 생기는 것이 아니라 나도 모르는 사이에 조금씩 진행되는 것이라 알기 어렵다. 그래서 가랑비에 옷 젖듯이 속옷까지 젖어버린 후에야 비로소 알게 된다. 그래서 고혈압과 같은 만성 질환은 '침묵의 살인자'라고도 불린다. 즉, 고혈압이 있다고 해서 우리 몸에 바로 이상 증상이 나타나지 않는다. 하지만 이러한 상황이 오래 계속되면 문제가 생긴다.

흔히 혈관을 고무호스에 비유하곤 한다. 예를 들면, 혈관이라는 고무호스의 압력이 좀 높아도 호스의 내구성이나 탄력으로 어느 정도까지는 버티지만, 호스가 더 낡고 약해지면 터질 수 있다. 이렇게 뇌혈관이 터지는 것이 바로 뇌출혈이다. 고지혈증, 동맥경화 등으로 고혈압이 되면, 뇌로 가는 혈관에 압력이 높아진다. 이어서 혈관이 노화로 약해지고 혈압이 더 높아지면, 뇌혈관이 버티지 못하고 터지는 뇌출혈이라는 재난적인 상황이 발생한다.

이와 반대로 뇌경색은 뇌혈관이 막히는 것이다. 예를 들면, 당뇨병, 고지혈증 등으로 인해 혈관 내부에 혈전이 생기고, 이 혈전이 돌아다니다가 뇌에 있는 혈관을 막아버리면, 뇌에 피가 공급되지 않는 뇌경색이 발생한다.

젊은 사람도 안심할 수 없는 뇌혈관 질환

고령화 사회가 되면서 뇌혈관 질환 환자의 대부분이 50대 이상이지만, 요즘은 40대 이하의 젊은 층에서도 증가하는 추세라고 한다. 다행히도 생활 습관병인 고혈압, 당뇨병, 고지혈증과 같은 위험요인은, 우리가 매년 받는 건강검진으로도 쉽게 진단할 수 있고, 각 개인의 상황에 맞게 규칙적인 생활, 운동과 함께 적절한 식단으로 꾸준히 유지, 노력함으로

써, 예방, 관리할 수 있다. 이렇게 꾸준한 관리와 정기적인 검진으로 뇌혈관 질환을 예방하고, 조기 발견하는 것은 매우 중요하다.

물론, 노력해도 바꿀 수 없는 유전, 나이 요인 등도 있다. 그래도 우선 관리할 수 있는 위험요인은 지금 부터 철저히 챙기면 된다.

뇌졸중으로 응급실 가야 하는 5가지 상황과 뇌졸중의 후유증 10가지

아래의 증상이 있으면 뇌졸중일 가능성이 크므로, 즉시 119로 전화해 응급센터로 내원해야 한다. 이때 가능하다면 집의 문을 열어두어 구급대원이 바로 들어와서 응급처치 및 이송할 수 있도록 하는 것도 중요하다. 아래 5가지 증상의 공통점이 '갑자기' 상태가 나빠지는 것으로, 누가 봐도 심각한 문제가 있음을 알 수 있는 상황이다.

❶ 갑자기 한쪽 얼굴, 팔, 다리에 힘이 빠지거나 저린 느낌
❷ 갑자기 말을 못 하거나 못 알아듣거나 발음이 어눌해진다.
❸ 갑자기 한쪽 눈의 시력이 나빠지고 침침해진다.
❹ 갑자기 걷기 어렵고, 어지럽고, 균형을 못 잡고 한쪽으로 쓰러진다.
❺ 갑자기 지금까지 경험해 보지 못한 극심한 두통이 온다.

위의 5가지 상황에서 뇌졸중으로 진단이 되면 중환자실로 입원하거

나 수술을 받아야 할 수도 있다. 뇌경색이라면 신경과로, 뇌출혈이라면 신경외과로 입원해서 집중치료를 받아야 한다. 이렇게 치료받고 잘 회복되면 좋으나, 경우에 따라서는 뇌졸중의 후유증이 남는 경우가 있다.

뇌졸중 환자의 10가지 후유증

아래는 내가 진료실에서 흔히 마주하는 뇌졸중 환자의 10가지 후유증이다.

❶ **편마비: 한쪽 팔과 다리의 감각신경과 운동신경 마비**

- 팔, 다리 마비로 혼자서 움직일 수 없는 관절은 초기부터 재활운동치료를 받아서 관절이 굳지 않도록 예방해야 한다.

❷ **편마비로 인한 운동, 보행, 균형 장애**

- 워커, 네발 지팡이, 외발 지팡이 등으로 중심을 잡고 걷기 등 재활 훈련을 해야 한다.

❸ **편마비가 온 쪽의 어깨 통증**(여기서 본격적으로 다룰 내용)

- 어깨 근력 약화로 어깨 관절이 빠지면서 아픈 경우가 많기에 정확한 진단이 우선이다.

❹ **언어장애, 삼킴장애**

- 입, 혀, 삼키는 데 필요한 근육 등이 마비되어 말하고 삼키기 어려워, 언어치료와 함께 삼키는 재활치료(연하장애 치료)를 받아야 한다.

⑤ 신경인성 방광 및 장

- 대소변이 조절되지 않는 상태로 소변줄이나 기저귀 착용하면서 규칙적인 배뇨, 배변 훈련을 해야 한다.

⑥ 경직

- 뇌졸중 후 회복과정에서 팔과 다리가 뻣뻣해지는 현상으로, 근육과 관절을 풀어주는 재활치료를 받아야 한다. 경우에 따라서 보톡스 주사, 체외충격파 치료가 필요할 때도 있다.

⑦ 우울증

- 뇌졸중 후 약 50%의 환자가 우울증을 겪게 된다. 우울증은 그 자체도 문제지만, 재활운동치료에 대한 동기부여를 저하시키므로 적극적인 치료가 필요하다.

⑧ 낙상

- 팔, 다리의 마비, 경직 등으로 인해 균형을 잡기 어렵게 되어 발생할 위험이 크다. 근력강화, 균형 훈련과 함께 골절을 예방하기 위해 쿠션 패드를 착용하기도 한다.

⑨ 욕창

- 팔과 다리의 마비로 움직이지 못하여 한 자세로 오래 있으면 발생할 확률이 높다. 욕창이 있으면 기능 회복을 위한 재활운동에 방해가 되므로 예방조치를 취해야 한다. 욕창의 예방을 위하여 올록볼록한 욕창 방지 매트리스를 사용하고 몸과 바닥이 닿는 부위(예: 엉치, 엉덩이 등)를 매일 확인하고 2시간마다 체위변경을 한다.

⑩ 관절 구축, 중추성 통증, 심부정맥 혈전증 등의 합병증

- 이를 예방하기 위해 침대에 누워있는 상황에서도 팔과 다리 관절 운동 등을 하면 합병증을 줄일 수 있다.

뇌졸중 후유증, 조기 재활치료가 답이다

뇌경색 환자는 신경과의 뇌경색 집중치료실에서 치료를 받고, 뇌출혈 환자는 신경외과에서 치료받는다. 치료가 진행되면서, 혈압, 맥박수, 호흡수, 체온 등의 생체 활력 징후가 안정되고, 발생했던 뇌경색이나 뇌출혈이 신경학적으로 안정화되면서 환자 상태가 안정기에 접어들 때, 팔과 다리의 마비, 삼킴장애, 언어장애, 일상생활 동작의 장애와 같은 뇌졸중의 후유증이 있으면 매우 적극적으로 조기 재활치료를 시작해야 한다.

조기 재활치료를 통해 운동신경, 감각신경의 회복 등을 통해 빠른 시일 내에 스스로 일상생활을 할 수 있도록 기능을 회복하는 것이 매우 중요하다. 삶의 질과 직결되는 문제다. 뇌졸중 환자의 재활치료 목표도 다른 질환과 마찬가지로, 남의 도움 없이 스스로를 케어할 수 있는 능력을 키울 수 있도록 훈련하는 것이니, 뇌졸중이 발생한 초기부터 적극적인 재활치료를 받는 것은 매우 중요하다.

뇌졸중 재활치료의 골든타임

뇌졸중 휴우증이 있는 환자와 보호자(간병인 등)는 조기 재활치료에 사력을 다해야 한다. 뇌졸중으로 팔과 다리에 장애가 생기면, 이로부터 약 6개월 동안 마비된 팔과 다리의 기능이 회복되는 시기다. 그래서 뇌졸중이 발병한 날로부터 약 6개월까지가 재활치료에 골든타임이다. 이 시기가 지나면 회복속도가 더뎌지므로, 발병 후 첫 6개월은 매우 중요한 시간이다. 그래서 환자는 총력을 다하여 재활치료에 임해야 하고, 의사, 치료사는 물론, 보호자나 간병인도 환자가 재활치료를 잘 받을 수 있도록 응원, 격려함과 동시에 재활치료에 걸림돌이 될 만한 요소들을 세밀하게 파악하여 잘 관리해 나가야 한다.

하루 일과 중 재활 훈련하는 시간이 많고, 심지어 저녁 식후에는 보호자의 도움을 받아서 걷기 연습을 하기도 한다. 하루 종일 재활치료 외엔 여념이 없는 시간이다. 그러기에 환자는 수험생처럼 잘 먹고 잘 자야 다음 날 재활훈련을 잘 받을 수 있다.

한편, 환자는 본인의 체력을 포함하여 여건이 되는 범위 내에서 기능 회복에 필요한 충분한 재활치료(물리치료, 작업치료 등)를 받으면서, 배우고 익힌 기술과 동작은 혼자서 일상생활 속에서 반복, 연습하여, 몸이 완전히 기억할 정도로 해야 한다. 태릉 선수촌의 훈련 열기 못지않게, 지금도 재활병원에서 뇌졸중의 후유증에서 벗어나기 위해 이른 아침부터 늦은 시간까지 재활치료에 올인하는 환자분들을 응원한다.

Episode

나는 뇌졸중 환자의 재활훈련을 보면서 큰 자극과 도움을 받았다

나는 재활의학을 공부하면서 환자로부터 많은 것을 배웠다. 특히, 동기부여는 저절로 될 수밖에 없었다. 예를 들면, 60대 이상의 어르신이 뇌졸중으로 인해 팔과 다리가 말을 안 듣고, 언제, 어느 정도 회복될지 알 수 없는 답답한 상황에서, 오직 지금보다 나아지겠다는 일념으로, 오전과 오후에 정규 재활치료 프로그램을 마치고 저녁 식후에 이어지는 개인 야간훈련까지 하는 분들이 많았다. 건강한 청년들이 군대에서 힘든 훈련을 하는 것보다 훨씬 어렵고, 때로는 절망적으로 느껴지는 상황임에도 불굴의 노력을 하는 모습을 보면서 대단하다고 생각했다.

그러던 어느 날 자정이 가까운 시간에 셀프 훈련을 마치고 병실로 향하는 환자를 엘리베이터 안에서 우연히 만나게 되어 인사를 건넸는데, 환자가 나에게 "선생님, 많이 피곤해 보이는데 건강 잘 챙기세요"라고 하는 게 아닌가? 순간 울컥했다. 사지 멀쩡했지만 계속되는 당직 근무와 해야 할 일이 많아서 몸과 마음이 지쳐 있던 필자는 정신이 번쩍 들었다. 연세 드신 환자분들도 어려운 상황을 이겨내려고 저렇게 열심히 하는데, 젊은 나도 더 분발해야겠다는 생각이 들면서 심기일전心機一轉하게 되었다.

그래서 지금도 몸과 마음이 지치거나 어려움이 있을 때면, 회복이 제대로 될지 불확실한 상황에서도 재활훈련에 몰두하는 환자분들을 생각하면 큰 위로와 함께 마음을 다잡는 계기가 되기에 감사한 마음이 절로 든다.

편마비 어깨 통증Hemiplegic Shoulder Pain, HSP

이제 본론으로 들어가서 뇌졸중의 흔한 합병증 중 하나인 편마비 어깨 통증에 대해 설명하겠다.

편마비 어깨 통증이란?

뇌졸중의 후유증인 편마비한쪽 팔과 다리의 마비가 된 쪽에 오는 어깨 통증이다. 영어로는 Hemiplegic Shoulder PainHSP이라고 한다. 예를 들어 왼쪽 편마비가 있으면, 편마비 어깨 통증도 왼쪽 어깨에 생긴다.

뇌졸중으로 인한 편마비 환자에서 어깨 통증이 발생하는 비율은 34%에서 84% 정도라고 한다. 주로 뇌졸중 발생 직후부터 6개월까지 많이 발생한다고 한다. 문헌에 따라서는, 뇌졸중 발병 이후 첫 12개월 이내에 75%가 발생한다고도 한다. 뇌졸중으로 인한 편마비 환자의 상당수가 어깨 통증으로 고통받고 있는 셈이다.

이러한 어깨 통증은 어깨를 움직일 때 아프지만, 가만히 있을 때 아프기도 하여 환자가 재활운동 치료를 받는 게 어려워지고, 입원 기간이 늘어날 수도 있는 등 뇌졸중 환자의 회복에도 지장을 준다. 그래서 어깨 통증의 초기부터 통증 조절과 함께 진행을 막는 적극적인 치료가 필요하다.

편마비 어깨 통증을 일으키는 4가지 질환과 치료법

뇌졸중의 후유증으로 한쪽 팔과 다리가 마비되고 어깨 관절을 감싸고 있는 근력이 약해지면서 통증과 움직임에 장애가 생긴다. 편마비 후에 오는 어깨 통증의 원인은 크게 4가지다. 4가지 원인 중 한 가지 원인만 있기도 하지만, 때로는 여러 가지 원인이 동시에 나타날 수도 있다. 지금부터 설명하겠다.

1) 견관절 아탈구Shoulder Subluxation

어깨 관절을 싸고 있는 근육이 약해지면서, 어깨 관절을 옆에서 볼 때 손가락 한 개 너비 이상이 들어갈 정도의 공간이 있으면, 어깨 관절이 아래쪽으로 부분적으로 빠진 '견관절 아탈구'를 예상할 수 있다. 진단은 엑스레이를 찍어보면 금방 알 수 있다. 반대편 정상 어깨와 비교해서 상완골이 아래쪽으로 빠진 정도를 알 수 있다. 견관절 아탈구는 어깨 통증의 직접적 원인이 될 수 있으므로, 신속하고 적절한 치료가 필요하다.

그림 8.2는 좌측 어깨 관절이 아탈구되어 있음을 알 수 있는 경우다.

견봉 바로 아래에 있어야 할 상완골이 파란색 화살표 길이만큼 아래쪽으로 빠져 있다.

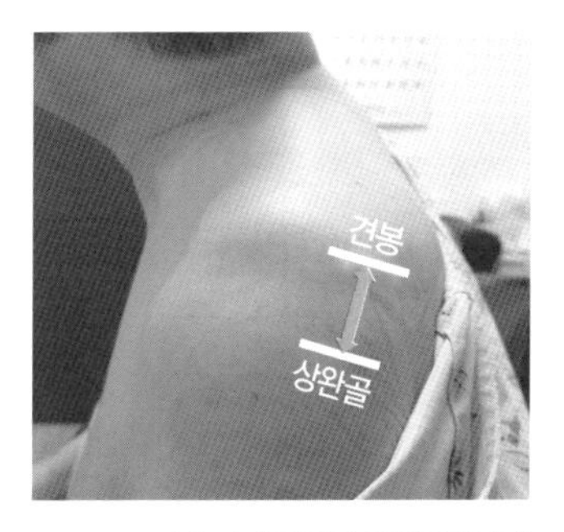

그림 8.2 좌측 어깨 관절이 아탈구된 환자

그림 8.3에서 좌측 사진은 정상 어깨 관절의 엑스레이 사진이고, 우측 사진은 어깨 관절이 아래쪽으로 아탈구되어 있다. 견봉 바로 아래에 있어야 할 상완골이 아래쪽으로 파란색 화살표 길이만큼 빠져 있다.

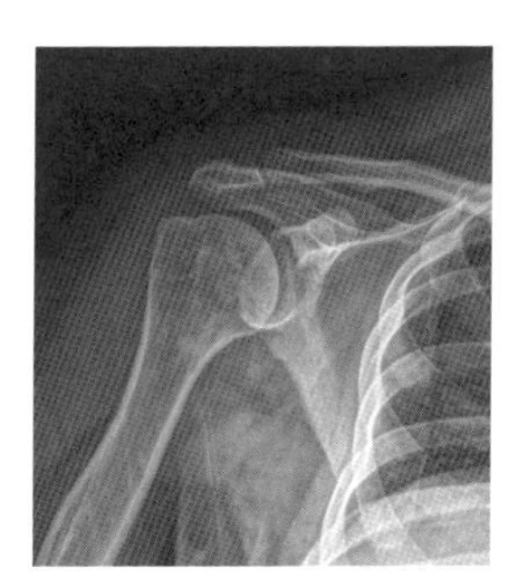
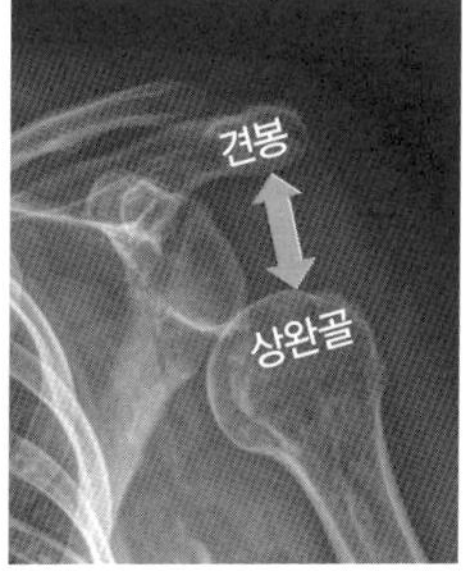

그림 8.3
정상 어깨 관절(좌측)과 아래쪽으로 아탈구된 어깨 관절(우측)의 엑스레이 사진

견관절 아탈구의 치료와 예방법은 2가지다.

첫째, **어깨 관절 고정형 팔걸이**Bobath arm sling**를 착용**한다. 한쪽 팔에 마비가 있는 환자는 견관절 아탈구가 발생할 가능성이 크기에 이를 예방, 치료해야 한다. 그래서 서 있거나 걸을 때는 팔걸이를 착용하고, 앉아 있을 때는 책상, 식탁과 같은 넓은 판 위에 마비된 팔을 올려놓아서, 마비된 팔이 중력에 의해 아래로 당겨져서 어깨가 빠지지 않도록 해야 한다.

그림 8.4는 마비된 좌측 어깨 관절에서 아탈구가 되지 않도록 고정형 팔걸이Bobath arm sling를 착용한 모습이다.

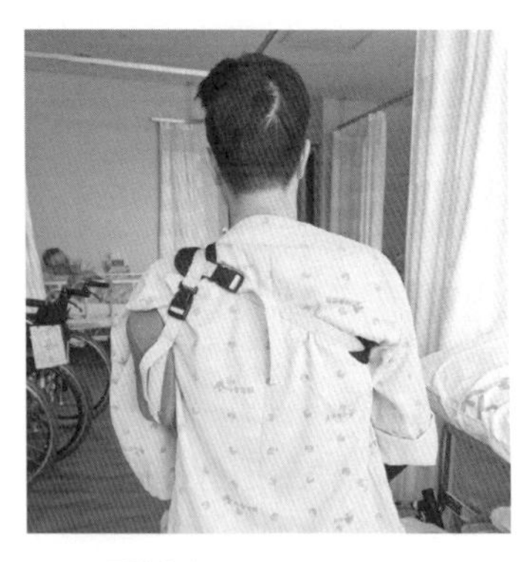
그림 8.4 고정형 팔걸이를 착용한 모습

둘째, **기능적 전기자극**Functional Electrical Stimulation, FES **치료**다. 어깨 관절을 둘러싸고 있는 근육이 마비되어 움직이지 못할 때, 근육에 전기자극을 줘서 근육의 수축을 유발하는 재활치료법이다.

그림 8.5는 환자가 휠체어에 앉아서 기능적 전기자극 치료를 받는 모습이다. 마비된 좌측 어깨 관절 주변 근육인 삼각근과 극상근에 전기자극 패드(파란색 사각형)가 붙여져 있다. 간헐적인 전기자극이 근육으로 전달되어 마비된 근육의 회복을 돕고 있다.

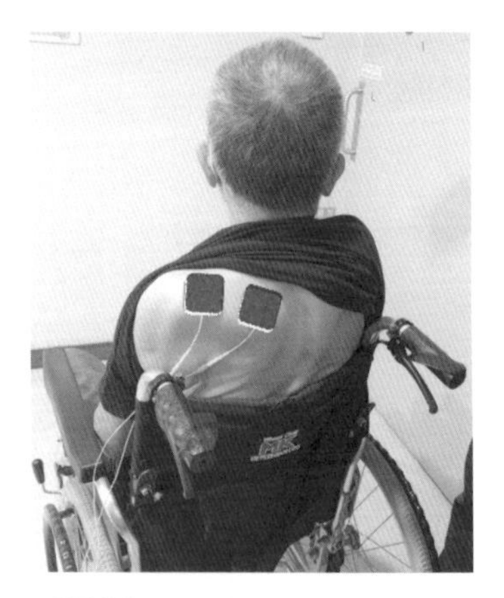
그림 8.5 기능적 전기자극 치료를 받는 모습

2) 회전근개 파열Rotator Cuff Tear

견관절 아탈구와 마찬가지로, 마비된 팔이 중력에 의해 아래로 축 늘어지면서, 회전근개 근육과 힘줄이 팔의 무게를 버티지 못해 파열되는 것이다. 초음파 검사로 진단할 수 있다. 회전근개 파열 유무와 파열이 있을 경우 크기, 위치를 파악할 수 있고, 어깨 관절의 점액낭염 유무 및 정도 또한 알 수 있다.

그림 8.6은 회전근개 힘줄 중 하나인 극상근 힘줄이 전층 파열된 초음파 소견이다. 극상근 힘줄이 상완골에 붙기 전에 파열되어 잘록하게 보인다(흰색 삼각형과 회색 삼각형 사이). 힘줄의 윗부분은 아래로 패여 있다(흰색 삼각형). 정상 힘줄(파란색 삼각형 사이)은 위로 볼록하다.

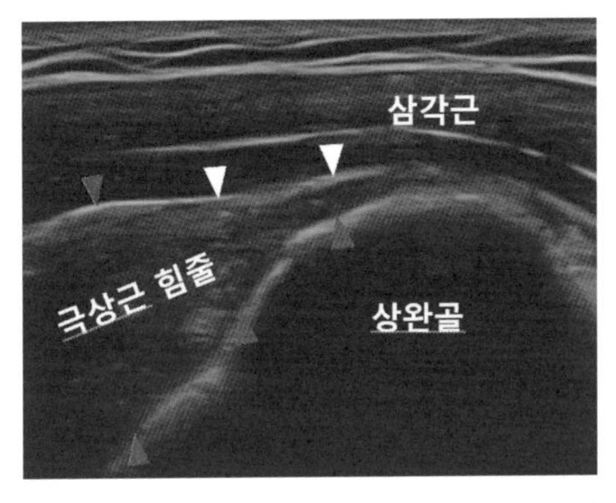

그림 8.6 극상근 힘줄이 전층 파열된 초음파 소견

편마비 환자에서 회전근개 파열은 치료보다는 예방이 중요하다. 예방법으로는 견관절 아탈구가 생기지 않도록, 그림 8.4의 고정형 팔걸이를 착용하고 그림 8.5의 기능적 전기자극 치료를 받으면 된다.

3) 유착성 견관절낭염동결견, 오십견과 경직Spasticity

편마비로 인해 어깨 관절을 감싸고 있는 관절막이 오그라들고 굳어서, 어깨 통증과 운동 범위의 제한이 생기는 2차성 오십견동결견, frozen shoulder이다. 편마비라는 원인이 있기에 2차성이다. 참고로 1차성 오십견은 원인을 알 수 없는, 특별한 원인이 없이 발생한 오십견이라는 뜻이다.

한편, 경직은 뇌졸중의 회복과정에서 어깨 관절이 굳고 뻣뻣해지면서 관절을 움직일 때 저항이 생기는 현상이다. 경직이 심하면 근육의 유연성이 떨어져 관절 운동이 어려워지고 결과적으로 관절이 굳어가면서 관절 기능이 떨어지게 된다. 오십견과 경직, 2가지 모두 재활운동을 방해하는 요소이므로 조기 치료가 중요하다.

오십견과 경직의 대표적인 3가지 치료법으로는 재활운동과 작업치료, 방사형 체외충격파 치료, 주사치료가 있다. 하나씩 설명하겠다.

첫째, 재활운동치료와 작업치료다.

마비된 어깨 관절은 시간이 지남에 따라 굳어버리는 2차성 오십견이나 경직이 생겨서 어깨 통증과 어깨 관절 기능에 제한이 올 수 있다. 이를 예방하기 위해 적절한 어깨 관절 자세를 유지하고, 운동치료와 작업치료를 통해 부드러운 관절운동으로 정상 운동 범위를 유지해야 한다.

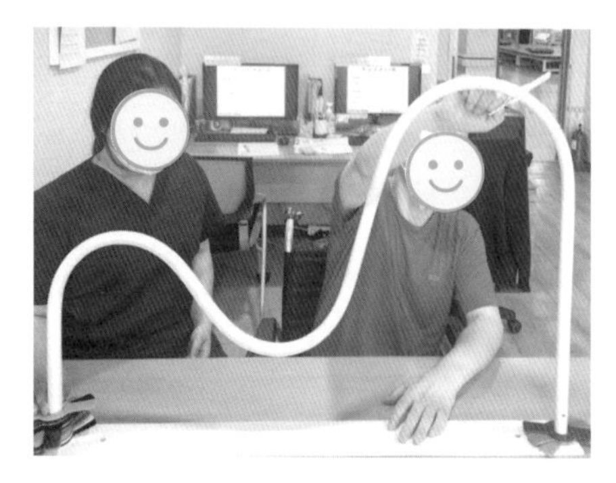

그림 8.7 작업 치료사의 도움을 받으면서 하는 재활훈련

그림 8.7은 작업 치료사의 도움을 받으면서 환자가 부분 마비된 오른쪽 팔과 손의 섬세한 동작을 위한 재활훈련을 하고 있는 모습이다.

둘째, 방사형 체외충격파 치료다.

2016년에 편마비 어깨 통증 환자에게 방사형 체외충격파 치료rESWT, radial extracorporeal shock wave therapy의 효과를 알아보기 위한 연구가 있었다. 결론적으로, 충격파 치료 후 통증의 호전이 있었다.

환자는 주 2회씩 4주에 걸쳐서 총 8번의 방사형 체외충격파 치료를 받았다. 한번 치료받을 때마다 회전근개 근육 중 견갑하근과 극상근의 부착부에 각각 1,500타씩 총 3,000타를 받았다. 충격파 치료 후 2주와 4주에 평가했더니 통증이 개선되었다. 그래서 편마비 어깨 통증 환자에게 방사형 체외충격파 치료는 효과적이고 안전한 하나의 치료법이다.

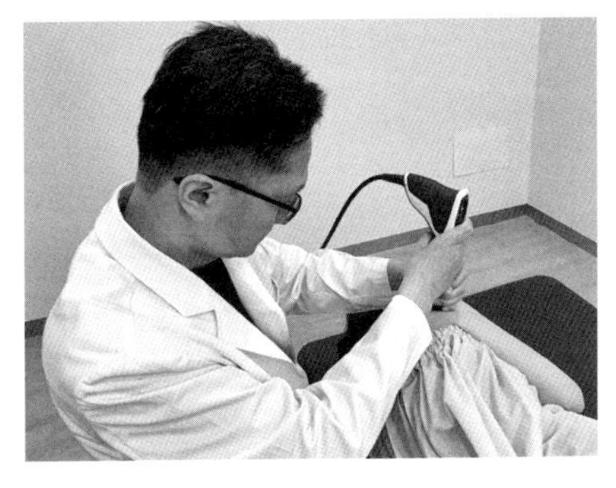

그림 8.8 우측 어깨에 방사형 체외충격파 치료하는 모습

그림 8.8은 우측 어깨에 방사형 체외충격파 치료를 하는 내 모습이다. 우측 어깨의 삼각근, 삼두박근, 극하근과 근막을 치료하고 있다.

셋째, 주사 치료법 3가지다.

| **연골주사치료** | 연골주사의 성분은 하이알루론산염Hyaluronic Acid이다. '뼈주사'로 불리는 스테로이드 주사가 아니다. 이 주사를 맞는다고 연골이 재생되는 것은 아니다. 그렇다면 연골주사의 역할은 무엇일까? 어떤 도움이 될까?

연골주사의 기능은 충격을 흡수하고 관절 안에 있는 윤활제와 연골조직을 유지하며, 문제가 있는 관절액을 정상화하여 통증을 줄인다. 또한, 연골주사는 어깨에 퇴행성 관절염이 있거나 세칭 오십견이라고도 부르는 유착성 견관절낭염(동결견)에서 어깨 관절 운동 범위를 늘리고 염증을 줄여서 통증을 줄이는 안전한 치료법이다.

그래서 뇌졸중 후에 편마비가 생긴 쪽의 어깨 관절이 굳어지는 동결견이 있거나 어깨 관절이 부분적으로 빠져서 어깨 통증을 일으키는 합병증이 동반되는 경우에, 연골주사가 이러한 합병증 조절에 도움될 수 있다.

그림 8.9는 마비된 오른쪽 어깨 관절에 초음파를 보면서 주사하는 모습이다.

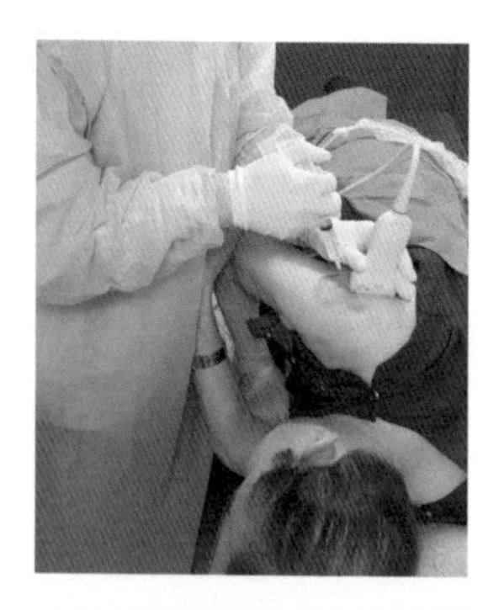

그림 8.9 마비된 오른쪽 어깨 관절에 초음파를 보면서 주사하는 모습

| **견갑 신경차단술** | 견갑 신경은 어깨 부위의 감각 및 운동 기능의 일부를 담당하고 있기에, 이 신경을 치료하는 것은 어깨 통증 조절에 매우 중요하다.

'신경차단술'은 통증을 조절할 목적으로 흔히 사용하는 주사치료법이다. 언뜻 듣기에는 신경을 잘라내는 듯한 느낌으로 좀 겁나는 얘기처럼 들릴 수 있으나, 실제로 견갑 신경차단술의 효과는 어깨 관절 안에서 통증 유발물질을 줄여서 장기적으로 통증 감소에 영향을 미친다고 한다. 일시적으로는 어깨 통증 정보를 중추신경계로 전달하는 것을 억제해 통증을 줄인다고 한다. 그래서 견갑 신경차단술은 단기 및 장기적 관점에서 어깨 통증 조절에 중요한 치료법 중 하나다.

그림 8.10은 마비된 오른쪽 어깨 관절을 지배하는 견갑 신경을 초음파로 확인하면서 견갑신경 차단술을 하는 모습이다.

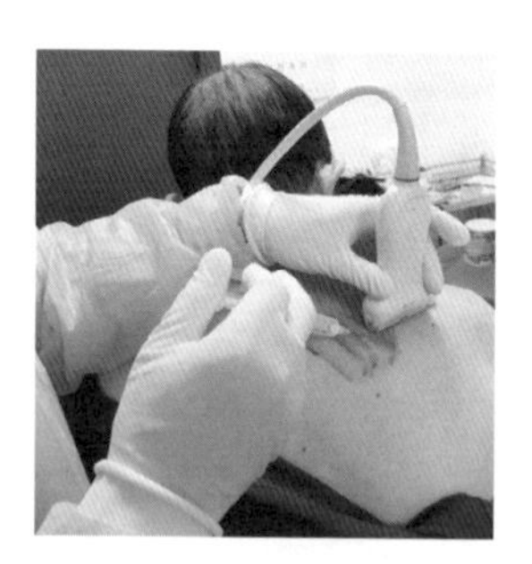

그림 8.10 견갑신경 차단술을 하는 모습

| 보톡스 주사치료 | 뇌졸중 후에 발생한 어깨 통증이 통상적인 치료에 반응이 없으면서 3개월 이상 지속되는 난치성 편마비 어깨 통증 환자의 견갑하근에 보톡스 주사를 하면 통증과 운동 범위가 좋아진다. 특히, 어깨 주위근육이 뻣뻣하게 굳는 경직이 심한 환자에게 진통과 경직을 풀어주는 보톡스를 주사하면 어깨 관절의 움직임에 도움된다.

4) 복합부위통증증후군Complex Regional Pain Syndrome, CRPS

반사성 교감신경 이영양증Reflex sympathetic dystrophy, RSD이라고도 한다. 이 질환은 뇌졸중 후에 마비된 어깨와 손이 타는 듯이 과민한 통증, 손이 붓고, 피부색이 붉게 또는 파랗게 변하며 온도감각 이상 등을 보이는 증상들의 집합체다. 뇌졸중으로 인한 편마비 환자에서 반사성 교감신경 이영양증의 빈도는 12.5~65%로 다양하다.

삼상성 골주사Triple phase bone scan로 진단하고, 치료는 물리치료, 재활운동치료, 스테로이드 복용, 교감신경절 차단술 등이 있고 치료 효과는 좋은 편이다.

그림 8.11 좌측은 정상 손이다. 우측 손은 복합부위통증증후군으로 부어 있고 손등이 붉게 보인다. 환자는 손에 열감과 함께 통증을 호소

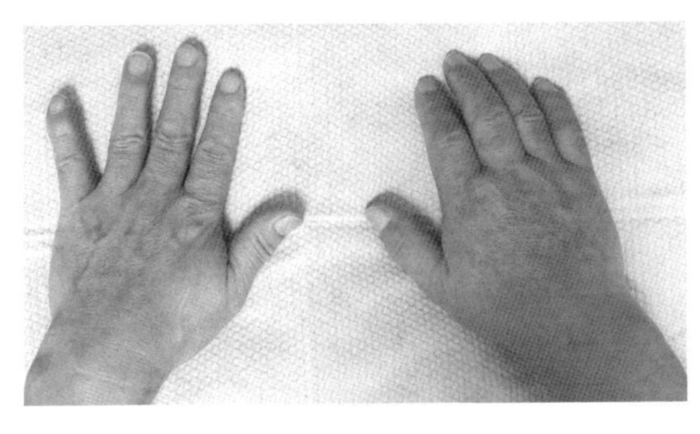

그림 8.11
정상 손(좌측)과 복합부위통증증후군을 앓는 손(우측)

한다.

이것으로 뇌졸중의 후유증 중 하나인 한쪽 팔과 다리가 마비되는 편마비 환자에서 발생하는 어깨 통증에 대한 설명을 마친다. 지금도 밤낮으로 병실과 재활치료실에서 마비된 팔과 다리를 정상화하기 위해 고생하는 환자와 곁에서 도우는 보호자분들의 눈물겨운 노력에 응원과 박수를 보낸다. 기필코 회복하시기 바란다.

참고문헌

1. 박성진, 《우리가 몰랐던 어깨 통증 치료의 놀라운 기적》, 초판, 서울: 중앙생활사, 2018. p57~61, 174~182.
2. 박성진, 《하룻밤에 끝내는 어깨 통증 완치법》, 초판, 서울: 한솔의학; 2019. p40, 95, 113.
3. 권희규, 이상룡, 윤대원, 김리나, 채수한, 이항재, 〈반사성 교감신경 이영양증이 뇌졸중 환자의 상지 기능에 미치는 영향〉, 《대한재활의학회》: 제27권 제4호 2003.
4. Blaine T, Moskowitz R, Udell J, Skyhar M, Levin R, Friedlander J, Daley M. Altman R, 〈Treatment of persistent shoulder pain with sodium hyaluronate: a randomized, controlled trial. A multicenter study〉, 《J Bone Joint Surg Am》, 2008;90:970~979.
5. Byun SD, Park DH, Choi WD, Lee ZI, 〈Subacromial Bursa Injection of Hyaluronate with Steroid in Patients with Peri-articular Shoulder Disorders〉, 《Ann Rehabil Med》, 2011;35:664~672.
6. Choi JG, Shin JH, Kim BR, 〈Botulinum Toxin A Injection into the Subscapularis Muscle to Treat Intractable Hemiplegic Shoulder Pain〉, 《Ann Rehabil Med》, 2016 Aug;40(4):592~9.
7. Kim SH, Kim DS, 〈Suprascapular Nerve Block versus Intra-articular Hyaluronic Acid Injection in Hemiplegic Shoulder Pain〉, 《Brain Neurorehabil》, 2014 Sep;7(2):118~125. Korean.
8. Kim SH, Ha KW, Kim YH, Seol PH, Kwak HJ, Park SW, Ryu BJ, 〈Effect of Radial Extracorporeal Shock Wave Therapy on Hemiplegic Shoulder Pain Syndrome〉, 《Ann Rehabil Med》, 2016 Jun;40(3):509~19.
9. Kim HY, Kim HS, Ahn KH, 〈The effect of intraarticular injection of hyaluronic acid and steroid in adhesive capsulitis of shoulder〉, 《J Korean Acad Rehab Med》, 1999;23:117~123.
10. Park KD, Nam HS, Lee JK, Kim YJ, Park Y, 〈Treatment effects of ultrasound-guided capsular distension with hyaluronic acid in adhesive capsulitis of the shoulder〉, 《Arch Phys Med Rehabil》, 2013;94:264~270.
11. Roosink M, Renzenbrink GJ, Buitenweg JR, Van Dongen RT, Geurts AC, IJzerman MJ, 〈Persistent shoulder pain in the first 6 months after

stroke: results of a prospective cohort study〉, 《Arch Phys Med Rehabil》, 2011;92:1139~45.

12. Saito S, Furuya T, Kotake S, 〈Therapeutic effects of hyaluronate injections in patients with chronic painful shoulder: a meta-analysis of randomized controlled trials〉, 《Arthritis Care Res (Hoboken)》, 2010;62:1009~1018.

13. Singh JA, Mahowald ML, Noorbaloochi S, 〈Intra-articular botulinum toxin A for refractory shoulder pain: a randomized, double-blinded, placebo-controlled trial〉, 《Transl Res》, 2009;153:205~16.

나는 보따리 찾는 의사로 살기로 했다

환자가 덜 고생하고 잘 낫기를

《어깨통증 완전치료법》의 마지막 장을 넘긴 것을 축하드린다. 이 책을 읽은 분이라면 아마 어깨 통증으로 고생하는 환자나 가족이라는 생각이 든다. 그래서 나는 책의 기획단계는 물론, 집필 중에도 "어깨 통증으로 고생하는 환자들이 어떻게 하면 빨리 고통에서 벗어나서 정상으로 회복되어 양질의 삶을 누릴 수 있을 방법을 잘 설명한 책이 될 수 있을까?"라는 질문을 수없이 되뇌었다. 어깨 질환을 쉽게 설명하기 위해 교과서와 논문을 참고하고, 진료하면서 촬영했던 엑스레이, 초음파, CT, MRI 검사 자료를 모으고 정리하는 동시에, 원고를 쓰고 수차례 탈고를 했다.

이러한 과정에서 어깨 통증으로 고생하는 환자분들과 함께 하루라도 빨리 회복하기 위해 고군분투했던 기억이 떠올랐다. 대다수 환자는 잘 회복했으나, 일부 환자는 수술을 받기도 하고, 그 이후 6개월 이상을 집중적으로 재활치료를 받은 후에 회복하는 등 순탄치 않은 과정도 있었다. 치료 과정이 험난했던 환자분들을 통해 어떻게 하면 덜 고생하고 잘 나을 수 있을지 고민하고 방법을 찾아가는 과정에서, 필자가 많이 배웠기에 감사한 마음 가득하다.

재활치료는 마무리를 잘하는 것

나는 '보따리 찾는 의사로 살기로 했다'라는 말을 늘 마음에 새기고 있다. 어깨 관절 수술을 하시던 선배님께서 필자에게 "내가 수술은 잘 해놓을 테니, 자네는 환자가 잘 회복할 수 있도록 마무리를 잘해달라"고 하셨다. 그러면서 비유하기를 "물에 빠진 사람은 내가 구할 테니, 자네는 보따리를 찾아드리면 된다."라고 하셨다. 그렇다 마무리를 잘하는 것이 재활의학의 본질이기에, 마무리 재활치료에 온 힘을 다하기로 굳게 마음먹은 계기가 되었다.

환자가 재활치료를 잘 받아서 건강을 회복하여 양질의 삶을 누리며 유종의 미를 거두는 것은, 재활의학이 추구하는 본질과 그 결을 같이 한다. 그래서 나는 지금도 어떻게 하면 환자가 덜 아프고, 더 나은 삶을 누릴 수 있을지를 찾아서 해결하려고 노력 중이다.

어깨 통증으로 시달리는 분들의 '삶의 질'이 나아지도록!

이 책이 어깨 통증으로 고통받는 환자분들이 스스로 관리하는 법을 배우고, 잘 치료받으면 건강한 어깨로 거듭날 수 있다는 희망의 메신저가 되길 바란다. 책을 쓰는 일이 녹록지 않았지만, 환자분들의 '삶의 질'에 도움이 된다면 앞으로도 이 일을 계속해 나갈 것이다.

끝으로 지난 20년간 필자가 진료를 통해 성장, 성찰할 수 있도록 기꺼이 어깨를 맡겨주신 환자분들께 무한한 감사를 드리고, 어깨 통증으로 고생하는 환자분들의 쾌유를 빈다.

어깨통증 완전치료법

초판 1쇄 인쇄 _ 2025년 6월 10일
초판 1쇄 발행 _ 2025년 6월 20일

지은이 _박성진

펴낸곳 _ 바이북스
펴낸이 _ 윤옥초
책임 편집 _ 김태윤
책임 디자인 _ 이민영
책임 영상 _ 고은찬

ISBN _ 979-11-5877-392-2 03510

등록 _ 2005. 7. 12 | 제 313-2005-000148호

서울시 영등포구 선유로49길 23 아이에스비즈타워2차 1005호
편집 02)333-0812 | 마케팅 02)333-9918 | 팩스 02)333-9960
이메일 bybooks85@gmail.com
블로그 https://blog.naver.com/bybooks85

책값은 뒤표지에 있습니다.

책으로 독자의 성장을 돕고 아름다운 세상을 만듭니다. — 바이북스

미래를 함께 꿈꿀 작가님의 참신한 아이디어나 원고를 기다립니다.
이메일로 접수한 원고는 검토 후 연락드리겠습니다.